心 理 咨 询 与 治 疗 丛 书

心理咨询与治疗伦理

The Professional Ethics in Counseling and Psychotherapy

安 芹 ◎ 著

中国人民大学出版社
·北京·

前　言

自《"健康中国2030"规划纲要》实施以来，心理健康促进行动成为国家重大专项行动之一。不能说进入这个时代的我们体验到更多心理冲突，但可以确定的是，生活在这个时代的我们更加关注心理健康，自我探索和个人成长的愿望更加强烈，当出现情绪困扰时不仅有寻求专业服务的意识，而且更有动力、更有条件追求心理健康、社会适应以及家庭关系的和谐与幸福。整个社会对心理咨询与心理治疗专业服务的需求巨大且明显升级，来访者作为消费者对专业服务产生更多的期待和更高的要求。我国心理咨询与心理治疗专业领域目前处于向规范化、职业化急速发展的阶段。

目前专业伦理学习被认定为临床与咨询心理学专业人员的必修课程，在一定程度上反映了心理咨询与心理治疗专业人才培养以及从业要求的转变。胜任的心理咨询师不仅要具有专业知识和专业技能，更要具备足够的伦理敏感性。来访者带着急于解决的现实问题和心理压力前来求助，对心理咨询与心理治疗的认知及其预期不一定是恰当的。随着来访者求助的问题愈发复杂，更多出现连续的长程咨询，咨询关系中的动力问题给来访者和咨询师双方都带来极大的挑战。特别是当来访者出现一些特殊情况时，例如咨询师发现来访者最近有比较严重的自残行为，通过专业评估判断属于高风险，需要突破保密原则告知紧急联系人，但来访者坚决不同意，这就涉及咨询师在咨询前有没有与来访者进行知情同意讨论说明保密例外的情况。咨询师在心理咨询与心理治疗实践中遇到的相当比例的难题在某种程度上都与专业伦理有关。

成为咨询师是一个异常艰辛的职业发展历程。几乎所有咨询师都遇到过伦理冲突，甚至在某些情境下的行为有可能违背伦理规范，只是严重程度不同而已。咨询师违背伦理规范时通常不是有意而为之，有时咨询师明明知道专业伦理守则的规定，但是在具体情境中执行起来仍然会感到困惑，有时则出于善意但最后导致的行为还是与专业伦理规范相冲突。学习专业伦理的目的不只是风险管理，不仅仅是规避有可能被投诉的风险，还要有助于咨询师提供更专业、更规范的专业服务，从专业伦理出发常常可以为咨询师应对咨询困境提供新的视角。

专业伦理是常学常新的，咨询师需要不断学习、不断思考，在专业实践中始终把来访者的福祉放在首位是咨询师要遵循的最基本的伦理宗旨。本书从专业伦理的基本概念讲起，介绍专业伦理总则，重点阐释专业胜任力、专业关系、知情同意、隐私权与保密、心理测验与评估等基本伦理议题，同时也论述了热线心理咨询的伦理、网络心理咨询的伦理、督导的伦理等进阶伦理议题，此外还涉及伦理决策以及伦理投诉与处理等相关问题，希望可以帮助专业人员提高伦理敏感性，提升伦理辨识、伦理判断和伦理决策的能力。

本书的特色包括以下三个方面：

第一，试图实现理论与实务的整合。对于专业伦理规范，专业人员不理解时容易将其看作限制、约束，在理解专业规定背后的原理和意义以后会发现专业伦理的本质，其实是促使我们的实务更加专业。本书关注在心理咨询与心理治疗实践中常见的重要伦理议题，不但提供伦理标准，而且引用相关的文献阐明伦理规范背后的理论依据，有利于专业人员加强伦理自觉，提升伦理敏感性。

第二，努力探索本土化的解决策略。如同心理咨询和心理治疗一样，西方专业伦理的发展也是相对超前的，尽管我们遇到的伦理问题和西方有一定的相似性，但基于文化的影响以及我国现有心理咨询与心理治疗的职业化发展水平，我们所遇到的伦理困境具有本土化特色，同时在进行伦理问题应对时也无法脱离文化以及现有条件的限制。本书以我国目前心理咨询与心理治疗实务中常见的伦理问题为起点，结合文化因素和现实条件的考虑，提供伦理视角的思考及本土化的解决策略。

第三，积极回应最新的伦理困惑。在全球范围内新冠肺炎疫情的影响还在持续，热线心理咨询以及网络心理咨询应用较为普及，但是在此实务领域还缺乏系统的专业训练。尤其是在疫情严格防控期间，热线心理咨询以及在线服务成为唯一可获得的心理服务方式，在提供服务过程中很多咨询难题与伦理议题有关。本书加入了热线心理咨询伦理以及网络心理咨询伦理相关的内容，满足最紧迫的专业需求，希望提供可操作性的伦理应对策略。

本书适用于旨在促进服务对象心理健康的专业助人者，包括心理健康服务相关专业领域，不仅适用于心理咨询与心理治疗专业领域，还适用于精神科医生或护士对精神疾病患者提供的心理干预、社会工作者对案主提供的心理社会服务、心理教师对学生提供的心理辅导等。此外，志愿者如果从事社会心理服务相关工作，即使不属于专业人员但所提供的服务具有专业属性，也应以专业伦理规范作为参考依据。

本书除了在一些专门章节采用专门的称谓，例如接受心理测验的当事人称为受测者，提供督导和接受督导的人分别称为督导师和被督导者等，在多数章节里为了表述方便对心理咨询与心理治疗不做区分，将专业工作统称为心理咨询，将专业人员和服务对象分别统称为咨询师和来访者。特别需要说明的是，本书提出的讨论案例以及思考问题均来源于真实情况，但都不是完整案例。除了隐去基本信息以外，均已在不影响案例理解的前提下进行了加工、改编或节选，或者是引自媒体上的公开新闻报道。

本人对专业伦理的兴趣、学习以及研究，直至完成本书，得到许多专家的鼓励和支持。感谢中国心理学会临床心理学注册工作委员会（简称注册系统）主任委员、北京理工大学贾晓明教授，我最初对伦理工作的专注可以说是从贾老师的一通电话开启的，由此开始做注册系统伦理工作组的秘书，之后也常得到贾老师的鼓励，持续对伦理问题做更有深度的探究。感谢北京大学钱铭怡教授，相比在北京大学读研究生时，可能最近几年加入注册系统伦理工作组以后与钱老师打交道要更多，常常有机会与钱老师讨论伦理问题，近距离感受钱老师身体力行践行专业伦理，这是我专业发展中最大的荣幸。还要感谢清华大学的樊富珉教授、南京大学的桑志芹教授，以及很多注册系统伦理工作组的专家同道，无论是在伦理守则二版修订工作小组还是在伦理投诉案例处理过程中，我们在一起有很多深入的讨论，每一次都引发共鸣和伦理思考。向各位专家致敬并表达深深的感谢！

虽然书已成稿，且几经修改，但总觉得意犹未尽，还是有问题没有阐释清楚，而且新的伦理问题层出不穷，本书必有很多尚待改进之处，敬请同行批评指正。于我而言，对心理咨询与心理治疗专业伦理的学习始终在路上！

目 录

第一章
心理咨询与治疗专业伦理概述

学习目标

1. 掌握心理咨询与治疗专业伦理的定义。
2. 了解伦理与道德、法律的区别与联系。
3. 理解专业伦理在心理咨询与心理治疗实践领域的重要作用。
4. 熟悉《中国心理学会临床与咨询心理学工作伦理守则》的主要内容。

本章导读

毋庸置疑，对于咨询师来说专业知识和专业技能都非常重要。专业知识可以帮助咨询师深刻理解来访者及其问题，应用专业知识才能对来访者及其问题形成个案概念化，在个案概念化的基础上确定咨询目标、提供专业服务，是心理咨询与心理治疗专业化的重要标志。专业技能可以帮助咨询师与来访者建立良好的咨询关系，运用专业技能推动咨询进程以促进来访者改善，是心理咨询与心理治疗专业化的关键标准。如果咨询师在服务中没有利用专业知识和专业技术，那么即使来访者反馈在咨询师的服务中获得了帮助，咨询师所提供的服务也不能称之为心理咨询，不能称之为科学化的专业实践。

同样毋庸置疑的是，对于咨询师来说专业伦理同样非常重要。咨询师遇到的咨询情境越来越复杂，有时看起来简单，但处理不好很可能对咨询过程构成干扰。例如来访者感到自己在咨询中颇为获益，为了向咨询师表达感谢带来一件小礼物，咨询师收还是不收？咨询师知道相关伦理条款规定不能收来访者的礼物，如果这小礼物只是一张卡片或是一瓶饮料，咨询师要不要那么较真？咨询师对该来访者已经有了一定的了解，知道来访者送小礼物与其个人议题有关，如果拒绝来访者有可能加重其低自尊感。但是如果咨询师这次收了来访者的小礼物，发现来访者以后还是会时不时地给他带小礼物，他又要如何应对？当然，可能还涉及很多具体因素。因此，咨询师越来越发现除了需要专业知识更精深、专业技能更精进以外，还必须有能力应对不确定的咨询情境，于是咨询师试图从专业共识中寻找行动依据，这就是伦理条款。如果咨询师在服务中没有遵守专业伦理规范，那么他所提供的服务不能称之为规范化的专业实践。

咨询师对专业伦理的态度在发生转变。咨询师学习专业伦理最初是为了防范风险，在专业实践中逐渐认识到专业伦理的重要性。基于专业伦理视角的思考，有助于使心理咨询与心理治疗实践更加科学、规范，专业伦理与专业实践是相互融合的。

第一节 专业伦理的概念

人与人之间的关系需要规则，人们知道了关系的规则才能明确人际相处之道。心理咨询与心理治疗是专业化的助人工作，在专业化的助人关系里同样需要规则。心理咨询与心理治疗专业伦理是咨询师与来访者互动的专业规则，是心理咨询与心理治疗职业和社会大众共信的基础。

一、专业伦理的界定

（一）关于伦理

一个人总是与他人、与社会有所关联，关联的性质不同则互动规则不同。无论亲疏远近，无论是否有明文规定，在任何关联里都有相对而言普遍认可的互动规则。可以说，关乎关系皆有规则，无论是亲子之间、朋友之间还是师生之间、医患之间。人们在不同性质的关系里会表现出不同的人际互动行为，是因为人们在不同的关系里有不同的行为指导观念，而这些观念蕴含着基于文化视角对人与人、人与社会关系的理解，蕴含着道德层面的哲学思考，进而成为规范人与人、人与社会之间互动行为的指导依据。

伦理是规范社会行为的价值意识，确定社会秩序的价值原则（成中英，1974）。价值是人们在抽象的理论层面对人与人、人与社会关系的规定，而伦理是基于价值的实践，即在具体操作层面对行为的指导和判断准则。每个人在人与人之间的行为都要遵守相应的行为准则，这样对在不同的关系里如何与他人相处才有参考依据和行动指南。

伦理指社会关系中确定行为的道德标准，用来辨别行为的善与恶（黄建中，1990）。尽管在日常生活中我们并不经常提及伦理这个概念，但伦理作为人与人之间普遍认可的行为规范对我们的生活产生着广泛而深远的影响。我们在为人处事中的行为要符合人际角色的行为规范，一旦人际行为不符合行为规范就是违背伦理的行为。虽然违背伦理不一定会受到法律制裁，但却会受到他人和社会的谴责。

因此,伦理是社会关系中人与人交往方式的原则和标准,这些原则与标准形成了人与人之间互动的行为规范,为人们彼此之间的关系与行为提供了可参考的规范或准则。

（二）关于专业伦理

伦理是人们在社会关系中应遵守的道德准则,如果在专业关系里则还要符合专业属性的关系规则。专业伦理是专业人员的专业人际角色与他人互动行为的规范（牛格正,王智弘,2018）,是在专业内部个人或团体用以衡量正当行为的准则（Corey et al.,1998）。专业伦理规范了专业人员在人类社会中的行为表现,专业人员参照专业伦理规范在人类社会中扮演其专业角色,行使其专业行为（王智弘,1999）。因此,专业伦理是专业人员的行动指南和行事准则。

在各专业领域里,都有基于该专业价值对专业内部人员提出的职业道德规范标准,如果违背了专业伦理在专业内部就会受到处理。

专栏

新闻报道

据 2019 年 9 月 18 日新闻,中国田径协会开除了中长跑教练员娄恒伟,原因是这位教练违规与队员谈恋爱,还曾在比赛期间带该队员离队。根据《全国田径教练员注册管理办法》,给予取消教练员注册资格等处罚。

关于对中长跑教练员娄恒伟违反教练员注册规定进行处罚的通知

中国田径协会

各省区市体育局田径管理中心、国家田径队:

中长跑教练员**娄恒伟违反职业道德**与国家竞走队运动员谈恋爱并在比赛期间私自将运动员带离队伍,违反了《全国田径教练员注册管理办法》第二十一条规定,此行为严重干扰了国家队的备战和正常的工作秩序,造成了不良的影响。

为了教育本人,警示其他人员,经中心研究决定,根据《全国田径教练员注册管理办法》,给予娄恒伟以下处罚:

一、取消娄恒伟教练员注册资格;

二、禁止娄恒伟带队参加任何国内外比赛;

三、全国通报批评。

望全体教练员、运动员、工作人员引以为戒,严格遵守国家队和教练员注册等相关规定,加强队伍管理,把全部精力集中到备战工作中来,凝心聚力,全力以赴完成多哈世锦赛和东京奥运会备战任务。

资料来源:https://www.sohu.com/a/341769808_235934.

可见，专业伦理规定了专业人员在专业关系里的专业行为规范，当专业人员以专业身份与他人、与社会互动时，其行为要符合自身专业身份，遵守职业道德标准，符合相应的行为规范准则。

（三）关于心理咨询与心理治疗专业伦理

在心理咨询与心理治疗领域，专业伦理是专业人员在专业助人工作中，依据个人的哲学理念与价值观、助人专业伦理守则、服务机构的规定、当事人的福祉以及社会的规范，以做出合理公正道德抉择的系统性方式（Van Hoose & Kottler，1977）。专业伦理是在专业价值基础上对咨询师提出的专业行为标准，界定了咨询师作为专业人员的行事准则，规定了咨询师的专业角色行为标准以及与他人互动的专业行为规范，不但包括与服务对象的互动行为，还涉及与其他专业人员、与社会大众之间的互动规范。

心理咨询与心理治疗专业伦理适用于旨在促进服务对象心理健康的专业助人者。心理咨询与心理治疗是不能完全区别开的，心理咨询师的实践在治疗师看来是心理治疗，心理治疗师的实践在咨询师看来是心理咨询，但心理咨询与心理治疗还是不同的（Hahn，1953）。在《中国心理学会临床与咨询心理学工作伦理守则》（中国心理学会，2007，2018）附录名词解释里特别提出对心理咨询与心理治疗的界定，心理咨询是基于良好的咨询关系，经训练的临床与咨询专业人员运用咨询心理学理论和技术，消除或缓解求助者心理困扰，促进其心理健康与自我发展，心理咨询侧重一般人群的发展性咨询；心理治疗是基于良好的治疗关系，经训练的临床与咨询专业人员运用临床心理学有关理论和技术，矫治、消除或缓解患者心理障碍或问题，促进其人格向健康、协调的方向发展，心理治疗侧重心理疾患的治疗和心理评估。根据《中华人民共和国精神卫生法》（2018 年修正）第二十三条规定心理咨询人员不得从事心理治疗或者精神障碍的诊断、治疗，第五十一条规定心理治疗活动应当在医疗机构内开展，从法律层面明确了心理咨询与心理治疗被区分为两个不同的领域。虽然从服务人群、工作场所、处罚措施等综合判断，心理治疗人员资质必须建立在能够从事心理咨询的基础之上，反过来心理咨询人员不能从事心理治疗，但从理论上看心理咨询与心理治疗的相似性远远大于差异性（谢斌，2016）。可见，心理咨询与心理治疗的专业价值是一致的，理论与方法是一致的，助人目标是一致的，遵守的专业伦理也是一致的。

心理咨询与心理治疗专业伦理适用于专业的助人关系。只要专业人员从其专业身份中获益，都有责任、有义务遵守专业伦理。专业关系的一方是专业人员，指心理咨询师、心理治疗师、临床督导师、从事心理咨询与心理治疗相关教学及培训的教师、提供心理测量的评估人员以及相关领域的研究者等；专业关系的另一方是接受专业服务的当事人，如接受心理咨询的来访者、接受心理治疗的患者、接受督导的被督导者、参加心理咨询与心理治疗相关教学和培训的学生或受训者、接受心理测验的受测者以及参与心理学相关研究的被试等。

心理咨询与心理治疗专业伦理同样适用于心理社会服务相关领域。例如精神科医生或护士对精神疾病患者提供心理干预，社会工作者对案主提供心理社会服务，心理教师对学生提供心理辅导等，都属于专业人员在不同的实务领域从事专业工作。此外，志愿者如果从事社会心理服务相关的工作，那么即使不属于专业人员但所做的工作具有专业属性，也应该以专业伦理规范作为参考依据。

二、专业伦理与道德的关系

与伦理相关的一个重要概念是道德。相比伦理而言，道德是被经常提到的概念，与专业伦理相对应的是职业道德。

（一）伦理与道德的区别与联系

我们在社会生活中常常涉及对行为的判断，包括好坏、对错、应该、必须等，道德指用来评判行为好坏的社会标准。道德看起来相对抽象而主观，其实一直在指导我们的生活，当落实在现实生活中的实践时它就成为具体而客观的伦理。可见，伦理与道德是紧密关联的，根据道德标准由社会团体共同认同并制定的行为规范是伦理。

伦理与道德又是有区别的。相比道德具有主观、主体、个人、个体的意味而言，伦理更具有客观、客体、社会、团体的意味（何怀硕，2002）。道德着眼于个人对自我的要求，而伦理着眼于客观性和普遍性的原则（黄光国，1996）。道德往往较为抽象与主观，偏重于对个人行为对错的判断，而伦理通常较为具体和客观，倾向于强调人际关系中互动行为的规范（牛格正，王智弘，2018）。伦理是在团体中对要表现出怎样的角色行为以及如何与他人互动所共同认可的普遍性规则。

因此，伦理是一套系统化的标准或准则，与价值观有关，与道德相融合，具有向真、向善、向美的目标倾向，对行为有规范作用（李扬，钱铭怡，2011）。

（二）道德行为的四个要素

评判咨询师的行为有特别的标准。因为咨询关系是以促进来访者成长和发展从而增进其利益和福祉为目的的，从职业道德或专业伦理的角度评价咨询师作为专业助人者的专业表现尤为重要。

道德的行为可以定义为任何能够影响他人福祉的行为，包括道德敏感、道德推理、道德动机及道德特质四个要素，这四个要素可以为理解人们面临道德情境的决策过程提供有效框架（Rest，1983，1994）。

首先是道德敏感，即是否意识到自己牵扯到他人的福祉。如果对自己已经卷入可能影响他人福祉的情境缺乏辨识能力，则不具备道德敏感性。咨询师要觉察自己的行为可能对来访者福祉产生潜在的影响，对自己的行为是否与伦理有关具有辨识的能力，保持足够的敏感性。

其次是道德推理，即对所处的道德情境进行思考寻找备选答案，有能力对可供选择的答案进行评估，并经过推理得出结论确定最佳答案。在复杂的咨询情境里，例如当来访者处于危机状态时，咨询师可能遇到一些不确定因素。咨询师是否充分考虑可能的备选方案，并能够在有限时间内从中选择最有利于保障来访者福祉的方案，是对咨询师的考验。

再次是道德动机，即在确定选择以后能否转化为行动，与其道德动机有关。在确定方案以后还有决定是否行动的过程，最终采取行动可能有很多阻碍因素，包括个人利益与专业价值的冲突等，同时还可能与文化因素有关。

最后是道德特质，与道德行为有关的表现还与个人特质有关，有些特质更有利于坚持道德行为。有学者提出坚定不移这种品质（Betan & Stanton, 1999）。坚持并始终贯彻道德行为并不容易，需要良知和勇气，因为当你坚持规则时周围人有可能不理解，你需要克服人际压力等各种不利因素，还可能要付出个人代价。

符合职业道德的行为与坚持专业伦理的行为是一致的。所谓职业道德，指在职业活动中应遵循、体现一定职业特征的、调整一定职业关系的职业行为准则和规范。例如我国社会工作者的职业行为准则文件称为《社会工作者职业道德指引》。认同专业工作的价值，秉持专业精神，其行为符合专业伦理规范，是对专业人员的基本要求。

 专栏

问题讨论

某咨询师刚结束上午的工作，觉得咨询的个案"特别离奇"。他和同事去餐厅午餐闲聊时就说起了个案的情况，你觉得该咨询师的做法有问题吗？

该咨询师的做法肯定是不合适的。

咨询师在咨询关系以外谈论个案的情况，违背了对来访者的保密承诺，即使没有提及来访者的基本信息也是不符合伦理的。如果这位同事也是心理咨询师，该咨询师认为自己是在和同行讨论，希望可以帮助自己厘清困难个案，但咨询师在非专业环境里讨论个案显然构成了泄密的严重风险，是不符合伦理的。而且，如果这位咨询师同事没有觉察其中的问题，也是缺乏伦理敏感性的。保密原则是咨询师最基本的专业伦理操守，也是心理咨询职业与社会大众共信的重要基础。

以下根据道德行为的四个要素进行逐条讨论：

（1）道德敏感：该咨询师对他人谈论个案的情况，特别是在餐厅这种开放性环境里讨论个案的情况，违背了保密原则，有伤害来访者福祉的潜在风险。如果该咨询师没有觉察，那位咨询师同事也未有所觉察，那么说明他们都缺乏道德敏感性。

（2）道德推理：如果这位同事觉察到该咨询师没有保护来访者的隐私违背了伦理，那么应快速进行道德推理。这位同事发现该咨询师边吃午餐边聊个案不符合伦理时，是应该觉察后立即打断，还是要进行严肃批评，或者觉得即刻中断对方讲话有些尴尬而转移话题等，都是可供选择的做法。无论如何，咨询师要有能力做出最合适的选择。

（3）道德动机：该同事觉得自己可以做到发现问题后尽快转移话题，但要打断对方谈话并且马上进行伦理提醒有些困难，这样做会破坏同事关系，让对方觉得被自己发现有伦理问题以后可能会提防自己，于是放弃了对对方的伦理提醒，只是在对方讲案例时及时转移了话题。这位同事这样做也是可以理解的，但还是把个人价值放在了优先于专业价值的位置上。

（4）道德特质：这位咨询师同事在事情发生以后可能还会感到不舒服，有些自责，认为自己不应该不坚持伦理，这不该是一个专业人员的专业作为。但是如果自己坚持又感到有很大压力，感觉自己不是这样有勇气的人。

从这个问题的讨论中可以看出，咨询师对道德行为的每一个要素都有必要深入思考，专业伦理具体体现在咨询师专业行为的很多细微之处。专业伦理为专业实践提供了基本框架，在最基本的问题上为专业人员提供了行动指南。

三、专业伦理与法律的关系

法律是为了保障立法及道德正义而设立的强制标准，一般只规定最起码的行为要求，提出的是最低标准的行为界限。专业伦理是由专业团体制定的专业行为规范，体现了专业关系中的行为规范及更高层次的追求，提出的是更高标准的道德要求。每位咨询师都是公民，咨询师是其职业身份。咨询师首先是公民，有责任遵守国家的法律法规，在此基础上遵守专业伦理规范。因此，咨询师既要遵守法律法规，又要遵守专业伦理规范。专业伦理准则的实施通常要在法律许可的范围内才有效（伯纳德，古德伊尔，2021）。一般来说，凡是法律禁止和制裁的行为通常在伦理规范中也是被禁止和谴责的，反过来，凡是法律要求和鼓励的行为在伦理规范中也是被培养和倡导的。

当然，也不能完全排除法律法规与专业伦理规范有可能出现分歧的情况。例如来访者在咨询过程中谈及曾经发生的极其严重的违法行为，尽管在专业伦理范畴内咨询师有责任为来访者保密，但咨询师作为公民有向司法机关举报的义务。《中国心理学会临床与咨询心理学工作伦理守则》（中国心理学会，2018）10.3 条款明确规定，"若本学会专业伦理规范与法律法规冲突，心理师必须让他人了解自己的行为符合专业伦理，并努力解决冲突。如这种冲突无法解决，心理师应以法律和法规作为其行动指南"。

谢斌（2016）提出了在心理咨询与心理治疗领域伦理与法律的三个主要区别：其一，伦理回答什么是"应该"的，而法律回答什么是"不应该"的，因此常常说"合乎伦理要求"或"违反法律规定或法律标准"；其二，伦理是理性的权衡和判断，而法律是相关底线的规定，因此从伦理角度看往往是相对的，是在可能的选择中经过权衡和判断以选择最佳做法，从法律角度看通常是绝对的，明确规定什么事情是不能做的，完全不能逾越；其三，伦理是倡导性的，而法律是强制性的，因此如果不符合伦理准则就会采用谴责、批评的方式，一旦触碰了法律红线就要受到处罚和制裁。

咨询师应熟悉相关的法律法规。咨询师必须掌握心理咨询与心理治疗领域的法律，如《中华人民共和国精神卫生法》，在此基础上还要了解基本法典，如《中华人民共和国民法典》。同时，还应了解与自己服务领域及服务群体相关的法律，例如青少年心理咨询师应熟悉《中华人民共和国未成年人保护法》《中华人民共和国妇女权益保障法》《中华人民共和国反家庭暴力法》等。此外，咨询师还要注意跟进政策动向，如 2020 年 5 月由最高人民检察院、国家监察委员会、教育部、公安部、民政部、司法部、国家卫生健康委员会、中国共产主义青年团中央委员会、中华全国妇女联合会九部门联合下发的《关于建立侵害未成年人案件强制报告制度的意见（试行）》，与咨询师的工作密切相关。如果咨询师不了解相关法律法规及其政策，就很可能在专业服务中遇到问题而无法保障来访者的福祉。

第二节　专业伦理的作用

遵守专业伦理规范是专业人员的职业操守。目前专业人员越来越认识到学习专业伦理是专业实践的需要，而不仅仅是咨询师为了防范被投诉的风险。

一、专业伦理的重要性

咨询师在与来访者关系中的表现要符合专业行为规范，要对专业角色的影响力负责，保证来访者的福祉，同时对专业声誉负责，致力于提升心理咨询职业在社会上的公信力。

事实上，有很多情境都与咨询师的专业伦理敏感性有关。例如咨询师可以接受朋友委托的咨询吗？咨询室最近在装修，咨询师可以与来访者在茶馆或者咖啡厅见面吗？咨询师在咨询结束后下班，刚好与来访者顺路，可以搭乘来访者的顺风车吗？领导或行政主管要求查看咨询记录，咨询师可以提供吗？以上这些问题或许都有一些顺理成章的理由，但作为专业人员需要从专业伦理的视角加以辨识，表现出符合专业规范的角色行为。重视专业伦理可以说是心理咨询与心理治疗专业化发展的重要特征。钱铭怡和侯志瑾（2015）提出，重技术、轻伦理乃心理咨询之大忌。无论对咨询师的职业生涯发展，还是整个心理咨询与心理治疗行业的健康发展，专业伦理都起到保驾护航的作用。

关于心理咨询与心理治疗专业伦理的重要性，在行业里有两种形象的比喻。一种是将专业技能和专业伦理的学习比喻为小鸟的两个翅膀，意思是专业伦理与专业技能具有同等重要的作用，否则即使专业技能再好，如果没有专业伦理保障，就如同单翅的小鸟不可能飞行。另一种比喻是将专业伦理比作交通法规，人们学开车的时候都觉得交通法规很枯燥且无助于驾驶，但后来会发现如果不懂交通法则就无法上路行驶，而且即使是技术娴熟的司机仍然有可能违规超车、偶尔闯红灯或者占用应急车道，也就是说熟知交通法规不代表一定不违反，一旦严重违反交通法规甚至有可能危及生命。这两种比喻形象地反映了专业伦理在心理咨询与心理治疗领域的重要作用。

二、专业伦理对专业内部的作用

（一）提供专业行为的规范

专业伦理规定了专业人员的行为规范。对于从专业身份中获益的专业人员来说，他们有责任遵守专业内部的共同价值，有义务了解并尊重专业伦理规范。任何选择从事助人专业工作的人，都应该清楚地了解专业责任，专业伦理为专业人员提供了专业行动指南。

专业伦理规范涵盖了临床与咨询心理学相关的专业工作。咨询师提供专业服务时，要遵守专业关系中的规则，例如尊重来访者的价值观，避免多重关系，不得与来访者发生性与亲密关系等，同时还要遵守知情同意、保密及保密例外、心理测验与评估以及教学、培训及督导等方面的伦理规范。

（二）保障专业服务的品质

专业伦理是对专业服务水准的重要保障。专业伦理规定了在从事专业工作时的参考框架，既保证了提供服务者的专业资质，又保证了专业服务的属性以及工作过程，在一定程度上是服务品质的重要基础。

专业伦理强调专业人员要在专业胜任力范围内从事专业工作。如果咨询师超出专业胜任力提供服务是违背伦理的，在专业胜任力范围内提供服务是保证专业服务达到专业水准的前提条件。专业伦理还明确规定了专业工作的设置和程序，遵守专业伦理保证了专业工作的属性，是专业服务水准的重要保障。

三、专业伦理对外部大众的作用

（一）保护服务对象的权益

专业伦理保护服务对象的权益。临床与咨询心理学专业服务的目的是提升服务对象的身心健康和幸福感，在专业服务中始终以来访者的福祉为中心，善行是基本的伦理原则，使来访者获益是专业工作的基本要求。因此，保护来访者的隐私，保障来访者的权益是对咨询师最基本的伦理要求。

很多时候咨询师不是因为不了解而违背了专业伦理，重要的是要培养伦理意识，否则不仅会对来访者造成伤害，甚至有可能影响咨询师的职业生涯。从这个角度来讲，专业伦理对咨询师也是一种权益保护。如果来访者威胁咨询师的安全或者来访者拒绝支付咨询费用，咨询师则有权利拒绝继续为来访者提供服务。

（二）建立行业与社会的共信

专业伦理代表着心理咨询与心理治疗整个行业对外界的专业承诺。从某种角度而言，专业伦理可以说是心理咨询与心理治疗职业的公开承诺，告知公众将得到什么样的专业服务，是整个行业与社会共信的基础。属于职业群体的成员都要承诺遵守专业伦理，共同维护职业声誉，使整个行业的专业性得到认可，建立起职业信誉。

　　学习专业伦理时，咨询师会觉得专业伦理与自己无关，但开始心理咨询实践以后会发现越来越多的咨询困境涉及伦理议题。专业伦理提供了专业服务的规范性框架，使社会大众了解这是什么样的专业服务，为自己提供专业服务的人会怎样与自己一起工作，自己在专业服务中有什么权益同时又要承担什么责任。只有对专业服务有基本了解，人们才有可能在需要专业帮助的时候前来求助。

　　专业伦理不但为专业人员提供行为规范，对社会大众也有教育和宣传的作用。借助专业伦理，可以呈现临床与咨询心理学专业工作的科学性与专业性。

专栏

新闻报道

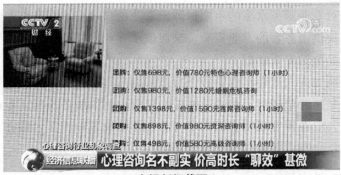

央视新闻截图

　　据央视财经报道，许先生夫妇接受心理咨询已经有三四年的时间，其间多次遭遇心理咨询师恶意拖延时长、诱导过度消费的现象，最长的一次竟连续咨询了 5 个小时。其合同明确写明得征得当事人同意才能录音、录像的条款，但在其想要退款时对方竟以公开全部录音为由相威胁。

　　心理咨询原本是现代人心理出现问题时的"救命稻草"，如今却被一些不良从业者利用，成为对患者造成二次伤害的陷阱，这无疑让人忧虑。例如：收费混乱，一小时的费用动辄上千元，价高时长但"聊效"甚微；设置各种消费陷阱，诱导求助者多消费，甚至推销各类培训课程；一些要价不菲的咨询师，甚至未必具备基本的专业能力；准入门槛低，行业从业者的素养也参差不齐，不少培训机构弄虚作假，不少不具备资格资历者通过突击培训就能上岗等。

　　4 年花 40 万元却"聊效"甚微，退款就公开隐私录音，这些心理咨询领域的乱象也是在为整个行业抹黑。文/熊志（媒体人）

　　资料来源：https://baijiahao.baidu.com/s? id＝16429372257263637l5&wfr＝spider&for＝pc.

很显然，在这则报道中提及的心理咨询违背了诸多伦理条款，例如：咨询师没有遵守合同中经来访者同意方可录音、录像的约定，私自录音；不遵守专业设置，一次咨询时长竟达 5 个小时；诱导过度消费，甚至推销各类培训课程；当来访者拒绝继续咨询提出退费时被威胁公开录音等。这些问题严重违背了专业伦理最基本的善行、责任、诚信、公正、尊重原则。

从社会影响的角度来讲，类似事件严重破坏了职业信誉和职业声誉，很可能使一些原本通过心理咨询专业服务可以获得帮助的潜在来访者因为不信任这个行业而放弃求助。从客观立场来说这对整个行业也是一个重要的警示，应该从国家层面、专业学术组织层面以及行业协会层面加强对心理咨询与心理治疗行业的伦理建设。

第三节　专业伦理的发展

专业伦理问题关系到心理咨询与心理治疗整个行业的发展，不仅关系到服务对象的福祉，也关系到专业人员的权益，必须得到充分的重视。回顾各国的专业伦理建设历史，可以说都是从出现伦理问题、处理伦理投诉开始的，专业伦理规范的制定和发展需要依靠专业组织和专业人员的共同努力。

一、发达国家专业伦理的发展脉络

心理咨询与心理治疗作为一种专业化服务从出现开始，一直与伦理问题相伴而生，在对伦理问题研究的推动下专业伦理规范逐渐成熟。高娟和赵静波（2009）综述了发达国家心理咨询与治疗伦理问题研究的历史发展，提出可以分为伦理研究的起源和萌芽、伦理研究的发展、伦理研究的成熟以及伦理研究的继续发展四个阶段。以下按照专业伦理规范的萌芽、发展及不断修订三个方面进行简要介绍。

（一）专业伦理规范的萌芽

关于伦理问题的研究在 20 世纪 50 年代初开始萌芽，主要起源于当时对二战中大量残酷行为的反思。1946 年发布的《纽伦堡法典》和 1964 年发布的《赫尔辛基宣言》两个重视人权和人性的文件影响了心理咨询与心理治疗领域，开始重视个人的隐私权和知情权。从 20 世纪中期开始出现有关心理咨询与治疗伦理问题的研究，心理学工作者关注实践中可能对来访者造成伤害的不适当行为，以及经常遇到的一些伦理学困境。

美国心理学会（American Psychological Association，APA）1938 年建立了科学及专业伦理学委员会，处理各种相关投诉问题。1947 年成立了伦理标准工作委员会，转年又成立了一个专门负责起草法典的部门。当时他们向会员发起了一项调查，请心理学工作者描述自己在工作中碰到的伦理困境，1951 年根据一千多份关于伦理学问题的调查报告总结草拟了最初的伦理学规范。1953 年正式定稿为《心理学工作者的伦理学标准》，这是第一部心理咨询与心理治疗领域内的伦理性指导规范。

到了 20 世纪 60 年代，心理咨询与心理治疗实践中来访者的隐私权和保密问题愈发得到重视。特别是 1969 年发生的泰瑞索夫案件和 1972 年发生的水门事件，都引起了公众极大的关注，对专业伦理规范的制定产生了极大影响。

专栏

经典案件：泰瑞索夫案件

1968 年秋天，美国加利福尼亚大学伯克利分校女生塔蒂亚娜·泰瑞索夫（Tatiana Tarasoff）和来自印度的研究生普罗森吉特·波尔达（Prosenjit Poddar）因参加民俗舞蹈班相识。1969 年在新年夜派对时他们有过一次亲吻，之后波尔达就认定两人是男女朋友关系，但泰瑞索夫认为两人只是朋友关系。波尔达从此一蹶不振，出现抑郁症状，还偷偷录下了两人的谈话，来反复确认为何泰瑞索夫不倾心于自己。其间，波尔达产生了杀害泰瑞索夫的念头，并告知了他的一个朋友。

1969 年暑假，泰瑞索夫离开加利福尼亚州去巴西旅游。波尔达精神开始好转，并听从朋友的建议去学校附属医院看了心理医生劳伦斯·莫尔博士（Dr. Lawrence Moore）。8 月 18 日，在第 9 次咨询里波尔达袒露了自己想杀害一名女生的想法，莫尔博士意识到这位女生就是泰瑞索夫。8 月 20 日，莫尔博士联系了校警，并写信给校警总管说明波尔达患有严重的偏执型精神分裂，会对他自己和泰瑞索夫造成伤害，请求校警把波尔达送去精神病医院接受治疗。校警找到了波尔达，但在波尔达保证不会伤害泰瑞索夫后放了他，没有把他送去接受进一步治疗。莫尔博士的上司哈维·鲍威尔森博士（Dr. Harvey Powelson）得知此事后，要求莫尔博士拿回给校警写的信，销毁关于波尔达的所有咨询记录，不要再做进一步的跟进。波尔达也没有再来莫尔博士这里咨询。后来，波尔达在 1969 年 10 月 27 日杀死了泰瑞索夫。

检察官以二级谋杀的罪名起诉波尔达，波尔达的律师以波尔达杀人时精神失常为由进行辩护，经过控辩双方的激烈交锋并对波尔达做精神状况评估，陪审团判定波尔达有罪。但在随后的上诉中，陪审团采纳了波尔达律师的意见，认为他当时处在精神分裂症急性发作状态，不应承担相应的责任。加利福尼亚州警方最后决定不再对波尔达进行二次起诉，条件是波尔达立刻回印度并且终生不得再入境美国。

泰瑞索夫的父母非常愤怒，以非正常死亡的罪名将加利福尼亚大学及相关人员（莫尔博士、鲍威尔森博士和校警）告上了法庭。当地法庭以加利福尼亚大学和泰瑞索夫没有特别关系为由，不予受理。于是泰瑞索夫的父母又告到了加利福尼亚州最高法院。1974 年，加利福尼亚州最高法院判定心理卫生从业人员在类似情况中有直接警告潜在受害者的责任。判决出来后受到了来自 APA 等专业团体的批评，重压之下加利福尼亚州最高法院重新审判此案，并于 1976 年判定心理卫生从业人员在类似情况中有保护潜在受害者的责任。也就是说，来访者表露出伤害他人的意图，运用心理学专业知识能判定这种伤害很有可能发生，并能推断出潜在受害者是谁时，可以做但没做的保护措施包括直接警告泰瑞索夫，或警告泰瑞索夫身边的人，或确保波尔达进入精神病医院接受治疗。

泰瑞索夫案宣判后，美国心理卫生从业人员建立了有警告责任或保护责任这两个概念的区别。警告责任是更狭窄的定义，特指警告潜在的受害者；而保护责任相比而言更宽泛，可以是警告潜在受害者，也可以是警告潜在受害者身边的人，或是采用警告以外的手段，包括强制来访者去精神病医院接受治疗，或者增加咨询次数、增加用药剂量等。可以看出，该案例对当时专业伦理规范的厘清起到了促进作用。

（二）专业伦理规范的发展

进入 20 世纪 80 年代，伦理问题研究的文献迅速增加。伦理问题研究不再只是局限于研究者运用逻辑推理、直觉判断或业内人士的互相探讨，而是更多采用了实证研究，这些调查数据可以为伦理学研究提供重要的参考依据。

一方面，聚焦心理咨询与心理治疗专业伦理的热点问题。例如关于卷入双重关系的性别差异，美国一项对心理学家、精神科医生和社会工作者的全国调查结果显示，男性治疗师更容易与来访者陷入性或者非性的双重关系，而来访者大多是女性，性别差异十分显著（Borys & Pope，1989）。另有研究发现，当男性与女性被督导者的数量相匹配时，女性被督导者比男性更容易卷入和督导师的性双重关系中（Glaser & Thorpe，1986）。可以看出，基于实证调查的研究发现与根据经验做出的一般判断相比更有说服力，突显了对制定专业伦理规范以及开展伦理教育的指导作用。

另一方面，关注随着社会发展而新出现的伦理困境。例如：当时艾滋病病毒阳性携带者日趋增多，咨询师是否对可能受到传染的对象有警告的责任（Melton & Gray，1988）；未成年来访者未婚怀孕，咨询师不清楚是否要告知她们的父母（Marecek，1989）等。在这些两难困境中，都涉及了保密和保密例外问题、知情同意问题、专业胜任力问题等，成为急需制定专业伦理规范的重要内容。

（三）专业伦理规范的不断修订

进入 20 世纪 90 年代，关于伦理问题的研究走向成熟。随着心理咨询和治疗伦理问题在越来越多的国家得到重视，许多国家都相继出台了相对成熟完善的专业伦理规范。

1992 年，对 APA 会员在专业工作中遇到的伦理两难困境进行全美范围的调查发现，保密原则、多重关系和收费问题占据了伦理困境的前三位（Pope & Vetter，1992）。APA 根据调查结果修订了《心理学工作者的伦理学标准》，更名为《心理学工作者的伦理学原则和行为规范》。到目前为止，此伦理准则已经过九次修改，这部规范成为心理学工作者日常工作的重要参考。美国咨询心理协会（American Counseling Association，ACA）根据 APA 的伦理标准制定了第一版伦理守则和实务标准，1961 年获得通过，此后也是历经多次修订，同时还出版了伦理标准案例汇编。此外，美国学校咨询师协会（American School Counselor Association，ASCA）、美国精神分析师协会（American Psychoanalytic Association，APsaA）、美国社会工作者协会（American Association of Social Workers，NASW）等都针对各自的特殊服务领域提出了更具针对性的专业伦理规范。

霍布斯（Hobbs，1948）提出，产生于真正本土心理学的伦理学法典才有生命力。其他国家和地区也都陆续制定了自己的伦理学准则，例如加拿大、澳大利亚、新西兰、英国，还有欧洲心理学会等，可以为本国和本地区的心理咨询工作与心理治疗从业者提供指导，同时还起到监督作用。

进入 21 世纪，心理咨询与治疗专业伦理问题研究全面发展。一方面，在专业实践过程中不断出现新的伦理困境急于找到行动依据，例如为未成年人提供心理咨询服务时，什么情况下可以为未成年人保守秘密，什么情况下必须要告知监护人，又如何对监护人知情同意等；另一方面，新型的咨询途径不断出现成为新兴的研究热点，例如网络心理咨询的应用趋势可以说是势不可当，但是咨询师需要哪些胜任力，知情同意书如何签署，在缺乏安全加密网络平台的情况下如何提供专业服务工作等问题都亟待研究。此外，针对越来越复杂的无法避免的伦理困境，如何使用适当的伦理决策过程保障来访者的福祉以将对来访者的伤害减到最低成为新的研究热点。

二、中国专业伦理的发展进程

我国内地心理咨询与心理治疗行业起步于 20 世纪 80 年代中期，是在当时社会变革的背景下随着对外开放和学术交流而引进的（江光荣，2005），早期虽有一些相关工作，但几乎没有继承关系。近年来，因应社会对心理服务的巨大需求，心理咨询与心理治疗行业进入快速发展的阶段。关于我国心理咨询与心理治疗专业伦理建设，钱铭怡（2019）在《临床与咨询心理学专业机构与专业人员注册登记工作指南》一书中进行了详细的阐述。

（一）我国专业伦理规范的萌芽

我国心理咨询与心理治疗专业伦理规范的雏形起始于 20 世纪 80 年代末 90 年代初。当时中国心理学会、中国心理卫生协会作为相关专业学会和协会收到了对不当行为的投诉，为了加强专业人员管理，两大学会/协会责成两个下属的专业委员会，即医学心理专业委员会、心理治疗与心理咨询专业委员会，负责起草对心理咨询和心理治疗专业人员的管理条例。两个专业委员会考察了其他国家或地区专业组织的相关条例，由钱铭怡执笔经多次讨论后提出了《卫生系统心理咨询与心理治疗工作者条例》。这是新中国成立以来第一个有关心理治疗与心理咨询工作者注册资格规定和道德准则的文件。

1999 年，中国心理卫生协会要求下属的心理治疗与心理咨询专业委员会对之前的管理条例进一步修改，调整为《有关心理治疗与心理咨询工作者注册资格的规定》和《心理治疗与心理咨询工作者道德准则》两个独立的文件，作为正式文件下发到其下属的各专业委员会进行宣传和教育，但未能真正实施。

（二）我国专业伦理守则的颁布

目前《中国心理学会临床与咨询心理学工作伦理守则》，是中国心理学会授权临床心理学注册工作委员会制定发布的。该委员会是临床与咨询心理学专业机构和专业人员注册系统的正式名称，伦理守则的制定启动于 2005 年 12 月，当时注册系统还在筹备阶段，直到 2014 年 7 月中国心理学会批准成立。注册系统自筹备开始就建立了标准制定组、注册工作组及伦理工作组三个工作组，负责撰写伦理规范条文是伦理工作组的重点工作内容，由钱铭怡负责。

2005 年，钱铭怡在北京大学率先开设了全国高校第一个临床心理学工作伦理的课程，组织研究生进行了国内首个伦理访谈研究，该研究结果对注册系统伦理条文初稿的形成产生积极影响。后来，钱铭怡邀请陈向一、侯志瑾和李鸣等专家分工起草伦理条文，最后由钱铭怡执笔总撰，经多次讨论修改形成最终的伦理条文草案。

《中国心理学会临床与咨询心理学工作伦理守则》2007 年 2 月获得中国心理学会常务理事会通过，这是我国临床与咨询心理学工作第一版相对完善的伦理守则。《中国心理学会临床与咨询心理学工作伦理守则》（第一版）在很多方面直接借鉴了西方的伦理守则（Qian et al.，2009）。台湾学者牛格正和王智弘（2008）认为，伦理是人际关系中互动的规范或原则，中国人谈论伦理强调的重点是人要有很高的个人修养，并要谨守人际互动的规范，也要遵循中华文化传统的人伦规范。

（三）我国专业伦理的研究以及伦理守则的修订

本土化的专业伦理研究逐渐成为热点。我国专业伦理的实证研究主要包括以下几个方面：其一是赵静波得到国家社会科学基金项目"当代中国心理咨询行业伦理问题调查及对策研究"的支持，以问卷调查法分别对咨询师和来访者群体进行多中心调查，相关研究发表了一系列论文，是我国为数不多的大样本调查，在一定程度上有助于了解我国心理咨询与心理治疗领域专业伦理的现状。其二是钱铭怡带领研究生团队所做的研究，以访谈法或小样本调查就知情同意、保密、双重关系等多个伦理议题开展研究，有助于深入了解咨询师的伦理态度和行为。此外，侯志瑾等关于青少年咨询伦理的研究、樊富珉等关于团体咨询伦理的研究、贾晓明等关于督导伦理的研究以及安芹等关于网络咨询伦理的研究等，都为我国专业伦理规范的修订提供了重要的实证支持。

在《中国心理学会临床与咨询心理学工作伦理守则》第一版发布十年之后，注册系统伦理工作组于 2016 年 2 月正式启动《中国心理学会临床与咨询心理学工作伦理守则》修订工作。《中国心理学会临床与咨询心理学工作伦理守则》（第二版）2018 年 2 月获中国心理学会常务理事会通过。

为了提高专业人员的伦理水平，注册系统伦理工作组从 2017 年开始加大专业伦理培训的力度。2020 年启用由注册系统专家组统一录制的标准化伦理培训视频课程，同时辅以小组讨论的形式，培养专业人员伦理敏感性，提高对伦理问题的辨识能力和伦理判断能力，增强专业人员面对各种伦理问题和两难困境的伦理决策能力。

三、《中国心理学会临床与咨询心理学工作伦理守则》简介

专业伦理守则是由专业组织制定的行为规范准则，代表着本专业最基础价值的根本陈述，反映了对常见问题代表共同专业价值观的最好判断。专业伦理守则是每一位心理咨询与心理治疗从业者必须阅读并熟知的，作为专业人员有义务了解伦理守则，有责任自觉遵从伦理规范，同时也必须有自我监控的伦理意识。可以说，伦理守则是专业人员最基本、最重要的案头工具书。

就伦理守则的结构而言，通常包括伦理守则的说明、伦理总则以及各项伦理议题的具体条款三大部分。第一部分伦理守则的说明，介绍伦理守则制定的背景、部门以及主要目的；第二部分专业伦理的总则，是专业伦理中最重要的、最核心的原则；第三部分是各伦理议题的具体条款，伦理条款是伦理总则在各项伦理议题的具体体现。一般来讲，当我们遇到伦理问题时，从伦理条款中找具体的指导依据，当无法在具体伦理条款里找到直接依据时，以伦理总则作为指导原则。

对比《中国心理学会临床与咨询心理学工作伦理守则》第一版和第二版，可以发现伦理守则修订工作的启动与很多现实因素有关，伦理守则需顺应专业发展做出相应调整（中国心理学会，2018）。其一，随着《中华人民共和国精神卫生法》及相关条例的颁布对心理咨询以及心理治疗等专业工作进行了明确区分，从业人员应首先遵守相关法律法规；其二，为了顺应当下临床与咨询心理学专业工作不断扩展的需要，对远程专业工作、媒体沟通与合作等专业工作的内容进行了扩展和补充；其三，我国临床与咨询心理学专业工作的专业化发展水平有很大提升，在知情同意、研究与发表及心理测验等方面都提出了更为严格的要求。

从根本上讲，制定专业伦理守则的目的是提供一个伦理清单，以纲领性文件提高专业人员对临床心理学相关工作的伦理敏感性，作为专业准则规范咨询师的专业行为。当然，在很多复杂的心理咨询情境下伦理守则并不能提供所有问题的答案。对于咨询师来说，熟知伦理守则是专业人员的责任，理解并合理运用伦理守则是需要具备的伦理素养。

● 基本概念

1. 伦理：指规范社会行为的价值意识，确定社会秩序的价值原则。
2. 专业伦理：指在专业内部个人或团体用以衡量正当行为的准则。

3. 心理咨询与治疗专业伦理：指在心理咨询与心理治疗领域，专业伦理是专业人员在专业助人工作中，依据个人的哲学理念与价值观、助人专业伦理守则、服务机构的规定、当事人的福祉以及社会的规范，以做出合理公正道德抉择的系统性方式。

● **本章要点**

1. 专业伦理是在专业价值基础上对咨询师提出的专业行为标准，界定了咨询师作为专业人员的行事准则，规定了咨询师的专业角色行为标准以及与他人互动的专业行为规范，不但包括与服务对象的互动行为，还涉及与其他专业人员、与社会大众之间的互动规范。

2. 心理咨询与心理治疗专业伦理适用于旨在促进服务对象心理健康的专业助人者，也适用于专业的助人关系，还适用于心理社会服务相关领域，包括精神科医生或护士对精神疾病患者提供心理干预，社会工作者对案主提供心理社会服务，心理教师对学生提供心理辅导等。

3. 伦理的本质是实践道德的行为，看起来抽象而主观的道德，通过落实在具体而客观的伦理在现实生活中实践展开。每位咨询师都是公民，咨询师是其职业身份，咨询师有责任遵守国家的法律法规，在此基础上遵守专业伦理规范。

4. 重视专业伦理是心理咨询与心理治疗专业化发展的一个重要标志，专业伦理在专业内部具有重要作用，不仅提供专业规范还可以保障专业水准，同时在专业外部也具有重要影响，如保护服务对象的权益，建立行业与社会的共信，促进心理咨询与心理治疗行业的健康发展等。

5. 制定专业伦理守则的目的是提供一个伦理清单，作为专业人员有义务了解伦理守则，有责任自觉遵从伦理规范。专业伦理守则是每一位心理咨询与心理治疗从业者必须阅读并熟知的，伦理守则是专业人员最基本、最重要的案头工具书。

● **复习思考题**

1. 什么是心理咨询与治疗专业伦理？
2. 伦理与道德的关系是什么？
3. 如果专业伦理与法律有冲突，那么咨询师应如何应对？
4. 专业伦理的重要作用有哪些？
5. 我国的第二版《中国心理学会临床与咨询心理学工作伦理守则》主要包括哪些内容？

第二章

心理咨询与治疗专业伦理总则

学习目标

1. 了解心理咨询与治疗专业伦理总则的内容。
2. 掌握善行在心理咨询与心理治疗实践中的重要意义。
3. 掌握诚信在心理咨询与心理治疗实践中的重要意义。
4. 理解专业伦理总则在咨询师遵守专业伦理规范中的重要地位。

本章导读

在咨询师职业生涯发展的不同阶段，对专业伦理的态度以及与专业伦理的情感可能都在发生变化。刚开始学习专业伦理时可能觉得是很枯燥的事情，那些伦理条款给自己的工作带来很多条条框框，可是不遵守伦理规定又有可能被投诉。可是随着咨询师咨询的个案越来越困难，牵涉的因素越来越复杂，逐渐发现要应对个案依靠专业知识和技术还不够，因为只有符合专业伦理才有可能保障来访者的福祉，在专业框架内有机会持续深度探索，如果不符合专业伦理极有可能对来访者造成伤害。与其说学习专业伦理是为了在专业实践中避免不符合伦理，不如说从专业伦理的视角出发可以帮助从业者提供更专业的服务。

专业伦理规范给咨询师在专业实践中带来一定的安全感，当在心理咨询过程中遇到问题时可以对照专业伦理守则寻找解决办法。例如咨询师在学校里同时承担心理健康课程的教学任务，班上学生在课程学习中感觉咨询师很亲切随和，课后就有同学想找咨询师做咨询。咨询师认为这样两种关系可能会相互影响，所以就以专业伦理守则规定不能与来访者有双重关系为理由拒绝了这位同学，请他预约其他兼职咨询师。可是，后来接待这位同学的兼职咨询师以危机个案上报到中心，咨询师作为专职咨询师还是要介入到该个案的危机干预工作中。在这种情况下，如果咨询师仍以不能有双重关系为由拒绝显然是不合适的。可见，遇到不确定因素时对照专业伦理守则也不一定可以找到答案，或者知道伦理条款的规定但在具体的咨询情境中还是有些茫然，在这个阶段咨询师转而学习专业伦理。

因此，并不是所有复杂的咨询情境都可以在专业伦理守则中直接找到行动依据，咨询师需要把握专业工作中最基础、最核心的原则，即专业伦理总则。当咨询师理解了专业伦理的核心价值时，他可以在伦理条款不适用的复杂咨询情境中根据专业伦理总则找到应对的策略。

第一节　专业实践与专业伦理

专业人员的专业实践和专业伦理是相互促进、相辅相成的。一方面，咨询师在专业实践中逐渐形成对专业伦理更为深刻的认识和理解；另一方面，随着对专业伦理的理解加深也会促进专业实践的专业性和规范性。

一、专业发展与伦理水平

从新手咨询师到专家级咨询师有一个逐渐发展的专业成长过程。根据一万小时定律，有实践者提出了咨询师的刻意练习途径（罗斯莫尼尔，2019）。咨询师随着专业实践时数的积累逐渐积累专业经验，是达到专业进阶的要素，在积累专业实践经验的过程中其专业伦理水平也在不断提升和发展。

咨询师的专业进阶发展可以比喻为从专业婴儿到专业成人的成长过程，从入门级受训者到资深从业者之间包括四个发展水平，在每一个阶段随着专业实践经验不断提升，咨询师对专业伦理的认识是不同的，伦理素养也在逐渐提高（见图 2-1）（斯佩里，2012）。

在水平一，新手咨询师咨询经验尚浅，对于专业伦理守则的态度常常是不容置疑且心怀畏惧，主要是为了防范被投诉的风险，避免犯错和进行危机管理。他们严格遵照专业伦理守则，按章程处理问题，当遇到复杂个案时会急于寻求外部指导。当然也有另外一个极端，忽视伦理规范，由于缺乏伦理敏感性对出现的伦理问题常常无法辨识，缺乏伦理思考，也很少寻求讨论。

在水平二，咨询师积累一定咨询经验以后，视专业伦理守则为指导方针，而不只是简单规则。在专业实践中对伦理规范产生更多的理解，在执行伦理规范的过程中发现在有些咨询情境下也需要具体情况具体分析，以保证来访者福祉为首要原则，并致力于达到伦理要求。这个阶段的咨询师可能对伦理守则有自己的思考、质疑或挑战，也会偶尔出现回避伦理或法律问题。

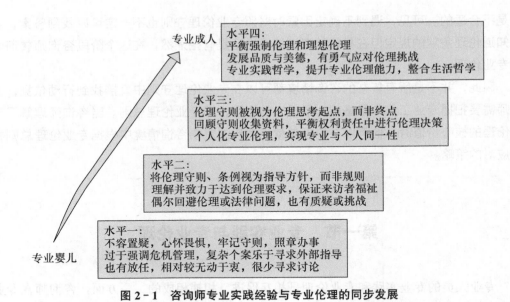

图 2-1　咨询师专业实践经验与专业伦理的同步发展

　　在水平三，咨询师积累了较为丰富的咨询经验，尝试将专业伦理守则视为伦理思考的起点，而非终点。咨询师对专业伦理守则有更深刻的思考和理解，收集资料的同时也会进一步探究，在平衡权利与责任中进行伦理决策。这个阶段的咨询师更有能力将个人伦理与专业伦理进行整合，实现专业与个人同一性。

　　在水平四，专家级咨询师咨询经验非常丰富，有能力平衡强制伦理和理想伦理的关系。他们从个人价值发展的角度来理解伦理在专业实践中的意义，发展品质与美德，有勇气应对伦理挑战。可以发现，咨询师将专业伦理理解为专业实践哲学，既提升了专业伦理能力，又可以与生活哲学有很好的整合。

　　咨询师的伦理实践水平是一个连续体（见图 2-2）（Sperry，2005）。对新手咨询师来说，容易把伦理实践与专业实践看作是分离的，对伦理问题思考的焦点常局限于伦理标准，遵守伦理规范的目的是防范风险管理，这种防御性的伦理态度属于比较消极的伦理观。而后，随着专业实践的发展，逐渐对整合个人价值观和专业价值观发生兴趣，既努力服从伦理标准又考虑环境因素，开始有更深入的伦理思考以及自我反思。当专业发展更加成熟成为专家级咨询师时，逐渐将专业伦理与个人伦理结合在一起，进行伦理决策时会综合考虑专业、环境、伦理等各种因素，将专业目标、职业抱负与个人生活哲学整合起来。

二、积极的伦理观

　　作为从专业身份中获益的咨询师来说，使专业伦理规范成为职业行为的主导，而不只是为了防范投诉以及免受惩罚的风险，是一种更为积极的伦理观。无论在咨询师个人、咨询师群体还是在咨询机构内部，都要发展出一种积极的伦理文化。

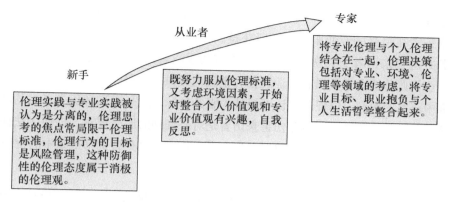

图2-2　咨询师伦理实践水平的连续发展

　　每一个人都是个性化的，每一个案例都是独一无二的，这是心理咨询与心理治疗独特的魅力。心理咨询与心理治疗有专业设置和要求，但咨询师常常遇到不确定的咨询情境，虽然有专业伦理守则，但伦理守则不一定对所有问题都给出标准答案。伦理必须放在客观的情境中去判断、实践，如果只是刻板地执行伦理守则有时也会与伦理守则的善行总则相冲突。因此，咨询师要保持伦理敏感性，以来访者利益为出发点进行伦理思考，并基于伦理视角进行自我监控加强伦理反思，这是非常重要的伦理意识。

　　在专业人员之间形成伦理监督、伦理提醒的氛围，有助于提升专业人员的伦理敏感性。伦理问题常常是复杂的，不同层面的问题交织在一起，寻求督导或者同行之间的讨论可以帮助咨询师看到不同的视角，在一定程度上避免盲区。咨询师之间如果可以相互提醒，则可以帮助咨询师在伦理困惑时得到专业支持，在有可能出现违背伦理行为或者违反伦理不那么严重时就及时发现问题，这样可以避免造成更严重的错误，既保护了来访者的福祉，其实也是保护了咨询师的职业生涯。

　　咨询师必须熟悉专业伦理，保持伦理敏感性。专业人员需要结合考虑各种因素，包括动机、行为和结果都很重要，这需要咨询师加强自身的专业修为。咨询师要洞察和了解自己的需要，接受足够的专业训练和督导，乐于寻求同行的意见，坚持反思性专业实践。

第二节　专业伦理守则总则的内容

　　专业伦理守则的总则，即专业伦理的基本原则，可以理解为最基础、最核心的伦理宗旨。在《中国心理学会临床与咨询心理学工作伦理守则》（中国心理学会，2018）里，包括善行、责任、诚信、公正和尊重五大原则。

一、善行

　　善行是专业助人者必须遵守的最基本的伦理准则。《中国心理学会临床与咨询心理学工作伦理守则》（中国心理学会，2018）善行总则中指出，心理师的工作目的是使寻求专业服务者在接受的专业服务中有所获益。咨询师应保障来访者的权利，努力提供适当的服务并避免来访者受到伤害。善行总则有两层或者两个水平的含义：其一是使来访者获益。咨询师作为专业人员在专业胜任力范围内提供专业服务，来访者作为消费者有从心理咨询中获益的权利。以促进来访者福祉为服务目标，这是咨询师优先考虑的准则。其二是对来访者的无伤害原则。避免伤害来访者是对咨询师的底线要求。即使无法保障来访者在心理咨询专业服务中获益，也要避免来访者受伤害，这是咨询师最基本的责任。

（一）关于获益

促进来访者的福祉且优先考虑来访者的福祉，是咨询师的专业责任和伦理责任。咨询师应强化对咨询师角色的认识和理解，从专业角色的角度思考和应对心理咨询实践中遇到的问题。如果咨询师将自己的利益置于来访者的利益之上，则是不符合专业伦理的。

专栏

案例讨论

某心理咨询师，最近两年一直为一位因家庭关系冲突而遭受情绪困扰的女性来访者提供长程心理咨询服务。来访者非常信任咨询师，对咨询服务很满意。咨询师认为咨询目标已经达成，于是与来访者讨论准备结束咨询关系。来访者认为自己的情绪问题有很大改善，生活应对没有问题，但也觉得这样每周与咨询师定期见面挺好的，没有具体的咨询目标只是随便聊聊就好。咨询师有些犹豫，后来考虑到个人收入还是决定接受来访者的提议，但也和来访者说明，如果来访者想结束咨询就随时可以停止。

你觉得该咨询师的做法合适吗？

心理咨询作为专业服务是有咨询目标的。心理咨询虽然是通过与来访者谈话完成的，但区别于日常生活中漫无目的的闲聊。咨询师作为专业人员与来访者的会谈是指向咨询目标的，评价来访者在心理咨询中有无获益取决于咨询目标是否达成，这是咨询师要考虑的重要因素。

这里可能会有疑问，提出保持咨询关系要求的是来访者，咨询师与来访者继续维持咨询关系，不是体现咨询师尊重来访者的自主性吗？如果来访者希望继续咨询，那么咨询师可以与来访者重新评估探讨可以进一步咨询的目标，促进来访者的福祉。如果咨询师和来访者都认为没有新的咨询目标，只是出于来访者需要陪伴来考虑继续维持咨询关系，则是不适当的。咨询师可以与来访者讨论对结束咨询关系的焦虑，帮助来访者发展在结束咨询关系以后建立社会支持的能力。如果咨询师将个人的经济利益置于来访者的利益之上，就违背了伦理的善行原则。

咨询师应充分尊重和维护来访者的权利，不能忽略咨询师在心理咨询专业服务中的专业角色。在有些情况下，咨询师并不是有意剥削来访者，但有可能无意识地将自己的经济利益放在来访者利益之前，此种现象被称为无意识的财政便利（Cummings，1995）。ACA 伦理守则 A.11.c 规定，当有明显的证据显示来访者不再需要帮助，而且进一步的咨询不会带来任何益处，甚至会损害咨询关系的时候，咨询师应结束咨询关系。

心理咨询的目的是提高来访者独立应对生活的能力，避免来访者对咨询师不健康的依赖。如果来访者一直处在咨询关系里却回避了现实社会交往的焦虑，那么即使咨询关系是极其融洽的也是功能失调的。

（二）关于无伤害原则

在这里有必要对"伤害"一词进行讨论，并不是咨询师有意为之所造成的伤害。例如咨询师会遇到两难困境，经过评估判断来访者的危机状况属于保密例外情形，但来访者不同意告知紧急联系人，这时咨询师会感到左右为难。一种情况是自己突破保密原则，很可能破坏来访者对咨询关系的信任，这对来访者是一种伤害；另一种情况是自己为了保护来访者，没有突破保密原则，但是一旦来访者面临危机就可能是更严重的伤害。

这种情况下，咨询师不是遇到危机来访者就保密突破，而是根据危险性评估判断风险等级，出于生命权优先原则确定最佳应对方案；而且，即使保密突破也是遵循有限披露原则，不会不加选择地泄露来访者的隐私，即使不被同意还是要做到知情，这也是尽可能将伤害最小化；再者，如果遇到紧急情况，基于生命权优先原则，先行进行危机干预工作，会在事后进行解释设法补救。可见，咨询师还是遵循善行原则，将伤害尽可能控制在最小。

咨询师不能随意停止必要的咨询。有时咨询师有非常合理的理由中断或终止咨询，例如工作变动、参加培训或是休假等原因，还有可能是身体原因等不可抗力因素。咨询师作为专业助人者，有责任充分考虑如果中断服务可能对来访者造成的影响。咨询师一旦与来访者建立了咨询关系，如果服务突然中断或停止，那么对于来访者而言是一种抛弃，这是违背伦理的（维尔福，2010）。因此，如果是咨询师可预见的变动因素，要预先考虑提前做好咨询服务的安排，例如提前一段时间不再接待新的来访者以免无法及时结案，提前与正在咨询中的来访者讨论出现的变动以便调整咨询目标等。即使出现咨询师不可预见的变动因素，也应该尽可能事先提醒，争取有机会与来访者解释、说明，必要时帮助来访者做好转介工作。

当然，促进来访者福祉是咨询师的专业责任，但并不意味着不保障咨询师的基本权利。《中国心理学会临床与咨询心理学工作伦理守则》（中国心理学会，2018）1.13 也提出，若受到寻求专业服务者或相关人士的威胁或伤害，或寻求专业服务者拒绝按协议支付专业服务费用，心理师可以终止专业服务关系。

二、责任

《中国心理学会临床与咨询心理学工作伦理守则》（中国心理学会，2018）责任总则指出，心理师应保持其服务工作的专业水准，认清自己的专业、伦理及法律责任，维护专业信誉，并承担相应的社会责任。具有足够的专业胜任力是专业人员获得从业资格的前提，同时接受继续教育发展自己的专业胜任力，可以说是专业人员伦理责任的基本体现。

（一）对专业内部的责任

咨询师提供达到专业水准的专业服务是最基本的专业责任。从事咨询、教学及督导等专业工作，都有责任帮助来访者、学生或受训者、被督导者有所获益，这是作为专业人员的专业职责。专业人员在从事心理测验、评估或研究等相关工作时，同样需要专业胜任力，对评估过程负责，对心理测验结果负责，对研究结果负责。如果缺乏专业胜任力不能科学地实施以及呈现结果，那么不仅没有考虑参与者的福祉，漠视参与者的付出，也忽视了自己作为专业人员要承担的专业责任。

作为专业人员，必须认识到不可能具有普遍意义的胜任力。作为咨询师，不可能为所有的来访者提供服务；作为教师，不可能讲授所有心理咨询实践领域的课程；作为督导师，也不可能为所有的咨询师提供督导。每位专业人员都有各自擅长的服务领域，这是基于自己所接受的专业训练、实践积累以及督导指导逐渐获得的专业胜任力。对于自己不擅长提供服务的群体或者问题，咨询师要承认自己的局限性。

（二）对专业外部的责任

每位咨询师都有共同维护心理咨询师职业群体良好职业声誉的责任，这也是作为整个专业、整个职业与社会、与大众共信的基础。具备专业胜任力是对咨询师最根本的要求。只有具备了基本的专业胜任力才有可能被称为专业人员，才有资格从事专业工作，这不仅是对来访者负责的专业态度，也是对心理咨询职业群体的尊重，是对社会、对公众的负责态度。

每一位咨询师都应在自己专业胜任力的范围内工作，坦诚面对自己的局限和不足。即使某位咨询师真的无法帮到来访者，这位来访者也能保持对专业的信任，仍然对心理咨询这个行业充满希望，会继续寻求其他咨询师的帮助，这样就保留了获得专业帮助的潜在可能性，这是每一位咨询师的专业责任。如果咨询师夸大自己的专业能力，不顾来访者的福祉而追求个人利益，就是把个人利益放在了来访者利益之前，这可能会导致社会对整个心理咨询行业失去信心，咨询师忽视了对社会的专业责任。

作为咨询师，不仅要知道自己可以做什么、能够做什么，同时还要知道自己不可以做什么。咨询师要明确知道怎样做才是合乎专业的、符合伦理的，这是对咨询师最根本的伦理要求。

特别需要指出的是，咨询师在各种媒体上工作也要坚持自己的专业责任。各种媒体和网络平台对心理咨询的普及无疑起到巨大的推动作用，但社会公众能否对心理咨询建立科学的认知依赖于每一位专业人员是否以符合专业伦理的方式开展工作。

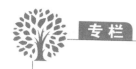

专栏

案例讨论

某心理咨询师，以心理学专家身份受邀参加某电视台关于家庭教育节目的录制。在节目录制现场，先由一个受邀家庭讲述家庭冲突，然后咨询师按照节目组安排有10分钟的时间与这个家庭沟通，最后给这个家庭一些建议。咨询师在点评中会强调家庭教育的意义，同时推荐了自己新近出版的书籍。

你觉得该咨询师的做法合适吗？

要评价咨询师所做的工作，取决于其专业胜任力以及所做工作的性质。作为专业人员要反思自己参与节目的动机，为了宣传、推广自己的新书还是为了当事人以及大众的福祉，这是需要特别考虑的。

如果咨询师以适合的方式开展科普宣传教育，是有利于大众福祉的。咨询师在自己擅长的服务领域针对熟悉的服务群体，传播科学的心理健康观念，教授实用的心理调节策略，以提高大众的心理健康素养，是专业人员的社会责任。

如果咨询师在节目中提供的是心理咨询性质的帮助过程，要考虑是否遵循了专业伦理规范。因为心理咨询是发生在专业关系内的专业服务，是建立在知情同意基础上具有保密性质的专业工作。来访者受邀同意参加节目是否对在节目录制过程中可能发生的状况以及随后造成的影响充分知情，这一点很重要。在专业服务中，咨询师通常与来访者建立专业关系，基于对来访者及其家庭情况的了解展开工作。如果只是在很短的时间内以专家身份提供指导，是否考虑到当事人的感受、是否可能使观众产生对专业服务的误解都是需要注意的。

目前心理学工作者以专家身份受邀参加节目的情况有增多的趋势，这对提高大众对心理学的认识起到了推广作用，但以专业身份出场时有责任遵守专业伦理。《中国心理学会临床与咨询心理学工作伦理守则》（中国心理学会，2018）媒体沟通与合作部分明确规定，心理师通过公众媒体和自媒体（电台、电视、报纸、网媒等）从事专业活动，或以专业身份开展心理服务（讲座、演示、访谈、问答等），与媒体相关人员合作与沟通要遵守伦理规范。作为专业人员有责任考虑节目对当事人的影响以及对观众可能造成的影响，这既是专业责任同时也是社会责任。

三、诚信

《中国心理学会临床与咨询心理学工作伦理守则》（中国心理学会，2018）诚信总则指出，心理师在工作中应做到诚实守信，在临床实践、研究和发表、教学工作以及各类媒体的宣传推广中保持真实性。咨询关系是一种互信关系，言而有信，信守承诺，咨询师与来访者双方的忠诚表现是达到咨询效果的重要条件（牛格正，1991）。

（一）关于个人宣传

来访者有权了解咨询师的受训背景，这是来访者知情同意的权利。咨询师应遵守诚信原则，如实进行自我宣传。

专栏

案例讨论

某心理咨询师，曾获人类学博士学位，后来对心理咨询特别感兴趣，接受专业培训后考取了国家二级心理咨询师证书，目前在某咨询机构从事心理咨询工作。在他的专业名片以及机构对咨询师的专业介绍里，他对自己的称谓是"心理咨询师某某博士"。

你觉得该咨询师的做法合适吗？

虽然该咨询师确实具有博士学位，但在专业介绍里这样介绍自己的专业身份显然是不合适的，违背了诚信原则，极易造成误导，导致误解其专业训练背景及资质。

该咨询师所获的人类学博士，不属于咨询心理学或临床心理学等心理咨询相关的学科背景。因为在人类学博士培养方案里既不会设置心理咨询相关课程，也不会安排与心理咨询专业实践相关的训练和督导，所以其博士学位与心理咨询专业人员的身份是不一致的。

在 ACA 伦理守则 C.4 专业资质里，C.4.a 规定咨询师要提供准确的资历信息，明确指出在取得专业资格后才能对外声称自己有这样的资格。C.4.d 博士的权限里明确指出，咨询师要清楚地说明自己在咨询领域或相关领域中学习获得的最高学位，如果所获得的博士学位并非咨询或相关领域的，则不能自称为"××博士"。

（二）关于收费

咨询师的诚信还体现在信守职业承诺，以专业角色行为要求自己。《中国心理学会临床与咨询心理学工作伦理守则》（中国心理学会，2018）1.3 规定，应依照当地政府要求或本单位规定恰当地收取专业服务费用。在医疗机构里通常有统一规定的收费标准，要求治疗师遵守医院管理制度以及行为规范要求。如果是社会服务机构或个人执业，尚没有关于心理咨询明确的定价标准，则要求咨询师根据自己的专业水平以及当地的经济条件等因素综合考虑，收取合适的费用。咨询师在进入专业关系之前，要向来访者清楚地介绍和解释其服务收费情况，包括请假规定等。

另外《中国心理学会临床与咨询心理学工作伦理守则》（中国心理学会，2018）1.4
还明确指出，不得以收受实物、获得劳务服务或其他方式作为其专业服务的回报，以防
止引发冲突、剥削、破坏专业关系等潜在危险。

四、公正

《中国心理学会临床与咨询心理学工作伦理守则》（中国心理学会，2018）公正总则
指出，心理师应公平、公正地对待专业相关的工作及人员，采取谨慎的态度防止自己潜
在的偏见、能力局限、技术限制等导致不适当行为。

所谓公正，指公平待遇权，即来访者被公平对待的权利。尽管公正原则是每位咨询
师都认同的，但在专业实践过程中未必容易真正做到。邢军、张小远和程文红等
（2009）研究发现，来访者的文化程度与心理咨询师的伦理行为有密切关系，高文化程
度的来访者将获得更多知情同意的信息，且更为信任心理咨询能够保守自己的隐私和咨
询内容，因此研究者认为来访者的文化程度对心理咨询师履行其知情同意的伦理职责有
影响。相比较而言，文化程度较高的来访者通常更重视自己的权利，对即将接受的心理
咨询有很多疑惑，咨询师可能与来访者做更多知情同意相关的讨论，有助于形成更有力
的咨询联盟。如果从另一个角度思考，这是否也反映了一个现象，即如果来访者对自己
接受心理咨询服务的权利没有这么谨慎或者不提出要求，那么咨询师有可能不会太过详
细地进行知情同意讨论过程。

每个人都应该被公平对待，同等的人给予同等对待，对不同等的人要依据特殊
情况给予最有利的照顾（牛格正，王智弘，2018）。例如来访者到咨询机构预约咨
询，如果因来访者较多无法立即安排咨询，那么所有前来预约的来访者都要进入排
队序列等待。对所有来访者均一视同仁体现着对所有人平等对待，不会因为某种因
素而差别对待。但如果是危机状态的来访者就需要紧急安排咨询师介入，及时评估
并提供必要的干预，这是在差异基础上提出的特别对待，以来访者的福祉为优先考
虑原则。

《中国心理学会临床与咨询心理学工作伦理守则》（中国心理学会，2018）1.1 指
出，心理师应公正地对待寻求专业服务者，不得因其年龄、性别、种族、性取向、宗教
信仰和政治立场、文化水平、身体状况、社会经济状况等因素歧视对方，咨询师应公正
地对待每一位服务对象。

五、尊重

《中国心理学会临床与咨询心理学工作伦理守则》（中国心理学会，2018）尊重总
则指出，心理师应尊重每位寻求专业服务者，尊重其隐私权、保密性和自我决定的
权利。

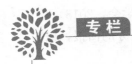

案例讨论

某中学，学校里有位高二年级的班主任向领导报告班里一名学生最近状态非常糟糕，偶然发现该学生手臂有几处划伤，领导要求咨询师和学生谈谈。咨询师把学生请到咨询室，开始时该学生什么都不说，经过两次交谈才了解到该学生的父亲最近因为生意失败卷入债务纠纷，父母之间发生很多冲突甚至要离婚，引起来访者很大的情绪波动。班主任和学校领导都想了解该学生的情况，经常询问进展。

你觉得咨询师可以将该学生的咨询内容向学校领导和班主任汇报吗？

这里涉及的问题比较复杂。首先要评估该学生自残行为的危险性，如果评估来访者自残行为严重，判断存在较高风险，那么为保证学生的安全需要突破保密原则，告知父母监护人以及学校相关领导，但告知危机相关信息的目的是争取对学生的关注，不必涉及来访者的家庭隐私。这是对来访者隐私的尊重。

如果咨询师经过评估判断该学生的自残行为并不严重，属于低风险，则可以为其提供一般的心理支持。由于该学生不是主动寻求帮助，咨询师要与学生进行知情同意讨论。由于学生不满18岁，咨询师要考虑如何取得监护人的知情同意。这是对来访者知情同意权利的尊重。

正如在一般的人际关系中尊重是最基本的互动规则，在心理咨询与心理治疗领域，尊重也是最基本的伦理准则。尊重总则在专业工作中的很多层面都有具体体现，在与服务对象、咨询师同行以及心理健康服务相关领域同行等打交道的过程中都要以尊重作为基本原则，与相关同行建立积极的工作关系和沟通渠道，以保障来访者的福祉。

从本章的案例讨论可以看到，在专业实践中的现实问题常常是复杂的，不一定在伦理守则中能够找到直接对应的依据，严格执行伦理守则也不一定就是最佳答案，重要的是咨询师遇到问题时要有伦理敏感性，提高伦理辨识和伦理判断能力。正如谢斌（2016）所言，在专业实践中必须以伦理原则为先导，以法律为保障，在解决伦理两难问题时是没有标准答案的，力争当前"最合理的解决"，感知到"两难"并因此产生犹豫和权衡是选择正确做法的开端。

基本概念

1. 善行：心理师的工作目的是使寻求专业服务者在其接受的专业服务中有所获益。咨询师应保障来访者的权利，努力提供适当的服务并避免来访者受到伤害。

2. 责任：心理师应保持其服务工作的专业水准，认清自己的专业、伦理及法律责任，维护专业信誉，并承担相应的社会责任。

3. 诚信：心理师在工作中应做到诚实守信，在临床实践、研究和发表、教学工作以及各类媒体的宣传推广中保持真实性。

4. 公正：心理师应公平、公正地对待专业相关的工作及人员，采取谨慎的态度防止自己潜在的偏见、能力局限、技术限制等导致不适当行为。

5. 尊重：心理师应尊重每位寻求专业服务者，尊重其隐私权、保密性和自我决定的权利。

● 本章要点

1. 在善行总则里有两个水平的含义，避免来访者受伤害是咨询师最基本的责任，来访者作为消费者有从心理咨询中获益的权利。

2. 无论是从事咨询还是教学及督导等相关工作，都有责任帮助来访者、学生或受训者、被督导者有所获益，这是作为专业人员的责任。

3. 咨询关系是一种互信关系，言而有信，信守承诺，咨询师与来访者双方的忠诚表现是达到咨询效果的重要条件。

4. 每一位服务对象都应该被公平对待，同等条件给予同等对待，对处于不同等条件的服务对象要依据特殊情况给予最有利的照顾，以促进其福祉为优先考虑的方面。

5. 尊重是心理咨询与心理治疗领域最基本的伦理准则，具体体现在与来访者、咨询师同行、心理健康服务相关领域同行等打交道时都要以尊重作为基本原则。

● 复习思考题

1. 如何理解伦理守则中总则与具体伦理条款的关系？
2. 我国临床与咨询心理学工作伦理守则包括哪些基本总则？
3. 善行是最基本的伦理原则，请谈谈作为咨询师对善行的理解。

第三章

专业胜任力的伦理议题

学习目标

1. 了解专业胜任力与专业能力的关系，熟悉专业胜任力的影响因素。
2. 掌握咨询师专业胜任力的构成。
3. 掌握当咨询师专业胜任力不足或专业胜任力受损时的专业应对策略。
4. 了解咨询师自我觉察的重要性，掌握咨询师自我觉察的内容。
5. 了解导致职业枯竭的因素，学会自我照顾的方法以缓解职业压力。

本章导读

　　在任何专业领域，当专业组织内部人员声称自己是专业人员时，通常意味着在这个领域里需要特定的专业胜任力，即专业人员具有某些非专业人员不具有的专业能力，以突显该专业领域独特的专业价值和专业效能。对每一个专业领域而言，专业胜任力都可以称之为专业人员的立足之本，如果不具备专业胜任力则很难称其为专业人员，在心理咨询与心理治疗领域内部亦是如此。

　　具备专业胜任力是心理咨询与心理治疗从业者最基本的伦理责任，可以说是成为专业人员的前提条件。如果专业人员不具有专业胜任力，其专业实践活动不仅会增加对来访者造成伤害的可能性，而且可能显著降低对来访者的潜在帮助（维尔福，2010）。从某种角度来讲，专业领域的很多问题都可以归结为专业胜任力问题。例如咨询师为复杂的个案提供专业服务时感到无能为力，或者没有进行保密例外的知情同意讨论、没有觉察咨询中多重关系对来访者福祉带来的影响等，如果咨询师具有更高水平的专业胜任力就会更好应对这些问题。

专业知识、专业技能和专业伦理共同构成了咨询师的专业胜任力。在准备入行以及新手咨询师阶段，往往最渴望学习的是专业知识和专业技能。在咨询师开始专业实践以后，随着咨询个案越来越复杂，咨询师在应对一些咨询困境寻求解决策略的过程中会逐渐发现专业伦理的重要性。当然，不是说专业知识和专业技能不重要，专业知识在不断更新，对于某个咨询领域或服务对象的专业技术在不断精进，继续学习专业知识和技能是提升咨询师专业胜任力的必要途径，但专业伦理赋予专业知识和技能以力量，咨询师在专业伦理框架内运用专业知识和专业技能在专业服务中更能够发挥专业效力。

第一节　专业能力与专业胜任力

专业人员必须具备该专业领域从事专业工作所必需的专业能力，这是每一个专业领域从业者获得从业资格的前提条件。但专业人员即使具备了专业能力，也不意味着在提供专业服务的过程中一定具有足够的专业胜任力。这涉及专业能力与专业胜任力的关系。

一、专业能力与专业胜任力的关系

专业能力指从事某一职业的专业能力。任何职业岗位都有相应的岗位职责要求，具备专业能力是胜任相应职业岗位的必要条件。如果不具备完成岗位职责工作的专业能力，就不可能以专业方法开展相应工作，因此具备某种职业岗位所需要的专业能力才具有胜任某种专业工作的可能性。但是具备专业能力并非胜任某种职业岗位的充分条件，也就是说，即使具备专业能力也不一定在所有情况下都能胜任工作。

专业胜任力指根据专业人员任务完成情况来评判的专业表现（Jensen，1979）。判断咨询师是否具有专业胜任力的主要依据，是该咨询师在咨询过程中的专业表现。心理咨询的服务对象是有心理困扰希望得到专业帮助的来访者。当来访者有改变意愿主动寻求心理咨询专业服务时，咨询师运用专业知识和专业技能并遵守专业伦理规范，有效达成了助人目标就是完成了咨询任务，能够完成咨询任务被评价为具有专业胜任力的咨询师。

专业胜任力并不完全等同于专业能力。对于专业人员来说，专业工作所遵循的专业价值和专业伦理，在专业实践中所需要的专业知识和专业技能，都属于咨询师必备的专业能力。具备专业能力是咨询师获得从业资质的前提条件，如果不具备专业能力就无从谈起在心理咨询实践中的专业表现。咨询师只有具备了专业能力，才有可能以良好的专业表现提供专业服务，从而成为具有专业胜任力的咨询师。但是咨询师即使具备了胜任任务的专业能力，在某些情况下仍然可能受到各种因素的干扰，例如咨询师对某个个案产生严重的反移情或者近期发生应激事件等，可能会影响咨询师的胜任表现。可见，具有咨询师所需要的专业能力与在心理咨询中具有专业胜任力表现还是有一定区别的。

咨询师的专业胜任力体现在运用专业能力帮助来访者的服务过程中。一方面，咨询师必须具备专业能力是专业胜任力表现的基础。另一方面，咨询师具备了专业能力不代表一定能胜任当下的工作。只有咨询师帮助来访者科学有效地达成咨询目标，才说明咨询师具备了专业胜任力。

二、咨询师专业胜任力的影响因素

对于咨询师来说，具有专业能力是基本的从业要求，但不一定保障咨询师在为所有来访者提供的咨询服务中都表现出足够好的专业胜任力，影响因素既包括客观因素也包括主观因素。

(一) 客观因素

咨询师在对某类问题或某个群体的咨询服务中通常有良好的专业表现，能够有效帮助来访者达成咨询目标，具有专业胜任力，但有时因为客观条件的限制而影响咨询效果，表现出专业胜任力不足。

1. 环境条件

环境条件无法满足专业实践的要求。例如咨询师曾接受过创伤后心理干预的系统训练，具备了创伤后心理干预的专业能力。然而，该咨询师在参与地震后心理干预时需要到当地开展工作，紧急情况下环境条件无法达到专业设置的基本要求，导致心理干预效果大打折扣，提示咨询师在紧急条件下提供创伤后心理干预的专业胜任力不足。

2. 时间限制

时间因素是影响咨询效果的重要因素。心理咨询可以是单次会谈，也可以是多次连续会谈，在连续会谈里也分为短程和长程，长程咨询是一个不断深入的连续过程。在有限咨询次数或者长程咨询设置的框架下工作，对如何设定咨询目标以及推进咨询进程都有不同的考虑因素和不同的方法技巧。例如有的咨询师擅长提供长程咨询，当被要求在短程心理咨询的设置下服务时，可能会感到力不从心。

3. 咨询形式

咨询形式的转换对咨询师提出不同的专业要求。例如胜任面对面咨询的咨询师不一定胜任热线心理咨询或网络心理咨询，胜任常规心理咨询的咨询师不一定胜任危机干预，胜任个体咨询的咨询师不一定胜任团体咨询等。对咨询师来说，在不同形式的咨询里有一些属于通用的专业胜任力，但在不同形式的专业实践中还需要一些特殊的专业知识和专业技能，也分别具有独特的伦理规范要求。

(二) 主观因素

心理咨询是咨询师与来访者之间用生命影响生命的助人职业，咨询师的个人因素可能对咨询过程产生扰动，成为影响咨询师专业胜任力的重要因素。

1. 个人的价值议题

咨询师自己是心理咨询中最重要的资源。每个人都有自己的价值观念、成长故事和生活经验。如果来访者在咨询中求助的问题刚好是咨询师的个人议题，在咨询过程中咨询师与来访者之间呈现的移情与反移情现象可能更加复杂。例如来访者因为家庭关系问题求助，如果咨询师个人的早期依恋关系是创伤性体验，咨询师既有可能与来访者共谋，回避与来访者深度探索家庭关系，也可能过度卷入而出现不恰当的自我表露或强烈的情绪反应，进而影响其专业胜任力。

2. 个人的生活应激事件

咨询师经历的生活事件可能对某个阶段的专业服务构成影响。例如咨询师最近有亲人去世，如果在自己还没有处理好哀伤反应的阶段接待经历重要丧失的来访者，就可能更容易与来访者共情，但也可能因为自己需要照顾而忽略来访者的情绪体验。又如咨询师自己在经历职业生涯的调整与转换阶段，如果来访者在咨询中讨论职场困扰的问题，咨询师就有可能付诸行动，直接给来访者提出职业规划的建议。如果咨询师出现这些行为却没有自我觉察，显然是不适当的专业表现。

三、咨询师专业胜任力的评价标准

咨询师在咨询过程中的专业表现是判断咨询师具有专业胜任力的主要依据，即考察咨询师是否能够有效地帮助来访者，包括能否与来访者建立良好的咨询关系，收集足够的资料对来访者及其问题形成个案概念化，在此基础上制定咨询方案、执行计划，并对咨询结果进行评估（Spruill et al.，2004）。

具备专业胜任力是对咨询师的基本要求。咨询师通过提供专业服务使来访者获益，只要与先前表现胜任的专业人员水平相当，就意味着该咨询师具备了足够的专业胜任力（维尔福，2010）。可见，专业胜任力不是完美标准而是基础水平，是有资质的咨询师必须达到的基准水平。从这个角度来讲，相当于设立专业临界值，只有具备专业胜任力的咨询师才可以独立提供心理咨询。

专业胜任力不是优秀标准，并不是要求所有的咨询师都成为专家。具备专业胜任力是对咨询师的基本要求，随着咨询经验的积累，咨询师在从咨询新手发展为咨询专家的过程中其专业能力在不断提升，在帮助来访者的咨询过程中更加应对自如。相比较而言，专家级咨询师会更快速、更深入地帮助来访者，但新手咨询师只要能够做到帮助来访者达到咨询目标，这是保障来访者福祉的前提条件，就可以说具备了专业胜任力。专业胜任力可以理解为一个连续体，如图3-1所示。咨询师的专业胜任力从最低水平开始，在不同的职业发展阶段持续得到提升。保持并逐渐增强专业胜任力，是咨询师的专业责任。

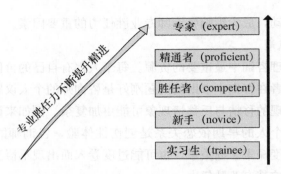

图 3-1　咨询师专业胜任力的发展阶段

第二节　咨询师专业胜任力的构成

根据维尔福（2010）的观点，咨询师的专业胜任力包括三个方面，分别是专业知识、专业技能和专业伦理。准备进入或者刚进入职业领域的新手咨询师常常急于学理论、学技术，随着职业发展咨询师越来越多地遇到复杂情境，在探索应对策略的过程中会逐渐发现专业伦理的重要性。

一、专业知识

专业知识是心理咨询与心理治疗实践的重要基础。专业知识可以分为基础知识、心理咨询理论学派、专业伦理及法律法规等相关知识。

（一）基础知识

心理咨询与心理治疗以人为服务对象，所有关于人、关于人与人的关系、关于人与社会的关系等行为科学和社会科学的知识都有助于咨询师对来访者的理解。专业知识不仅包括发展心理学、人格心理学、社会心理学、健康心理学及变态心理学等基础知识，还涉及文化心理学、人类学、社会学等人文社会科学知识。

发展心理学、人格心理学等相关知识有助于咨询师了解个体在不同发展阶段的心理特点以及特有的发展任务、可能出现的心理危机。变态心理学知识有助于咨询师掌握异常心理或病态行为的表现形式、发生原因及其发展规律。虽然心理学背景的咨询师不具有对精神科疾病的诊断资质，但掌握心理病理学知识有助于咨询师辨别来访者是否属于心理咨询服务的范畴，初步判断来访者是否需要去精神科就诊。

个体总是生活在一定的社会文化背景下，不可能生活在真空里，当地的民俗文化以及地域风土人情常常对来访者的成长以及价值产生深远影响。咨询师学习文化心理学、人类学以及对其他人文社会科学知识的了解，可以帮助咨询师理解来访者及其与生活环境的关系，并进一步发现来访者可能拥有的社会资源。

（二）心理咨询理论学派

主要心理咨询学派的理论模型是咨询师必备的专业知识。心理咨询不是一种经验性、说教性的工作，咨询师既不是基于生活经验指导来访者，也不是要求来访者按照社会普适标准来生活。如果仅提供安慰、同情，或者仅给予来访者行动建议和解决办法，这些也不是心理咨询。

心理咨询之所以成为科学化的专业工作，重要原因之一是咨询师要应用不同学派的心理咨询理论模型形成对来访者及其问题的理解，而且经由咨询师的理解促进来访者的自我理解，了解自己是怎样成为现在的样子的，为什么会有这些情绪困扰，为什么不能有自己想要的人际关系等。可见，咨询师是基于不同理论视角对来访者及其问题形成个案概念化，在此基础上形成咨询目标的，这是心理咨询专业实践科学化的重要基础。

（三）专业伦理及法律法规知识

专业伦理规范是咨询师必须熟知的内容。专业伦理规定了咨询师在专业实践中应该遵守的专业行为准则，明确了咨询师与来访者关系的性质以及互动规则。咨询师以其专业身份从事专业实践，从其专业身份中获益，就有责任遵守专业内部的共同价值，有义务共同维护专业声誉。随着咨询师专业实践复杂性的提升，咨询师逐渐体会到专业伦理与专业实践的关系，对专业伦理规范的深刻理解可以帮助咨询师更专业地应对咨询困境，从某种程度上来讲对咨询师职业生涯的发展有保驾护航的作用。

咨询师作为公民，有义务遵守国家法律法规。除了掌握专业伦理规范以外，咨询师还需要了解与自己专业实践领域密切相关的法律法规和政策。例如咨询师应熟悉《中华人民共和国精神卫生法》及当地的精神卫生相关工作条例。如果是青少年工作者，为未成年人提供咨询时要重视其监护人的知情同意权，如哪些内容需要向监护人报告以及哪些内容咨询师有强制报告的责任等，都与法律法规有关。咨询师应熟悉《中华人民共和国未成年人保护法》《关于建立侵害未成年人案件强制报告制度的意见（试行）》等。对于这些法律法规以及政策的了解，可以帮助咨询师在一些不确定的情境下做出恰当的专业应对。

二、专业技能

咨询师是应用专业技能为来访者提供专业服务的。如果咨询师不具备专业技能，则为来访者提供心理咨询服务将化为空谈。

（一）会谈技术

会谈技术是咨询师必须掌握的基本技巧，是所有专业技能的根本。咨询过程是通过会谈展开的，会谈技术的应用是咨询师与来访者连接的桥梁，咨询师与来访者之间所有的互动都是以会谈技术为媒介发生的，咨询师要有熟练运用会谈技术的能力。

咨询师应用会谈技术与来访者建立咨询联盟，建立对咨询师的信任感，才可能全面收集个案概念化所需要的资料，以形成对来访者问题的深刻理解。咨询师不但要通过个案概念化形成对来访者及其问题的理解，还要传达给来访者以促进来访者的自我理解，包括在此基础上制定目标、计划和执行干预方案，所有这些都是通过会谈技术实现的。

（二）评估技术

评估技术是咨询师需要掌握的专业技能，是提供心理咨询的基础。在心理咨询开始前，咨询师首先要判断来访者求助的问题是否适合心理咨询。根据《中华人民共和国精神卫生法》，心理咨询人员不得从事心理治疗或者精神障碍的诊断、治疗。如果咨询师不加判断盲目提供咨询，那么其不仅违反了精神卫生法，而且可能因为提供了不适合的咨询服务而损害来访者的福祉，违背了专业伦理。因此，咨询师需掌握基本的评估技术，对需要加以鉴别的症状足够敏感，有能力及时提出精神科就医的专业建议。此外，如果来访者的心理困扰以生物学因素为主要病因，那么也应该建议来访者首先寻求医学鉴别诊断和治疗。

进入咨询关系以后，咨询师需要通过心理评估对来访者的问题形成个案概念化。咨询师基于心理咨询理论收集来访者的信息，分析其问题发生、发展和维持的变化过程及其给来访者生活带来的影响和困扰，这也需要咨询师掌握心理评估技术。

（三）咨询技术

咨询技术的熟练运用是影响咨询效果的关键因素。心理咨询师要系统学习专业技能应用的条件、操作程序以及注意事项。更重要的是，咨询师要有能力判断在具体的情形下采用什么干预方式是最合适的，而且有能力在实际来访者的心理咨询过程中具体应用，以实现对来访者的帮助（维尔福，2010）。如果咨询师只能在理论层面上分析个案，不能真正服务于来访者的实际帮助过程，就不能判断其具有专业胜任力。

对于学生或者受训者来说，不但要在课堂中学习技术方法，还必须有能力将干预手段成功应用于真正来访者，并且使来访者从中获益。这也是我国近年来在咨询师培养方面的重大变革，即强调在督导指导下的实践，在学历教育里专门设置临床实践与督导相关课程，要求研究生在进入实习后同步接受督导，在专业培训继续教育项目的培训期间要求进行实践且组织安排相应的督导，目的是使学习者学会将专业技能应用在实际的专业实践中。

三、专业伦理

以符合伦理的方式提供专业服务是咨询师的伦理责任。从本质上讲，专业伦理是加强专业人员与社会大众互信的媒介。因为有专业伦理规范，大众知道将接受什么样的专业服务，专业人员会在什么样的专业框架下开展专业工作，于是愿意求助心理咨询专业服务，这是心理咨询与心理治疗整个行业对社会的专业承诺。

咨询师要审视自己的助人动机，以来访者利益为中心，将来访者的福祉视为首位，愿意帮助来访者。为了帮助来访者，咨询师愿意付出精力，包括阅读文献、寻求督导以及请教同行等。在不同职业发展进阶阶段，咨询师有责任接受专业培训或寻求督导以提升专业胜任力。咨询师应在专业胜任力范围内从事专业工作，如果确实超出了自己的专业胜任力，为了不危及来访者福祉及时寻求督导，一旦发现难以胜任对来访者的服务及时做好转介，都是符合伦理的专业表现。

综上所述，专业知识、专业技能和专业伦理共同构成了咨询师的专业胜任力，三个方面缺一不可，且三足鼎立（见图3-2）。

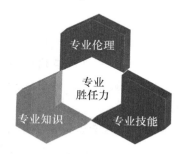

图3-2 咨询师专业胜任力的构成

咨询师是基于专业知识对来访者及其问题形成个案概念化理解进行专业实践，而不是基于咨询师的直觉或者经验，这是咨询师科学助人的重要基础，同时也是心理咨询与心理治疗专业化发展的重要依据。专业技能是心理咨询师专业胜任力的核心能力，专业知识通过咨询师的专业技能服务于咨询过程当中，专业伦理体现在专业技能的应用过程当中。专业伦理为心理咨询专业化服务提供了基本框架，为咨询师提供了专业行为规范。可以说，专业伦理赋予专业知识和专业技能以生命力，咨询师在专业伦理框架内提供服务，专业知识和专业技能才能够发挥专业效力。具备专业能力是成为专业人员的基础，有足够好的专业表现才能成为具有专业胜任力的专业人员，而接受学历教育或参加专业培训以及督导指导下的实践经验积累都是提升专业胜任力的重要途径。

专栏

问与答

我国目前心理咨询师需要具备哪些专业能力？

根据《中国心理学会临床与咨询心理学专业机构和专业人员注册标准》（中国心理学会，2018），以具有临床心理学或咨询心理学或临床与咨询心理学专业硕士学位申请中国心理学会临床与咨询心理学专业机构和专业人员注册系统心理师为例，节选相关规定如下：

7 心理师注册登记标准

7.1 遵守《伦理守则》，未因专业伦理问题陷入纠纷，无违法记录。

7.3 具有临床心理学或咨询心理学或临床与咨询心理学专业硕士学位者，其获得学位所在的临床与咨询心理学专业硕士培养方案符合3.1～3.9规定并已有效注册，经2名注册心理师或督导师推荐，满足7.3.1和7.3.2条款后，可申请注册心理师。

7.3.1 获硕士学位2年内在注册督导师督导下与寻求专业服务者接触实践至少150小时。

7.3.2 获硕士学位后接受注册督导师规律、正式的个体督导至少50小时、集体案例督导至少50小时（其中申报者本人呈报的咨询或治疗案例在团体督导中被督导至少5小时）。若督导师来自其他国家或地区，则由注册工作组参考《标准》规定的督导师专业水平和资格个别认定。

对于临床与咨询心理学专业硕士培养方案注册登记标准，规定如下：

3 临床与咨询心理学专业硕士培养方案注册登记标准

3.6 方案中应包括以下a类～d类心理学基础课程。这是基于本科相应课程的进阶，其知识深度、广度和难度皆是本科心理学相应课程的递进，且至少8学分（1学分等于16个学时）。

　　a. 科学和专业的道德伦理准则（至少1学分）；

　　b. 心理学进展（至少3学分）；

　　c. 高阶心理学研究方法（至少2学分）；

　　d. 心理病理学或精神病学相关课程（至少2学分）。

3.7 临床与咨询心理学硕士培养方案应包括以下a类～g类心理学实践类或实务类课程。这些课程基于本科相应课程，在知识深度、技能上皆是本科相应课程的递进。每类课程学分不少于下列规定。课程至少修18学分（1学分等于16个学时）。

　　a. 心理咨询与治疗的理论与实务（至少2学分）；

　　b. 心理评估与诊断的理论与实务（至少2学分）；

　　c. 心理咨询与治疗的会谈技巧（至少2学分）；

　　d. 针对不同对象的心理咨询与治疗实务类课程（至少4学分）；

　　e. 不同形式心理咨询与治疗实务类课程（至少4学分）；

　　f. 临床心理学或咨询心理学实践现场或模拟现场（实验室）培训、实践练习（至少2学分）；

　　g. 各类心理或精神障碍的临床治疗方法或方案的专题学习（包括东西方文化思想指导下的心理咨询与治疗技术和方法专题）（至少2学分）。

3.8 方案须包括针对临床或咨询心理学领域的实习内容。实习须在有效注册的实习机构中、在有效注册督导师督导下进行，从事临床心理治疗或咨询时间应至少100小时。规律、正式的个体和集体案例督导至少100小时（其中个体督导至少30小时）。

咨询师的专业能力培养需要专业学习和专业训练的过程，具备了专业能力才能在提供服务的过程中具有专业胜任力表现。专业人员越是清楚自己能胜任什么、自己不能胜任什么，越是知道自己的优势和不足，就越可能真正做到善行、责任、诚信、公正、尊重等，才能保障来访者的福祉。

第三节 咨询师的专业发展与个人成长

心理咨询是一项极具挑战性的职业。来访者求助的问题多种多样，遇到的困难情境不但给来访者带来很大影响，有时也会对咨询师造成冲击和挑战。不同的咨询师甚至是同一位咨询师，在不同时期与同一位来访者工作，都有可能呈现不同的咨询进程。时代在不断变化，知识在迅猛更新，无不影响着咨询师服务的对象以及咨询过程中可能发生的状况，对咨询师都构成极大的考验，对咨询师专业胜任力的不断进阶也提出了更高的要求。

一、咨询师的继续教育

咨询师运用专业知识和专业技术提供心理咨询服务，在专业实践中保持伦理敏感性，在保障善行和无伤害原则的基础上使来访者有所获益，是咨询师最重要、最基础的伦理责任。咨询师除了在成为专业人员以前接受系统的专业学习和专业训练获得从业资格，在成为专业人员以后还需要接受继续教育以不断提升专业胜任力，这同样是咨询师的伦理责任。20世纪70年代有学者提出，心理健康工作者在研究生毕业10年内所学习知识的一半会被淘汰（Dubin，1972）。可想而知，在目前研究成果不断涌现、知识传播更为迅猛的时代背景下，专业人员不断了解本领域的新知识和新技术多么重要。

咨询师要了解自身知识的局限性，根据在心理咨询实践中遇到的新问题或者对自己专业能力不足的领域有继续学习的意识和努力。咨询师要熟悉心理咨询领域的理论进展和最新研究成果，不仅要掌握在特定情境下应选择什么知识和干预方法，而且要有能力评判新的理论和研究的客观标准（Spruill et al.，2004）。咨询师有责任跟进了解本领域的最新研究进展，同时有能力以科学精神评判新的理论和研究，这样才能进一步学习科学的知识和技能。

专栏

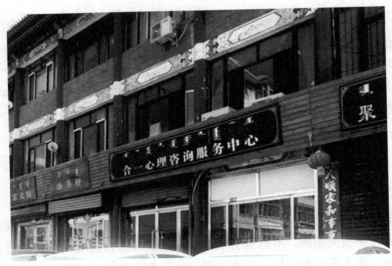

新闻报道

合一心理咨询服务中心

　　藤条抽身，这不叫心理咨询，叫"心灵残害"。据 2019 年 8 月 28 日新京报社官方账号发布的一则新闻，在呼和浩特，一家名叫"合一心理咨询服务中心"的机构酿出了生命悲剧。据媒体报道，呼和浩特市公安局玉泉区分局受理案件时，牵出了该心理咨询机构，死者是该机构的学员。事发时，学员们正进行"藤条疗法"，即互相放倒，然后请别人用藤条抽打自己的大腿、臀部，其中一位女学员在被抽打后当场倒下，此后不治身亡。如今，12 名涉事人员已被刑拘。

　　据报道，传授"藤条疗法"的"老师"自称来自中医世家，他解释称："这种类似体罚的行为是由表及里的治疗手段，可以用来释放心中的负面情绪。"很显然，用伤害身体的方式达到治愈心理的目的，不被医学伦理允许，若构成伤情恐怕也难为法律允许。据涉案学员家属透露，其妻子原本因有抑郁症而开始心理疏导课程。后来这位女学员不仅买了 5 万元的年课，还投入了 50 万元的入股分红资金，至今已投入了 70 余万元。这里面若有诱骗，就有可能涉嫌违法犯罪。该家属称，其妻子"那段时间谁的话都不听，只听从老师的"，因而对该机构是否涉嫌非法吸收公众存款，显然也该被纳入调查序列。（媒体人/与归）

　　资料来源：https://baijiahao.baidu.com/s? id＝1643099187337353544&wfr＝spider&for＝pc.

　　在此例与心理咨询有关的新闻报道中，涉及的伦理和法律问题很多，却也在一定程度上反映了我国心理咨询行业的有关问题。按照我国《精神卫生法》，心理咨询人员不得从事心理治疗或精神障碍的诊断、治疗，所以该机构所提供的服务是不合法的。

本处引用此报道希望引起注意的是关于"藤条疗法"的科学性。咨询师想学习新的治疗方法，应该首先要以科学精神和专业态度加以判断。若治疗方法本身缺乏理论基础、科学依据，咨询师不加判断盲目投入学习，显然不是专业人员的专业作为。咨询师作为专业人员对心理咨询与心理治疗领域的新理论和新技术要具有辨识能力。同时，咨询师或者咨询机构对一些寻求帮助的来访者推荐某些针对咨询师的培训课程，虽然来访者有可能通过学习专业知识获益但会引发很多问题。例如来访者在咨询关系里处于弱势，当咨询师建议学习某些课程时，来访者很可能顺从咨询师的要求，存在被剥削的潜在风险。咨询师或咨询机构有将个人或机构利益置于来访者利益之上的嫌疑，在心理咨询行业内部存在的这种现象值得反思。

如果咨询师将未经临床研究证实有效的治疗方法应用于来访者，将是违背法律的。当然，这并不是要求专业人员排斥新的或尚处于试验阶段的咨询方法，而是说咨询师在应用过程中应更加小心谨慎，以避免对来访者的利益造成损害，这是咨询师的伦理责任（维尔福，2010）。

二、咨询师的职业压力与职业枯竭

心理咨询与心理治疗是充满压力的高危职业。咨询师应高度关注职业压力，这既是对咨询师专业胜任力的保障，同时也是咨询师对个人的自我保护和自我照顾。

（一）咨询师的职业枯竭

"职业枯竭"一词最早由美国临床心理学家弗洛登伯格（Freudenberger，1974）提出，指助人者无法应对外界超出个人能量和资源的过度要求，从而产生情绪、行为等方面的身心耗竭状态。后来，职业枯竭被界定为发生于人际工作者的一组情感衰竭、人格解体和个人成就感降低的综合症状（Maslach & Jackson，1986）。职业枯竭的核心症状主要包括三个维度：一是情感衰竭维度，指在情感资源上的损耗，感到自己无法继续投入；二是人格解体维度，指对当事人所产生的消极的、玩世不恭的态度和感觉；三是个人成就感降低维度，指消极地看待自己的工作、对自己的工作表现感到不满的倾向。

当出现职业枯竭时，一般情况下咨询师会有以下表现：首先是躯体化反应。有些咨询师并没有意识到自己的工作压力，可能先体验到的是生理耗竭反应，例如容易疲倦、肌肉紧张及注意力不能集中等。其次是情绪反应。例如遇到来访者请假的情况咨询师会感到自己松了一口气，还有咨询师对来访者的诉说不耐烦，对来访者共情困难，或者缺乏与来访者工作的动力，甚至不愿意去咨询。再次是才智枯竭。例如咨询师发现，在最近对来访者的咨询中明显感到咨询进程受阻，信息获取及分析能力减退，专业效能感减低，而这原本是自己擅长解决的问题或者擅长服务的群体。最后是价值贬损。咨询师负面评价自己的工作能力，贬损自我的意义，工作价值感降低，甚至不再感到心理咨询是一件有意义的工作。不同咨询师在职业枯竭时表现有所差异，可能以某种表现为主，也可能是一组表现，也有咨询师表现得并不典型而容易被忽视。

(二) 咨询师职业压力的形成原因

1. 职业属性

心理咨询是帮助来访者缓解情绪困扰的职业。来访者在咨询中向咨询师谈论自己的痛苦经历，表露负面情绪，有人把咨询师比喻为"情绪垃圾站"。心理咨询的专业关系规定了咨询师和来访者双方的权利和责任，心理咨询是单向关注而非双向互惠的关系，咨询师作为提供支持方，被要求在咨询过程中对来访者做到无条件接纳，特别是如果来访者处于危机状态，可能需要咨询师在一段时间内给予持续关注，这对咨询师将是极大的考验。反过来，因为保密性的专业要求，咨询师有工作压力不可以随意向家人、朋友倾诉。例如咨询师在学校临时有危机干预工作而无法参加家庭聚会，出于保密性要求不能和家人具体解释，不仅得不到家人支持，还可能造成关系紧张。

2. 个人经验

每个人都有各自的成长经历，经历各种生活事件，可能还会有自己的未完成事件或者个人议题。咨询师的工作不同于其他工作领域，相对而言，其他领域的工作和个人边界更加清晰，而咨询师在专业实践过程中与来访者工作容易对其个人造成扰动。例如有些被压抑的情绪经验可能因心理咨询中接待的来访者或者讨论的问题而被唤醒，咨询师自己体验到强烈的情绪经验，对个人生活造成扰动。

3. 人格特征

除了心理咨询单向关系以及情感投入的职业特点以外，咨询师的职业压力也与咨询师个人的内在因素有关，包括咨询师的人格特征。张宁、李箕君和袁勇贵（2001）调查发现，咨询师对自己有要求过高的倾向，倾向于近乎完美，责任感太强，自己承担的责任太大。可以想见，当咨询师面对来访者的现实问题过度承担责任时所带来的自我损耗。另外，那些持有消极自我概念以及不客观自我评价的咨询师也容易出现职业耗竭。

4. 组织氛围及社会环境

来访者对咨询过程充满希望是重要的疗效因子，但对心理咨询不合理的期待常常给咨询师带来很大的压力。来访者付费寻求咨询，但情绪困扰是否改善以及能够在多大程度上改善，并不完全取决于咨询师。如果来访者以为对咨询师讲述了自己的问题，就可以达到立竿见影的咨询效果，这是不现实的。社会环境有时更是应激源。以高校为例，咨询师在学生的心理健康教育方面做了大量工作，但一旦有学生自杀就会成为社会关注的热点事件，如果该学生之前曾经有过到咨询中心求助的心理咨询经历，咨询师的压力就会更大。社会环境对心理咨询的认知以及对咨询效果的预期有时是不适当的，特别是所属行政单位的领导因不理解咨询师专业工作的属性而导致不科学的工作安排和不专业的组织氛围，都会增加咨询师的职业压力。

（三）咨询师职业枯竭的危害

咨询师虽然是心理健康工作者，但对情绪困扰并没有免疫能力。职业压力会导致咨询师的苦恼，如果咨询师的压力持续得不到缓解就很可能导致职业倦怠，当进一步发展为职业枯竭时会造成很多负面结果。

从对来访者专业服务的角度来讲，咨询师的职业枯竭会损伤其咨询技能和判断力，使其无法恰当有效地工作，不能及时对来访者提供共情理解以及专业支持，甚至可能对来访者的福祉造成伤害。从咨询师自身的角度来讲，这不仅不利于身心健康，而且会损伤职业热情，降低职业认同感，从长远角度还有可能影响咨询师的职业生涯发展。研究发现，与没有转行倾向的咨询师相比，有转行倾向的咨询师工作压力感受更加强烈（向慧 等，2007）。

因此，咨询师要对职业枯竭问题引起高度重视。当咨询师出现职业枯竭，预见到可能产生不良后果时必须限制、暂停专业工作，这既是对咨询师自己负责，也是对来访者的福祉负责。

三、咨询师的自我觉察

咨询师的专业责任是促进来访者的心理健康，但咨询师的自我健康促进不仅是对自己的关照，更是为了更好地服务来访者。

（一）自我觉察的重要性

尽管咨询师是接受过专业训练的专业助人者，但是咨询师也是普通人，对自己、对社会、对人与社会的关系都有自己的价值判断，有自己的成长经历和生活经验，有自己的情绪以及困惑，也可能有自己的个人议题或者创伤经验。如果咨询师没有自我觉察的能力，不仅可能给自己带来损伤，而且极有可能因个人议题导致对咨询过程的干扰，出现损害来访者福祉的潜在风险。

因此，自我觉察和自我照顾的能力是咨询师专业胜任力的重要组成部分，同样是一种伦理责任。咨询师的自我探索和自我觉察是作为专业人员的责任，是咨询师可以通过刻意练习发展的专业能力。

（二）自我觉察的内容

1. 个人的助人动机

咨询师首先要反思自己的从业动机。有的咨询师是因为自己有情绪困扰，对心理学产生浓厚兴趣开始学习心理咨询的，甚至是在寻求专业帮助后大为获益，于是希望通过自己的学习和经验帮助同样陷于痛苦的求助者。对于很多咨询师来说，在帮助来访者的过程中咨询师自己所获得的成长成为职业生涯发展的重要动力。虽然不能说以什么样的动机开始咨询师职业生涯是最正确的，但咨询师对自己的助人动机是特别需要觉察的。例如当来访者陷入痛苦时，咨询师由于自己之前的痛苦经验很可能过度承担改变来访者的责任，急于帮助来访者摆脱情绪困扰，不一定能够真正促进来访者的成长。

2. 个人的价值观

咨询师要对个人的价值观有清晰的认知。保持价值中立是对咨询师的专业要求，在咨询过程中要求咨询师不将个人价值观强加给来访者、不替来访者做决定。但是，咨询师对来访者所叙述的问题有个人的想法和判断是自然而然的过程，既不可能阻止也不可能回避。咨询师对自己的价值观越是清晰觉察，越是能够分清自己的价值与来访者价值的差异，这样咨询师才有可能做到对来访者的接纳，才有机会和来访者建立安全信任的咨询关系。这是与来访者一起探索其价值是怎样形成的以及其价值对生活产生的影响的基础。

3. 个人的感受和状态

咨询师要有能力深刻觉察自己的感受与状态。心理咨询是咨询师和来访者双方互动的过程，除了客观了解来访者的问题以外，非常重要的是澄清来访者的感受。咨询师要有能力理解来访者的情绪，还要与来访者的感受共情，这都需要咨询师有情感投入而非卷入，这也是心理咨询要求咨询师做到客观性和主观性相结合的原因。咨询师要有能力辨别自己的哪些情绪和感受是由来访者引发的，又有哪些情绪和感受是因自己产生的。前者咨询师可以用来与来访者一起工作，促进对来访者的理解；而后者是咨询师自己需要体验修通的部分。咨询师如果不觉察自己的感受和情绪从何而来，就很可能构成对咨询过程的干扰。

4. 个人的局限性

咨询师要有能力对自己的专业职责和个人能力做出判断，包括自己专业的和个人的局限性。咨询师在专业职责的范畴内和专业胜任力的范围内从事专业实践，是对咨询师的伦理要求。在咨询实践中有一些不属于咨询师的工作范围，咨询师也要有所觉察。例如来访者出现了精神科症状，咨询师要有鉴别诊断意识以及临床评估能力，建议来访者去精神科就诊和治疗，视具体情况决定是否继续提供咨询。有时会出现咨询师过度负责的现象，如果超出了心理咨询的服务范畴或者超出了自己的专业胜任力，那么是违背专业伦理的。

综上所述，咨询师的自我觉察非常重要，必须清楚了解自己的职业特点和工作性质，因为如果咨询师个人有心理冲突就很容易干扰咨询过程。对于来访者而言，咨询师具有示范作用。具有专业胜任力的咨询师可以让来访者学习到自己对生活的态度，来访者所观察到和感受到的咨询师对自我的态度会引发来访者的思考。

四、咨询师的自我照顾

咨询师应熟悉可能出现职业耗竭的信号，尽早察觉并有意识地自我调节，这样可以在相当大的程度上避免导致更加严重的状况。如果说在其他职业领域可以"带病坚持工作"，那么在咨询师职业群体里对此并不提倡。咨询师的自我照顾包括两个方面，一方面是专业方面的自我关怀，另一方面是个人方面的自我调适。

（一）专业自我关怀策略

1. 提升专业胜任力

咨询师在专业胜任力范围内工作，既能保证来访者的福祉，同时也能保护自己。咨询师需要确信自己在用专业方法有效工作，如果咨询师对自己的工作有很多不确定的地方，那么极易引起焦虑和职业压力。咨询师有责任通过继续教育的方式提升自身在具体实践领域的专业胜任力。例如参加更有针对性的专题培训，可以提高对复杂咨询情境的应对能力，这是帮助咨询师减压的重要途径。

2. 寻求督导或咨询

咨询师如果产生情绪压力是因为专业胜任力不足导致的，那么寻求督导是一种有效的解决策略。接受督导是帮助新手咨询师从理论学习过渡到实际应用的重要桥梁，特别是在新手阶段，在督导指导下的实践可以帮助新手咨询师获得对困难个案的工作思路，既保证了来访者的福祉，同时又通过对督导个案的讨论提升了咨询师的专业胜任力。如果咨询师的情绪压力是源于自己近期遇到的生活应激事件，或者是在咨询过程中唤醒了自己的早年创伤，那么咨询师自己可以考虑寻求咨询。

3. 建立同行支持网络

由于咨询师寻求督导或咨询不一定总是可行的，因此保持积极的同行支持网络具有特殊的意义。在咨询师无法及时找到督导指导的情况下，同行之间的专业讨论有助于咨询师扩展思路和看到自己的盲区，发现积极的应对策略。而且，由于心理咨询保密性的特殊要求，通过同行间的交流可以帮助咨询师减轻焦虑，获得情感支持。在咨询师群体中常常会有同行小组，定期组织一些读书、案例研讨等专业活动，成为咨询师重要的专业社会支持系统。

4. 压力管理策略

咨询师可以有针对性地学习应对压力的有效策略。合理安排工作对咨询师来说非常重要，要注意将咨询实践控制在一个可以管理的水平，比如每周咨询的个案数不宜太多。如果咨询师同时接待的连续咨询个案过多，或者同一时期咨询的危机个案太多，那么咨询师会一直处于高度紧张的工作状态，不利于舒缓工作压力。由于自身的助人情结以及在工作团队中的角色，咨询师很容易被期待成为始终提供支持、对团队中其他所有成员提供支持的人，因此咨询师要学会保持工作边界，有时对于不属于自己职责的工作也要学会拒绝，避免承担超出自己控制范围的工作。

（二）个人自我调适策略

1. 保持生活平衡

对于咨询师而言，需要保持良好的身心状态。健康的生活习惯非常重要，咨询师要注意劳逸结合，保持工作和生活平衡，适当的娱乐活动、健身运动以及休假安排都是咨询师自我照顾的方式。

2. 关注亲密关系

亲密关系带来的支持感和归属感对于每一个人都是重要的，常常给我们关心、支持和鼓励。尽管咨询师的具体工作因为专业保密性的要求不能和家人解释，但以符合伦理的方式适当沟通，对取得家人的理解和支持确实是非常必要的。

当然，除了咨询师的自我照顾以外，整个社会和专业组织都应该提高对咨询师身心健康的关注程度。例如提高咨询师的待遇、建立和完善督导制度等都是有效的策略。外界环境的改变需要咨询师共同推动，共同维护良好的行业声誉，同时也为整个职业群体营造健康发展的支持性环境。

第四节 专业胜任力相关的常见伦理议题

具备专业胜任力是对专业人员从业的基本要求。无论是由于专业胜任力不足还是因为专业胜任力受损，如果咨询师超过专业胜任力范围提供专业工作，都有可能会影响来访者的福祉。

一、专业胜任力不足

专业胜任力不足主要指因专业学习和训练不足而导致咨询师的专业表现不足。既有可能是对咨询理论及其进展缺乏学习，难以对来访者及其问题形成个案概念化，也有可能是无法灵活应用实务技能，难以应用专业方法帮到来访者，或者兼而有之。

（一）通常情况下专业胜任力不足的表现及应对

专业胜任力不足比较常见的有两种情况：一种发生于尚处于受训阶段的实习生或新手咨询师。虽然他们已经系统学习了专业知识和专业技能，但咨询经验不足，还不能将所学熟练运用到来访者身上，当在专业实践中遇到一些复杂的个案时会感到束手无策。另一种情况是咨询师在咨询中遇到了自己不擅长处理的问题。例如咨询师对一般心理问题有很多成功咨询经验，但本次咨询来访者提到了性心理问题，咨询师没有接受过专门训练，可能在咨询过程中专业表现不足。

以上两种情况都与专业训练不足有关。为了保证来访者的福祉，同时也为了通过服务的个案提升咨询师的专业胜任力，要求实习生或新手咨询师在提供咨询的同时接受督导。来访者同意接受实习生或新手咨询师的咨询，并不代表同意接受未达到专业胜任力水平的咨询。这就是说，在咨询师专业胜任力不足阶段，通过接受督导师的督导保证所提供的咨询达到专业水准，以保障来访者的福祉，因此督导师对来访者的福祉负有责任。

对于后一种情况，如果咨询师遇到的新问题只是来访者问题的一个方面，那么咨询师对感到困难的部分可以考虑寻求督导师的指导。如果咨询中遇到的新问题成为来访者进一步咨询的核心问题，咨询师判断超出了自己的专业胜任力，即使接受督导仍然难以保障来访者的福祉，那么可以考虑与来访者讨论转介。

（二）紧急情况下专业胜任力不足的表现及应对

有一种例外，如果是紧急情况则需要特殊处理。在需要提供紧急服务的情境下，如果来访者确实需要咨询而当时没有其他选择，尽管咨询师可能存在专业胜任力不足，却不能以专业胜任力不足作为理由拒绝紧急情况下提供服务，咨询师还是要以来访者福祉为本，否则就违背了更为基本的善行原则。APA 伦理守则 2.02 中专门针对紧急服务的情况做出规定，我国的伦理守则中没有针对紧急情况下的咨询服务提出明确规定。咨询师可以参考以下基本原则：

（1）在来访者需要的服务与咨询师胜任的服务领域比较接近的情况下，专业人员可以尝试进行咨询。

（2）在擅长领域之外提供紧急服务时，必须尽可能谨慎保守地满足来访者的需求，并且尽快提高自己在该领域的专业胜任力。

（3）紧急情况一解除，或者一旦有更具有专业胜任力的咨询师提供适当的服务，这种紧急的咨询服务就要立刻终止。

二、专业胜任力受损

专业胜任力受损是指原本胜任的咨询师会因各种因素导致未能表现出应有的专业表现而无法有效帮助来访者。

（一）专业胜任力受损的原因

咨询师不可能精通所有的咨询理论和技术，也不一定在所有来访者身上发挥完全相同的专业水平，可能是因为来访者不同，也可能是因为咨询中讨论的问题刚好与咨询师的个人议题相关，还可能是因为咨询师的疲劳、分心和压力等因素，都有可能发生有损咨询师专业胜任力的状况。

赵静波、季建林和程文红等（2010）调查发现，曾受虐待的心理咨询师与未受虐待的心理咨询师相比，在非性的双重关系、知情同意、保密原则、遵守设置方面的伦理行为没有显著差异，但体验更多的强烈负性情感（88.8%/57.3%），喜欢来访者的比例更多（56.2%/34.6%），被来访者吸引的比例更多（52.8%/29.4%），对来访者产生性幻想的更多（17.0%/8.7%）。这一研究结果提示我们，如果咨询师有过受虐待的创伤经验，就可能在从业过程中更多地产生与性有关的情感体验。由此推测，当有受虐待经验的咨询师在提供心理咨询服务中涉及更深层次的情感体验和情感关系讨论时，有可能出现专业胜任力受损的问题。

（二）专业胜任力受损的应对

咨询师应善于自我觉察和自我反思，对自己的专业表现保持足够的敏感，警惕因自己的身心健康问题伤害服务对象的可能性。如果出现专业胜任力受损的迹象，及时做出专业应对，必要时寻求督导或其他专业人员的帮助，或者限制、中断、终止临床专业服务。

 专栏

案例讨论

某心理咨询机构的咨询师，在工作一段时间以后决定自己开工作室，可过去几个月了个人执业的情况并不乐观。该咨询师在一个咨询师的微信群里刚好看到转介信息，来访者是一位情绪暴躁的初中生，据其妈妈讲来访者与家里经常发生冲突。尽管该咨询师没有与青少年工作的经验，前段时间因为自己的家庭关系议题还想找机会做个人体验，但考虑到工作室的状况还是决定接案。

你怎么看待该咨询师的决定？

围绕这个案例可能涉及以下问题：咨询师是否具备与青少年工作的专业胜任力？如果咨询师确实有自己的家庭关系议题，是否有可能对其咨询工作造成干扰？

首先可能涉及的问题是咨询师专业胜任力不足。咨询师不可能对所有来访者都具有专业胜任力，虽然是能够提供独立咨询的咨询师，具有基本的专业胜任力，但如果没有接受过青少年工作的专门训练，那么很可能在青少年咨询实践领域是不具有专业胜任力的。如果咨询师接案，则可能会遇到一些挑战，例如：（1）来访者的妈妈希望来访者接受心理咨询，但来访者不同意，咨询师要如何处理？（2）来访者同意接受咨询，但是要求咨询师对咨询中讨论的内容做到保密，不可以和妈妈讲，咨询师能够同意来访者的要求吗？（3）咨询师考虑到要尽快帮助来访者，于是同意了来访者的请求，但是发现来访者讲述自己有严重的自伤行为，咨询师是继续为来访者保守秘密还是必须告知监护人？（4）每次结束与来访者的工作以后，来访者的妈妈都要打电话或者发微信希望了解进展情况，尽管咨询师已经对其讲述了工作边界，但是来访者的妈妈还是一再发问，咨询师要如何处理？可见，如果咨询师没有接受过青少年咨询的专门训练，且不说如何基于相关理论学派对来访者的问题进行有效干预，单说专业设置就有很多特殊性，咨询师很难恰当应对，可能无法有效帮助来访者，甚至使来访者失去对心理咨询行业的信任。

其次可能涉及的问题是咨询师专业胜任力受损。咨询师即使可能接受过青少年咨询的专门训练，具有青少年咨询的从业资格，擅长帮助青少年解决学习障碍、注意力不集中等问题行为，或者虽然咨询师有家庭关系议题但现阶段并没有强烈的情绪冲突，之前接待青少年来访者处理亲子关系问题也是胜任的，有过成功咨询的经验；但是，如果咨询师最近因家庭冲突受到个人议题的扰动，特别是与正在进行的咨询密切相关，那么接待来访者时很可能触发咨询师强烈的情绪体验，难以保持中立，既有可能过度卷入，也有可能回避与来访者探讨家庭问题。

总之，咨询师在判断是否接案时首要考虑的依据是，能否提供具有专业胜任力的咨询以保障来访者的福祉。尽管咨询师有很多现实压力，但避免伤害来访者是底线，使来访者在咨询关系中获益是咨询师的专业责任，也是伦理守则中最基本的善行总则。

基本概念

1. 专业能力：从事某一职业的专业能力。任何职业岗位都有相应的岗位职责要求，具备专业能力是胜任相应职业岗位的必要条件。

2. 专业胜任力：指专业人员的专业表现，胜任力是根据任务本身的完成情况来评判的。判断咨询师是否具有专业胜任力的主要依据是该咨询师在咨询过程中的专业表现。

3. 职业枯竭：指助人者无法应对外界超出个人能量和资源的过度要求，从而产生情绪、行为等方面的身心耗竭状态。

4. 专业胜任力不足：指因专业学习和训练不足而导致咨询师的专业表现不足。

5. 专业胜任力受损：指原本胜任的咨询师会因各种因素导致未能表现出应有的专业表现而无法有效帮助来访者。

本章要点

1. 专业胜任力是专业人员的立足之本，判断咨询师是否具有专业胜任力的主要依据是在咨询过程中的专业表现，只要与先前表现胜任的专业人员水平相当就意味着具备了足够的专业胜任力，这是心理咨询与心理治疗从业者最基本的伦理责任。

2. 具备专业能力是胜任某种职业岗位的必要条件，但并非充分条件。具备了专业能力不代表一定能胜任当下的工作，只有咨询师帮助来访者科学有效地达成咨询目标，才说明咨询师具备了专业胜任力。

3. 专业胜任力的构成包括三个方面，分别是专业知识、专业技能和专业伦理，三个方面缺一不可且三足鼎立，共同构成心理咨询师的专业胜任力。

4. 专业胜任力不是优秀标准，是对咨询师的基本要求。专业胜任力可以理解为一个连续体，咨询师的专业胜任力从最低水平开始，在不同的职业发展阶段持续得到提升。保持并逐渐增强专业胜任力是咨询师的专业责任。

5. 心理咨询是充满压力和挑战的职业，咨询师要对自己的职业压力足够敏感。自我觉察是咨询师必须具备的专业能力。咨询师的自我照顾包括专业方面的自我关怀和个人方面的自我调适。

6. 无论是专业胜任力不足还是专业胜任力受损，如果咨询师超过专业胜任力范围提供专业服务都有可能影响来访者的福祉，是不符合伦理的。

复习思考题

1. 经验丰富的咨询师对所有来访者一定都具备专业胜任力吗？
2. 如果咨询师在咨询过程中帮助来访者时遇到困难，如何处理更恰当？
3. 如果咨询师在某个时期遇到了身心困扰，作为专业人员应怎么处理？

第四章
专业关系的伦理议题

1. 了解多重关系的发生形式，提高对多重关系的伦理辨识能力。
2. 了解专业关系越界的潜在风险。
3. 掌握对多重关系的判断原则。
4. 掌握专业关系中越界行为的伦理处理原则。
5. 理解在专业关系中禁止性或亲密的多重关系的原因。

本章导读

专业关系是一种特殊的人际关系。咨询师是助人者，来访者是求助者，咨询关系因来访者前来寻求专业服务而建立，因专业服务结束而停止。在专业关系里，咨询师和来访者双方都有各自的责任和权利。作为专业助人者，咨询师为来访者提供达到专业胜任力水平的服务以提高来访者的心理适应能力，保障来访者的权益和增进来访者的福祉是咨询关系里最重要的宗旨。

专业关系是心理咨询与心理治疗的基础。心理咨询与心理治疗是对来访者福祉产生影响的助人职业，专业伦理规范是指导咨询师与来访者互动的行为指南。专业设置为整个心理咨询过程提供了框架性结构，为来访者提供了安全感，为有效的心理咨询与心理治疗提供了必要的情感距离（Sommers-Flanagan et al.，1998）。咨询师的专业工作和个人生活要分开，这样既有利于保持与来访者的专业界限，对咨询师自己也是自我照顾。

如果在咨询关系里掺杂其他成分，例如同时存在社交关系或商业合作关系，在其他关系里的人际角色势必影响咨询师的专业角色，削弱或干扰专业关系的效能。在咨询关系以外的关系，依据最根本的判断标准可以分为性或亲密的多重关系和非性或亲密的多重关系。咨询师和来访者之间绝对禁止涉及性或亲密的多重关系，而非性或亲密的多重关系则非常复杂。例如咨询师知道不可以给朋友做咨询，但受朋友之托可以给朋友的朋友做咨询吗？咨询师清楚不可以接受来访者的礼物，但未成年来访者在咨询结束时制作一张卡片向咨询师表达感谢，咨询师也要拒绝吗？多重关系是咨询师在专业实践中最常遇到的问题，有时很难辨识，有时又比较棘手，但处理不好很可能对咨询进程构成阻碍。

第一节 专业界限与多重关系

我们都处在人际关系网络里。就咨询师与来访者的关系而言，保持专业界限是专业关系的根本要求。一方面，咨询关系与外界环境保持清晰的边界，来访者求助心理咨询属于个人隐私，咨询师有责任对与来访者的接触保密；另一方面，咨询师不要与来访者有咨询关系以外的其他关系，避免与其他关系的角色发生利益冲突。

一、越界与多重关系

咨询关系指咨询师与来访者之间的专业关系，参与双方在咨询关系里对彼此的情感和态度以及这些情感和态度的表现方式，工作联盟、移情与反移情及真实关系是咨询关系中的主要成分（Gelso & Carter，1985）。咨询关系是一种单纯的专业辅助关系，不容有其他的角色介入或其他的关系存在（牛格正，王智弘，2018）。

（一）越界与多重关系的界定

咨询关系是一种专业的助人关系。咨询关系强调专业界限，一方面与专业关系以外的其他关系应保持界限，另一方面咨询师与来访者之间应保持专业边界。通常情况下，咨询师与来访者的互动行为仅发生在咨询时间内，如果是面对面咨询意味着咨询师与来访者的互动行为仅发生在咨询机构内。

咨询师和/或来访者超越了咨询关系专业边界的行为统称为越界行为。如果在咨询师与来访者之间跨越了专业界限，就出现了专业关系以外的其他关系。多重关系指心理师与寻求专业服务者之间除心理咨询或治疗关系外存在其他社会关系，除专业关系外还有一种社会关系为双重关系，还有两种以上社会关系为多重关系（中国心理学会，2018）。在很多关于心理咨询与心理治疗行业伦理的调查报告里，双重关系都是最常见的伦理问题之一。这就是说，除了专业人际角色关系以外，在咨询师与来访者之间还存在其他人际角色，极有可能对咨询师角色和来访者角色构成潜在的影响，进而存在损害来访者福祉的潜在风险。

（二）多重关系的发生形式

从咨询关系与其他关系发生的时间序列来看，多重关系可以是同时发生的，也可以是相继发生的。

1. 同时发生的多重关系

咨询关系与其他关系是同时存在的。例如咨询师不可以给朋友做咨询，因为朋友之间已经存在社交关系，如果为朋友提供咨询就同时存在了社交关系和咨询关系；或者反过来咨询师不可以和来访者成为朋友，因为先有咨询关系再成为朋友，也是同时存在了咨询关系和社交关系。

人们在不同的关系里有不一样的人际角色行为，彼此也有不一样的角色行为期待。如果双方同时存在不同的关系，不同的角色之间就很可能构成角色冲突。假设咨询师与来访者双方同时存在社交关系和咨询关系，双方很难分清在什么时候、什么情境下的互动是咨询师对来访者的咨询，在什么时候、什么情境下的互动是朋友之间的交流。在社交情境下，朋友之间根据表露互惠原则通常有同样深度的自我表露；而在咨询情境下咨询师对来访者是单向帮助的关系，咨询师在咨询关系里的自我表露是一种影响来访者的会谈技术，如果咨询师如同对朋友一样对来访者自我表露就模糊了咨询关系的界限。

2. 相继发生的多重关系

多重关系也可以是相继发生的，其他关系既可以发生在咨询关系之前，也可以发生在咨询关系之后，即在一种关系结束后再成为另一种关系继续保持联系。例如咨询师在咨询结束以后不可以和来访者发展为朋友，因为已经有咨询关系在先，哪怕咨询关系结束。如果发展为社交关系，也属于相继存在咨询关系和社交关系。

在咨询关系里，咨询师更了解来访者经验、情感和心理困扰，而来访者并不了解咨询师个人生活，咨询师和来访者双方是不对等的。如果发展为社交关系，咨询师因为在咨询关系里处于权力更大的一方，存在对来访者剥削的潜在风险，没有以双方平等作为社交关系的基础。与此同时，咨询关系结束后也不能完全排除来访者还有再次需要咨询的可能性，如果由咨询关系发展为社交关系就剥夺了来访者以后有可能继续求助该咨询师的机会，而来访者再次求助新的咨询师是需要成本的。从这个角度而言，即使在咨询结束以后，如果咨询师和来访者发展为朋友还是会损害来访者的福祉。当然，一旦由咨询关系发展为社交关系，极有可能因为来访者与咨询师在社交关系中的互动而对之前的咨询效果造成扰动。

相对而言，同时发生的多重关系比相继发生的多重关系对咨询关系构成的影响更大。可见，咨询师的专业工作和私人生活应有界限，咨询师的个人生活不要带入其专业工作，反过来咨询师的专业工作也不要影响其个人生活。

（三）多重关系的多样表现

通常将多重关系分为性或亲密的多重关系和非性或亲密的多重关系，涉及性或亲密的多重关系将在下节详述，非性或亲密的多重关系在具体的心理咨询实践中非常复杂。除了咨询师同时或相继与来访者维持多种人际角色以外，可能有多种表现形式。

咨询师与来访者同时与同一个人存在密切关系。例如在高校里，专业课教师在教学过程中发现班里的某位学生最近情绪状态不好，因为与本校心理咨询中心的某位咨询师是朋友所以对学校心理咨询中心比较了解，于是建议学生去咨询。没想到学生去咨询中心预约的咨询师刚好是自己的朋友，该咨询师也是后来才发现来访者的教师是自己的朋友。因此，咨询师要对关系的边界保持伦理敏感性。

同一位咨询师的两位来访者有紧密关系或亲密关系。例如在高校里，咨询师的两位来访者是同一宿舍的两位同学，咨询师之前并没有发现，但在一次咨询时前后两位来访者刚好在咨询中心遇到了。还有一种情况，咨询师为受亲密关系困扰的来访者提供咨询，之后来访者的恋爱对象因为是本校学生也来咨询中心预约咨询，所构成的多重关系更加复杂。如果咨询中心有多位咨询师，为避免相互影响，咨询师应避免同时为有亲密关系的两位来访者分别提供个体咨询。如果其中某位来访者涉及危机干预，作为咨询机构的工作人员还是有可能知悉另一位来访者情况的，咨询师要有伦理敏感性去考虑可能的影响。

咨询师还可能在咨询关系里同时呈现其他人际角色，但咨询师不一定对其他人际角色的卷入有所觉察。例如咨询师发现来访者目前生活确实存在经济困难，而且情绪困扰因为经济压力有所加剧，咨询师很想给来访者一些实际帮助，比如提供咨询中心助管的勤工助学岗位，试想如果咨询师这样做是否会对咨询过程产生影响。此外，咨询师有可能因个人需要使咨询中讨论的话题发生偏离。例如咨询师接待的来访者是金融行业的从业者，近期咨询师刚好准备做投资计划，可能在咨询中有意无意地关注自己感兴趣的话题，这样咨询师在咨询关系中就优先满足了个人利益。

（四）多重关系与文化因素

多重关系议题一直是专业伦理中突出强调的内容，但咨询师对于心理咨询中多重关系的伦理态度还是比较模糊。赵静波、程文红和付深省等（2009）在对咨询师的调查中发现，曾经为朋友做咨询或治疗的占32.3%，尤其要引起注意的是，被调查的咨询师对为朋友、学生、被督导者、雇员提供咨询或治疗是否符合伦理要求的伦理判断存在较明显的争议，其中不清楚的约占15%，认为不符合伦理的约占50%，而且41.8%的咨询师认为向自己的学生或被督导者提供咨询是符合伦理的。刘慧和高旭（2013）对高校心理咨询师的调查结果显示，超过40%的咨询师曾经为亲戚、朋友、同事和授课学生提供过心理咨询服务。洪莉竹（2008）对中学辅导人员的研究也发现，学校心理辅导人员和学生及其他教职员工存在着多重关系。

邓晶和钱铭怡（2011）调查了咨询师对双重关系伦理行为的情感态度，并与张爱莲、钱铭怡和姚萍（2007）的研究结果进行对比发现，在中国文化及社会环境中，咨询师虽然接受了西方心理学知识教育，但对行业规范的理解与主观感受具有一定的冲突和矛盾，对有些伦理规范的认知态度和情感态度缺乏一致性。例如对于咨询师是否可以为学生或被督导者咨询，美国被试半数以上认为不符合伦理，但中国被试不仅半数以上认为符合伦理，而且自己在实际工作中也会这样做，并接纳同行的做法。可见，咨询师在专业实践中会受到文化因素对自身态度和行为的影响。

我国在心理咨询中的多重关系议题之所以比较突出，与文化因素不无关系。我国偏重集体主义文化，人们常常将人际关系放在非常重要的位置。与处理其他事情一样，来访者求助心理咨询也是希望找熟人或者托人找关系，而咨询师受中国特色的人情与面子文化影响，有时感到拒绝是一件很困难的事情，这样与心理咨询中所要求的专业关系属性就发生冲突。

二、专业关系越界的潜在风险

很多学者都指出，心理咨询就是咨询关系。在纯粹的咨询关系里，来访者更容易认同咨询师的专业角色，信任咨询师助人的良好意愿。一旦在咨询关系里发生了越界行为，在其他关系里的人际角色就很可能对咨询师提出不可调和的要求，对咨询师的专业角色造成微妙的影响。

（一）来访者对咨询师信任的危机

咨询关系是从来访者寻求专业服务开始的，咨询师是专业助人者，这是来访者进入咨询关系对咨询师的角色定位。来访者信任咨询师，除了双方是在签订《知情同意书》的基础上建立契约关系以外，更主要的是基于对心理咨询专业工作的认知以及对咨询师专业角色的信任。来访者知道进入咨询关系享有沟通特权，咨询师会对咨询内容保密，咨询师保持中立、客观，尊重来访者的价值和自我决定的权利，不替来访者做决定等，都是专业关系独有的属性。

如果在咨询关系里混有其他关系成分，在咨询关系以外的人际角色会混淆咨询师和来访者双方的专业关系，进而对咨询师专业行为的感知和判断产生疑问，导致信任危机。例如当来访者看到咨询师个人生活中对某种现象的立场、评价和判断，可能认为咨询师在咨询中对自己的接纳并不真诚，在咨询中的表现只是其专业面具下的行为，会怀疑咨询师对自己的共情反应，而信任咨询师是取得咨询效果不可或缺的关键因素。

（二）不同人际角色之间的冲突

在不同关系里有不同的人际角色，人们基于人际角色关系表现出不同的角色行为，而关系双方也会基于关系定位对彼此形成一定的角色行为期待，在不同的关系里不仅有不同的立场而且承担不同的职责。如果一个人与另一个人同时处在不同的角色关系里，会导致对自我、对他人以及对关系的期待产生混乱。

如果咨询师与来访者同时存在两种以上的关系，不同的人际角色之间可能提出不可调和的要求，从而相互冲突。目前有些高校辅导员同时考取了咨询师资格证书，同时也在咨询中心提供咨询，当面对学生时容易引起角色冲突。作为辅导员，依据岗位职责要求与学生关系亲近，要想学生之所想、急学生之所急，对学生的教育、引导具有一定的思政特色，显然与心理咨询是不一样的工作理念。例如面对一位因网络游戏成瘾而学业倦怠的学生，身为辅导员对学生更多是发挥教育功能，提出明确要求或激励学生投入学习状态，这与咨询师试图理解来访者网络游戏成瘾问题背后的意义是不同的。因此，如果既是辅导员也是咨询师，就要有能力区分不同的职业角色。为了避免多重关系，辅导员通常不为所在学院的学生提供心理咨询。

（三）关系双方权力的失衡

咨询师与来访者是存在权力差异的，相对而言咨询师拥有更大的权力。在咨询关系里，来访者会担心咨询师是否继续为自己提供咨询，对咨询师是否全身心投入对自己的帮助感到焦虑。如果咨询师与来访者在咨询过程中有不同的想法，来访者往往会屈从于咨询师的意愿。如果除了咨询关系以外还存在其他关系，咨询师和来访者极有可能将咨询关系中的权力差异带到其他关系中。

另一种反向影响也是有可能的。例如心理咨询中心的行政领导是该中心的督导师，这样与咨询师就同时存在行政关系和督导关系。被督导者作为下级一定希望给领导留下好印象，为了让领导看到自己的专业胜任力表现，在督导过程中不一定拿出自己感到困难的个案接受督导，也不一定提出自己感到疑惑的问题。同时，被督导者也可能由于督导师是自己的上级，更倾向于表现出对督导师的依从行为，而适当发展独立咨询的能力是专业发展的重要内容。

（四）来访者隐私泄露的潜在风险

咨询师为来访者保密的内容之一是接触保密，即来访者身份本身就属于保密范畴。如果咨询师与来访者存在咨询关系以外的其他关系，在其他场合的见面可能会泄露来访者的身份。

如果咨询师与来访者在咨询环境以外有不同形式的交集，那么无论是直接的还是间接的，都有可能听到或者被问到相关信息，破坏来访者在咨询关系里所需要的安全感和信任感，对咨询师能否做到为自己保密产生怀疑，这与咨询师是否真正做到保密无关，而是因为这种突破专业边界的行为本身给来访者带来了不安全感。

因此，如果在专业关系里出现越界行为，不同关系里不同的人际角色极易发生矛盾。一种关系里的互动规则会被带到另一种关系里，导致专业关系的边界模糊不清，必然削弱来访者对求助心理咨询的信心。

三、专业界限的伦理判断原则

（一）越界问题的复杂性

涉及性或亲密的多重关系是严格禁止的，但对于非性或亲密的多重关系常常有一定的模糊性。例如通过朋友之托前来求助咨询师的来访者有很大差异。如果来访者与托咨询师帮忙的朋友关系亲近且交往频繁，那么显然咨询师不适宜提供咨询；但如果来访者与托咨询师帮忙的朋友仅是一般关系，平素少有往来，那么咨询师也不一定要断然拒绝提供咨询。再如导师与学生是师生关系，如果是提供心理咨询则显然导师不适合，如果是提供督导，也不一定就不可以。

不同的伦理学者对此有不同的态度。严格的伦理学者对越界行为的态度更加强硬，坚持咨询师应极力避免双重关系（Kitchener，1988；Sonne，1994）。另一些学者认为，如果严格禁止所有的双重关系是不现实的，应该视具体情况而定（Moleski & Kiselica，2005）。可见，具体澄清并了解关系的性质，有助于咨询师预估可能对来访者造成的潜在影响，帮助咨询师做出恰当的伦理决策。

（二）考察多重关系需要思考的问题

鉴于多重关系的复杂性，咨询师对多重关系议题要保持足够的敏感性，对以下几个问题的思考可以帮助咨询师做出更好的伦理判断。

1. 检视建立多重关系的动机

原则上最好避免多重关系，不建议咨询师与来访者建立咨询关系以外的关系。如果咨询师已经与对方有其他关系，在决定建立咨询关系以前，咨询师要检视建立多重关系的动机。首先，要考虑与来访者已有关系的角色同咨询师的角色和职责是否有重大分歧，是否有不可调和的角色冲突。其次，要考虑与来访者已有关系的性质，是还在持续还是已经清晰结束，双方在关系中是否有明显的权力差异。最后，要考虑目前与来访者建立咨询关系的动机，是否以增进来访者的福祉作为唯一动机。例如尽管任课教师认识到为所教学生提供咨询存在双重关系，但当学生提出特别信任老师时，咨询师决定提供咨询是为了来访者的福祉，还是为了满足自己的自尊心和自豪感，咨询师应该有审慎的考量。

2. 觉察多重关系可能的潜在影响

关于是否要在其他关系的基础上再建立咨询关系，咨询师有责任考虑潜在的影响和备选方案。如果咨询师没有考虑过可能的潜在影响，则反映了咨询师缺乏伦理敏感性。如果咨询师和来访者之前的关系中有过多情感卷入，则咨询师在咨询过程中可能无法保持客观中立。咨询师和来访者之前的关系如果存在明显的权力差异，之前关系一直持续并没有清晰地终止等都会对咨询关系有比较大的影响。例如同样是师生关系也有不同，如果是公共课学生，课程结束以后基本上不再有可预期的互动，但如果是咨询师所在院系的学生，即使课程结束以后还有机会见面，作为教师甚至会参与并决定对学生的某些评价。如果多重关系潜在的影响是可以预期的，则极易影响咨询师的专业判断，难以保持专业胜任力，这是要极力避免的。如果咨询师很难做出判断则可以设想有经验的咨询师对此问题的反应，这样可以帮助咨询师做出适当的专业应对。

3. 来访者对多重关系的影响有知情权

咨询师作为专业人员如果判断可以建立专业关系，有责任与来访者充分讨论因为之前关系可能带来的影响。来访者对此有知情的权利，咨询师要明确告知来访者可能的风险，澄清来访者关切的问题，在知情同意的基础上再建立咨询关系。如果咨询师没有告知并解释可能的影响，就违背了知情同意的原则。有时来访者对多重关系可能造成的潜在伤害并不知情，咨询师要注意避免这种情况。例如有的来访者在咨询结束后希望与咨询师做朋友，咨询师也觉得和来访者志趣相投，但是一旦成为朋友，不但可能影响之前的咨询效果，而且会剥夺来访者日后继续求助该咨询师的可能性，从这个角度而言咨询师还是损害了来访者潜在的福祉，但来访者通常意识不到。

4. 降低多重关系可能造成的伤害

咨询师要对多重关系可能造成的伤害保持敏感性，这样可以在相当大的程度上避免负面影响。之所以认为多重关系违背了专业伦理，是因为陷入多重关系的角色会使专业界限变得模糊，咨询关系的专业性质受到扭曲。如果不同人际角色构成利益冲突，咨询师的权力就可能被误用，有剥削来访者的潜在危险。多重关系导致咨询师的个人需求和专业需求相混淆，咨询师失去客观性而妨碍专业判断，进而妨碍咨询过程。

总体来讲，咨询师对咨询关系中的越界行为应保持足够的专业敏感性。一方面，咨询师必须以来访者的利益为中心，保障来访者的福祉，以谨慎和关爱的态度对待来访者，遵循善行原则；另一方面，在专业人员资源有限的情况下也不能太过拘泥，如果在来访者急需心理咨询但确实又无法找到其他专业人员，简单拒绝服务也是违背了善行原则。总而言之，咨询师自始至终特别关注的焦点是增进来访者的福祉。

四、保持专业界限的基本伦理应对

在咨询关系里越界行为最主要的风险是削弱咨询师作为专业人员的判断力，影响来访者对咨询的反应。咨询师要经过审慎权衡以后做出伦理决策，这对咨询师提出了很高的专业要求，其必须有高度的自我觉察和自我监控能力。

（一）接案前的伦理评估

咨询师要具有伦理意识，同时评估自己的专业胜任力。如果有必要跨越专业界限，要考虑其他关系是否会干扰到咨询关系，来访者是否确实没有其他可以求助的专业资源，以及来访者是否此时必须接受专业服务等因素，以使来访者获益最大化为基本原则。

（二）接案过程的伦理处置

1. 知情同意

在正式进入咨询关系以前，要与来访者充分讨论多重关系可能带来的影响。来访者在急需帮助的情况下，通常对多重关系潜在的影响并不觉知，有时认为有熟悉的人帮助自己更好，咨询师要充分告知来访者可能的益处以及风险。在双方正面讨论并一致同意后再进入咨询关系，设定好咨询关系的边界。

2. 关系界限

在咨询关系早期，咨询师与来访者要明确专业关系的性质，建立清晰的专业界限。例如与来访者做好专业设置的约定，只在咨询时间、只在咨询室与来访者讨论有关咨询的议题，在咨询时间以外不讨论、不回应。同时，在整个咨询过程中咨询师要加强自我监控，注意觉察并检测自己的动机。

3. 寻求督导或向同行请教

在咨询师对是否接案以及对多重关系带来的影响感到不确定的情况下，其定期向同行请教是比较有效的策略。特别是对多重关系带来潜在影响风险高的个案，建议咨询师寻求督导师或资深同行做顾问。无论是督导师、顾问还是同行间的讨论，都有助于咨询师从不同视角觉察并监控多重关系对咨询过程造成的影响。

4. 转介

如果咨询师为了避免多重关系对来访者及其咨询过程造成的影响已经做了相关工作,但仍然难以保持客观、中立的立场,为了保障来访者的福祉,最后的方法是以负责任的态度与来访者讨论转介,并做好解释说明。虽然有时来访者表示不理解,甚至可能因此影响到彼此的关系,但从保障来访者福祉的角度出发做出伦理应对是咨询师的专业责任。

保持专业边界无论对咨询师还是对来访者都非常重要。做出判断的重要依据是能否增进来访者的福祉(Lazarus & Zur, 2002)。一方面,使来访者更信任咨询师作为专业助人者的意愿和动机,也促进来访者在咨询关系中可以更开放地自我表露;另一方面,对咨询师也能起到保护作用,使咨询师个人生活少被打扰,这也是咨询师的自我照顾。特别要注意的是,咨询师要将整个过程完整记录,包括关于多重关系与来访者的讨论,为减少对来访者造成的伤害而采取的步骤,以及与同行讨论或寻求督导等工作。

总之,多重关系问题是很复杂的。ACA 伦理守则规定,如果咨询师不能证明与来访者在咨询关系以外的接触存在益处,那么应避免建立咨询关系以外的其他关系。APA 伦理守则更是明确规定,如果在咨询关系以外的其他关系会带来可预见的消极结果,那么咨询师有责任克制自己不与来访者发展其他关系。

第二节 专业关系中的亲密关系

在咨询师与来访者之间,与非性或亲密的双重关系的不确定性相比,涉及性或亲密的双重关系被视为专业关系"红线",是绝对禁止的。本节将讨论为什么在咨询关系中容易发生亲密关系,又为什么在咨询关系中禁止发生亲密关系等问题。

一、在咨询关系中容易发生亲密关系的原因

咨询关系是非常特别的人际关系。无论来访者是什么样的人、做过什么样的事,都不仅要求咨询师对来访者不评判、不指责,还要求咨询师在对来访者尊重、接纳的基础上与来访者共情,这种关系联盟本身是心理咨询取得效果的重要因素之一。

咨询师的专业态度和专业技巧很容易被来访者误解,而且咨询很可能是来访者极其难得的亲近体验。因为在现实生活中很少有人一直这么耐心地倾听自己的感受,不加判断、不带否定地全然接受自己。愿意站在自己的角度感同身受地理解自己。来访者常常会有这样一种感觉,即咨询师是世界上最理解自己的人。同时,咨询师是有很好的职业、很好的社会地位的专业人士,其专家身份常常令来访者仰慕,很容易被咨询师吸引。

来访者对专业关系的界限毫无概念。来访者容易沉浸在被关照、被理解的美好体验里,即使咨询师表现出超越边界的亲密言语或行为,来访者也不容易觉察出问题。与此同时,来访者在咨询关系里处于相对弱势的一方,即使感到不舒适、有所质疑也缺乏果

断拒绝的能力。特别是当咨询师提出为了取得咨询效果帮助来访者获得关系体验时，来访者过分顺从，而且担心如果自己拒绝，咨询师是不会继续提供后续的咨询。也就是说，来访者不仅对咨询师不适当的行为缺乏判断力，而且很难提出异议。

在咨询关系中，咨询师也有可能因为移情和反移情卷入与来访者的亲密关系中。帮助来访者理解专业关系的界限是咨询师的专业责任，特别是精神动力学取向的咨询，来访者对咨询师的情感很可能发生移情，而且咨询师正是利用来访者在关系中的体验进行现实关系修通工作的。咨询师作为专业人员应更清楚咨询关系的属性，要保持足够的伦理敏感性，具有专业觉察和伦理判断能力。尽管有时不是咨询师主动发展而是来访者要求发展亲密关系，咨询师作为专业人员仍然要有伦理辨识能力。

二、在咨询关系中禁止发生亲密关系的原因

实践经验表明，在咨询关系中卷入性关系的来访者常常与其个人议题有很大关系。其中有相当比例的来访者曾遭受过创伤事件，调查显示，在与咨询师发生性接触的来访者中早年有性创伤或乱伦经历的比例达 11%（Somer & Saadon, 1999）。来访者的个人议题很可能在相当大的程度上贬损来访者的自尊，更可能出现缺乏判断能力和自我保护意识的情况，对咨询师的要求往往是过度顺从的态度。

来访者通常有很大的情绪压力，他们在咨询中有很多负面的自我表露，同时缺乏社会支持系统。当他们表达负性情绪、脆弱情感以及对自我的极度否定时，咨询师仍然表现出理解和共情的专业态度，这种温暖以及接纳是来访者在其他人际关系里不曾得到的，使来访者对咨询师产生趋近和依赖，以及不容置疑的信任。

咨询师和来访者并不是对等的关系。咨询中以来访者为中心，咨询师在咨询关系里掌握了来访者很多的秘密，而咨询师在专业工作中不会也不应特别谈及自己的经历。在这样不对等的关系中卷入亲密关系，来访者极易受到剥削。可见，在咨询关系中出现的性或亲密关系，并不是基于双方平等基础上的爱恋关系，因为来访者进入性或亲密关系的选择不是在自主状态下做出的，可以说在相当大的程度上建立在来访者错误假设和功能不良体验的基础上，其中有对咨询关系以及咨询师误解的部分，很可能与来访者的个人议题或人际关系模式有关。虽然有些性或亲密关系是来访者主动发起的，但也不能利用来访者表面的意愿作为借口，咨询师与来访者的性接触行为仍然是不负责任的，不能成为咨询师不当行为的辩护理由。

除了不能在咨询关系中发生亲密关系以外，还禁止咨询师与自己以前的性伙伴发展为专业关系，也不得与来访者的家庭成员发生任何形式的性或亲密关系。因为之前的亲密关系，双方已经失去了建立专业关系边界的基础，咨询师很难再保持客观中立的立场为对方提供咨询，来访者也会因为以前的亲密关系对咨询师有不恰当的期待，从而很难从咨询师所做的工作中获益。

三、在咨询关系中发生亲密关系的伦理处理

基于以上种种考虑，咨询关系中的性接触是绝对禁止的。当性接触开始时，有意义

的治疗过程就结束了（Kitchener，1988）。

　　尽管在咨询关系中发生性或亲密关系是明确禁止的，但这种现象在行业内部一直存在，而且违背者并不仅限于那些缺乏训练、精神不稳或处于专业边缘的人，而且包括有经验的专业人员（Noel & Watterson，1992；Pope，1990）。事实上，一旦在咨询关系中卷入亲密关系，受到损害的就不止是来访者一方。咨询师也是受到影响的一方，其可能被投诉进而影响到职业资质。在很多国家的专业伦理守则里都有规定，咨询师如果被投诉与来访者发生性或亲密关系，一旦经调查情况属实，将面临处罚甚至被除名，对整个行业的声誉都会产生消极影响。

 专栏

新闻报道

　　2020 年 7 月 9 日，青岛市市立医院官方微博发布通报消息，青岛市市立医院心理科医生张某某被网友举报多次向患者发布不雅信息，微信聊天截图被曝光，对话内容不堪入目，引发社会关注，给予该医生留党察看两年、降低岗位等级、调离临床工作岗位的处理，并向公众道歉。

关于看老中医网站方百度号

青岛市市立医院 🐼
昨天 17:06　来自 HUAWEI Mate30

通报

通　报

　　7月2日，微博网友发帖反映我院心理科医生张某某向其发送不雅信息。我院高度重视，立即责令当事医生停职、配合调查。现将调查处理情况通报如下：

　　经查，张某某向微博发帖患者发送不雅微信情况属实，造成严重社会不良影响。根据有关规定，我院决定给予张某某留党察看二年处分；降低岗位等级，其专业技术职务由11级降至最低级（13级）；调离临床工作岗位。

　　对于该事件造成的不良影响，我院向患者本人及社会公众表示诚恳的道歉，并认真检讨反思，举一反三，进一步加强对党员和医务人员的警示教育和管理监督，对违纪违规和违反职业道德、社会公德行为严肃处理、绝不姑息。

青岛市市立医院
2020年7月9日

青岛市市立医院发布通报

资料来源：https://www.sohu.com/a/406812298_120725703.

　　有人提出，如果咨询师和来访者之间真的产生爱恋，是不是永远不可以发展为亲密关系？目前各专业学会对咨询关系中的性或亲密关系都有相关的伦理条款，关于咨询结束后的性或亲密的多重关系的相关规范存在一定的差异，而且在变化。为了保证亲密关系与专业关系分开，在不同的伦理守则里也有相关规定。例如 1995 年 ACA 与 1992 年 APA 的伦理守则都规定在结束咨询关系两年内不能与来访者发生性关系，若两年后与来访者发展性或亲密关系需详细记录，在亲密关系中无损害来访者（Moleski & Kiselica，2005）。后来 ACA 在 2005 年伦理守则修订版中将这一时限调整为五年。

　　中国心理学会在 2007 年第一版和 2018 年第二版伦理守则中均规定，咨询关系结束后至少三年内不得与来访者或其家庭成员发生任何形式的性或亲密关系。如果过了规定的期限，在性或亲密关系里排除了之前咨询关系的影响则被认为不违反伦理，同时还规定"三年后如果发展此类关系，要仔细考察该关系的性质，确保此关系不存在任何剥削、控制和利用的可能性，同时要有可查证的书面记录"。

第三节　专业关系相关的常见伦理议题

　　在有些情况下，咨询师对多重关系问题是有所觉察的，但有所觉察并不意味着多重关系不会发生。有时多重关系问题没有那么突显，在建立关系的时候比较隐蔽。也有一些情况咨询师自己也清楚会有多重关系问题，但又认为有无法回避的现实因素难以拒绝。

一、咨询关系与师生关系

　　教师角色和咨询师角色是不一样的。教师的职能是教育学生，对学生的行为要有评价反馈，对学生有明确的要求和教育导向。作为咨询师，通常不会对来访者的行为进行价值判断，相比教师对学生进行行为规范教育，咨询师的职能是理解来访者行为背后的原因。

　　如果同时存在师生关系和咨询关系，当从同一个人身上看到不同的价值体系时，在一定程度上可能会相互扰动。从来访者的角度讲，来访者对咨询师的感受、与咨询师的互动发生在咨询室。如果来访者与咨询师同时有师生关系，来访者在咨询室外对咨询师的教师角色观察会影响其在咨询中的思考和感受。

专栏

案例讨论

　　某学校心理健康教师，除了担任心理健康课程的主讲教师以外还是学校心理中心的咨询师。在授课过程中常遇到班里学生提出找她咨询的情况，她推荐学生找学校的其他咨询师，学生说还是想找这位老师咨询，坚持说最信任这位老师。

请问这位教师可以给这位学生做咨询吗？

无论作为教师还是作为咨询师，被学生认可一定是喜闻乐见的，特别是被评价为最信任的人时咨询师会产生积极的情绪体验。这是心理学教师遇到的比较普遍的问题。显然，这位教师与学生之间的师生关系在先，如果教师同意为学生做咨询，就同时存在师生关系和咨询关系。

为什么不建议除师生关系以外的咨询关系呢？因为在师生关系里通常要求教师对学生的学业表现做出评价，就学生对课程的学习情况给予反馈。试想，如果在咨询过程中了解到该学生的情绪困扰，例如比较严重的抑郁情绪，可能对该学生随后出现作业拖延或者挂科等问题更容易理解，也会因为看到了该学生即使在情绪压力很大的情况下仍然在做自己的努力，在考核评分时难免影响客观性，这样对其他同学有失公正。

另外，或许还因为与该同学熟识，在课堂上班级互动过程中有所表现，可能没有做到对其来访者的身份保密等。此外，心理健康教育中的理念和心理咨询中的理念还是有所差别的，如果同时存在师生关系和咨询关系，教师在课堂教学中对学生的教育和引导可能对学生在咨询中的讨论产生影响。

如果有其他咨询师，教师可以向学生解释说明，建议该学生预约其他咨询师，这位教师可以不给该学生做咨询。当然，学生可能会说最信任这位教师，而这些问题都是可以在其咨询中讨论的。如果受条件所限学校里只有一位咨询师，那么建议该学生在课程结束后即结束师生关系再来预约咨询。如果这位教师认为自己得到学生的信任，坚持认为自己为学生做咨询最能帮到学生，那么这是这位咨询师要自我觉察和自我反思的部分。

高校心理学教师常常遇到这种情况。咨询关系中的越界行为通常不是有意为之的，咨询师的初衷是帮助来访者，却没有觉察到超越了专业界限。咨询师有责任克制自己在咨询关系中满足私利的欲望，即克制职责（Simon，1992）。咨询师可以被接受的获利只有咨询费用以及由于来访者有所获益而带来的满足感。咨询师作为从职业身份中获益的专业人士，以提供专业服务获取劳动酬劳，在专业服务中要始终以保障来访者的福祉为首要目的。咨询师常认为自己在助人过程中带来的成就感以及自我成长是非常重要的，但不得不说这是"副产品"。如果咨询师在咨询关系中满足了其他需要，以致忽略了来访者的利益，这就违背了专业伦理，在一定程度上也表明咨询师的专业胜任力不足。

二、咨询关系与熟人关系

咨询师在同事、朋友中通常是很受欢迎的。由于在专业训练过程中所形成的专业素养和会谈技巧，咨询师在与朋友相处的过程中更善于倾听，更习惯于理解和接纳，特别是其不评价的态度，常常让周围人很受用。有时咨询师自己觉得没做什么，但在交谈中会让周围的人有所受益，咨询师对自己能够帮助到别人也会产生专业效能感。

但是，咨询师在同事、朋友中不一定总是受欢迎的。如果和对方只是一般的社交关系，当对方告诉你很多个人烦恼时，一方面咨询师知道对方处在糟糕的情绪状态，会有关怀的压力，另一方面因为处于社交关系，根据人际交往规则咨询师也会有自我表露的压力。在人际相处过程中，当对方不对等地向你吐露很多秘密时，尽管对方在情绪压抑时极度需要表达，有人倾听会是很好的支持，但是其情绪平复以后可能会因为自己在不那么确定的关系中失控的自我表达而感到不安。如果和对方是很好的朋友，咨询师仅仅站在客观中立的立场倾听对方，有时不足以满足对方情绪支持的需要，因为对方需要的可能是朋友之间"站队式"的肯定，而这又是咨询师角色不能提供的。因此，当对自己在关系中的人际角色不确定时咨询师是很有压力的，甚至会感到混乱。

在同事关系、朋友关系中，咨询师只是一种职业身份，并不要求咨询师在咨询关系以外的关系中也表现出专业行为。反过来，如果咨询师在非专业关系中总被作为咨询师对待，对其自身也是不利的。咨询师作为普通人也需要轻松的交流，有表达情绪的需要，可以有个人的态度和立场，也需要得到朋友的关心和支持。因此，咨询师要清晰地界定自己的角色，确定与对方的关系，知道自己是在一个什么样的关系框架里与对方互动。同时，也要帮助对方明确双方的关系属性，遵循不同关系属性的伦理，彼此形成正确的角色期待，产生良好的互动关系。

我国是熟人文化，在很多情境下人们都认为要找到熟识的人才能得到更安心的服务，于是咨询师时常遇到朋友相托的情形。这种问题表面看起来简单，其实给咨询师带来很大的压力，有时明知道是越界行为，碍于面子又不好直接拒绝，于是咨询师在补救当中最终还是发生了越界行为。

专栏

案例讨论

某校心理咨询师，主要岗位职责是负责学生的心理健康教育与咨询。因为是学校的心理教师，同事、好友有情绪压力时都愿意来找她诉说。

最近单位领导来找她，说自己的妹妹心情特别糟，想请她帮妹妹咨询一下。咨询师觉得给领导的妹妹做咨询不合适，但直接拒绝领导又不太好，婉转解释一番还是未能推托，就答应在咖啡厅与领导的妹妹见面随便聊聊。见面后，咨询师发现情况并不简单，领导的妹妹两年前曾被诊断中度抑郁却不想服药，现因工作压力又出现心境低落。领导的妹妹对与咨询师的见面感觉挺好，又约过两次，提出想试试催眠，咨询师赶紧说自己不擅长催眠，以此为由转介。

　　该案例主要涉及两个问题：其一，同事、好友烦心时就来找咨询师聊聊，如果你是咨询师感觉如何，觉得有什么不妥吗？其二，如果领导因妹妹的情绪困扰问题来找咨询师帮忙，作为咨询师要怎样处理才合适？可以说，这是咨询师最常遇到的问题，虽然并不复杂但考验的是咨询师的伦理敏感性，即咨询师要意识到这是关乎专业边界的伦理议题。

　　咨询师的专业角色是心理咨询取得效果的关键要素。咨询师首先要有能力区分自己在什么情况下是咨询师专业角色，要明确不可以给同事、好友做咨询，因为其间存在着多重关系。同时咨询师还要明确在什么情况下不是专业角色，和同事、朋友在一起时自己是同事、朋友而非咨询师。如果咨询师在与同事、朋友相处的过程中也保持着专业角色，那么常常会带来很多问题。

　　关于领导因妹妹的问题来找咨询师帮忙，处理起来确实挺需要智慧的。咨询师因为专业身份很清楚自己不能给领导的妹妹做咨询，关键是常常因为不好拒绝还是提供了"变形"的咨询。例如只是"咨询"一下或者找一个非专业场所聊聊天，但终归还是绕不开将来访者转介的结局。与其在来访者表露了更深层的问题时再做转介，不如开始时做好解释以及对心理咨询专业工作独特性的说明，为来访者提供转介信息。因为一旦当事人开始诉说再提出转介，当事人就会感到在求助中受挫，与新的咨询师见面又要重新建立关系、讲述自己的经历，而这些原本是可以避免的。

　　作为咨询师，首先考虑的应该是来访者的福祉。如果咨询师答应与领导的妹妹见面，当事人如何定位与咨询师的聊天？如果当事人想表达对家人是秘密的隐私或者有关家庭关系的冲突，现在考虑到咨询师是哥哥的下级是否会有与咨询师交谈不安全的顾虑？如果咨询师在这种情况下接案，能否保持客观中立的立场确保提供具有专业胜任力的咨询？在咨询时所做的判断和推进是为了当事人的福祉，还是为了取悦领导或者向领导证明自己的专业能力？咨询师有责任对这些问题做出慎重的考虑。

　　从根本上来说，咨询师这样做是优先考虑了自己与领导的关系，把自己的福祉放在来访者的福祉之前，也违背了伦理总则中的善行原则。

　　咨询师要注意与同事、朋友保持适当的边界，这样既是保护咨询师自己，同时也是保护对方。当然，如果直接拒绝和别人交流通常被认为是不礼貌的。在熟人关系中，咨询师要有伦理敏感性，避免将朋友之间的聊天演变为咨询会谈。比较安全的做法如下：第一，明确关系的属性，按社交关系的规则和朋友交往；第二，有意识地选择在开放环境中交流，外部线索对社交关系有提示作用；第三，有策略地调整和对方交谈的深度，在对方倾诉时不做跟进催化，不做深度探索。如果发现对方需要专业服务则尽早提示有利于对方及时得到更适合的服务，是咨询师更可行的处理方式。如果咨询师对自己在社交关系中卷入了专业角色却没有觉察，则是咨询师需要自我反思的。

● 基本概念

1. 专业界限：咨询关系作为一种专业关系，与专业关系以外的其他关系保持界限，咨询师与来访者应保持专业边界，这是咨询关系的专业界限。

2. 越界行为：咨询师和来访者超越了咨询关系专业边界的行为称为越界行为。

3. 多重关系：咨询师与来访者除了咨询关系以外在任何时候存在的其他关系，说明在咨询师与来访者这种人际专业角色以外，双方还存在其他人际角色，即咨询师与来访者存在多重关系。

● 本章要点

1. 保持专业界限是专业关系的根本要求，咨询关系与外界保持清晰的关系边界，这涉及咨询师有责任对与来访者的接触保密。咨询师与来访者避免咨询关系以外的其他关系，可以避免与其他关系角色发生利益冲突，以保障来访者的福祉。

2. 多重关系可以是同时发生的，也可以是相继发生的，相对而言同时发生的多重关系比相继发生的多重关系对咨询关系构成的影响更大，有可能引起来访者损伤的多重关系是不符合伦理的。

3. 咨询关系的越界行为可能带来信任危机、角色冲突、权力失衡以及泄密风险，咨询师有克制职责以避免多重关系。咨询师自始至终特别关注的焦点是增进来访者的福祉，在咨询关系中应以来访者的利益为中心。

4. 涉及性或亲密的双重关系被视为专业关系红线，是要绝对禁止的。在咨询关系中出现的性或亲密关系并不是基于双方平等基础上的爱恋关系，因为来访者进入性或亲密关系的选择并不是在自主状态下做出。

● 复习思考题

1. 咨询关系越界行为的潜在风险包括哪些？

2. 为什么在咨询关系中容易出现性或亲密的双重关系？

3. 如果发现所在院系学生预约了你的咨询，作为兼职咨询师该怎么处理？

4. 因为是咨询师，朋友都爱和自己诉说心事，你认为咨询师与朋友相处要注意什么？

第五章

知情同意的伦理议题

学习目标

1. 明确知情同意的重要作用。
2. 掌握来访者知情同意的内容和形式。
3. 掌握来访者知情同意的实施过程。
4. 掌握对未成年来访者的知情同意方法。

本章导读

互相信任是助人专业的基础，建立信任助人关系最好的方法是尊重来访者的权利，并告知其应有的权利（牛格正，王智弘，2018）。知情同意是心理咨询与心理治疗专业实践中首先遇到的伦理议题，之所以说是首先遇到，是因为咨询师应在来访者知情同意的基础上建立咨询关系。如果咨询师在没有获得来访者的知情同意、在没有建立咨询关系的情况下就开始咨询，无法界定双方关系的性质，无论是来访者的福祉还是咨询师的权益都无法得到保障，这是不符合专业伦理的。

咨询关系的建立或维持都是从来访者的知情同意开始的。如果当事人并不知道自己在接受心理咨询，那么即使咨询师认为自己与当事人的工作是以帮助来访者为目标，工作的方式是依据心理咨询的相关理论和技术，并且当事人确实从关系中有所获益，仍然不能称之为心理咨询。从当事人的角度讲，在没有经过其知情同意的前提下，咨询师提供心理咨询是有问题的。即使咨询师是出于好心善意，但因为涉及来访者的隐私权，咨询师在当事人自己没有求助意愿和改变动机的前提下开展工作，表明当事人自我决定的基本权利没有得到尊重。

　　知情同意过程是指咨询师将专业工作的性质以及专业关系的设置告知对方，不仅包括来访者在咨询中承担的责任、专业边界、保密和保密例外规定以及收费设置等，确保当事人在充分知情的基础上考虑是否接受咨询，还包括咨询师在咨询中承担的责任，例如咨询师的专业资质等。通过签署《知情同意书》文件，咨询师和来访者就相关问题达成一致，双方有责任共同遵守并执行《知情同意书》中的规定。《知情同意书》虽然不是严格意义上的法律文件，但在心理咨询与心理治疗领域具有合同效力，一旦咨询师和来访者双方发生分歧，《知情同意书》文件就成为处理纠纷的重要依据。

第一节　关于来访者知情同意

　　知情同意权是来访者最重要的基本权利之一。相对应，咨询师有责任为来访者客观地提供充分信息，既包括来访者的权利也包括来访者的限制，同时还要告知咨询师的权利和限制，以便来访者可以做出是否知情同意的决定。

一、知情同意的界定和要素

　　在进入咨询关系以前，来访者不一定了解心理咨询，对心理咨询的认知也不一定完全正确。尊重来访者知情同意权利的前提，是先要帮助来访者了解关于心理咨询专业服务的相关信息，也就是说先要确保来访者知情，在此基础上来访者做出是否同意接受专业服务的决定。

（一）知情同意的界定

　　所谓知情同意，即来访者有权被示以充分资料，来访者被告知而后抉择的程序，以决定是否进入咨询关系、是否持续与咨询师的专业关系（Corey，1991）。在正式开始咨询以前，咨询师与来访者先要就心理咨询的属性及相关规定进行沟通，使来访者充分了解自己以及咨询师在咨询中各自的角色、任务和权责，有针对性地澄清来访者的疑惑，以利于来访者做出知情同意的决定。

　　来访者对是否接受心理咨询有自主决定的权利，而做出判断的前提条件是充分了解相关的信息。如果来访者在不完全知情的前提下选择接受心理咨询，其权益不仅没有得到保障，而且有可能因为对心理咨询的误解在后续咨询过程中发生问题。

　　咨询师作为专业人员有责任告知并做好解释，特别是将接受心理咨询可能的风险、保密的限制等客观地以来访者能理解的语言进行说明，以确保来访者全面理解相关事项。只有通过这样的告知过程，来访者做出的同意这一决定才有意义，否则会沦为空谈。知情同意贯穿整个咨询过程，在心理咨询的任何阶段来访者有疑问时都可以发问，咨询师都有责任做出解释和回应。

（二）知情同意的要素

知情同意是来访者的权利。来访者有权选择是否建立或者继续咨询关系，对咨询师以及咨询过程足够了解是做出决定的前提条件。有关来访者的知情同意包含着三个关键的要素。

1. 来访者有知的权利

接受心理咨询是对来访者福祉发生影响的过程，来访者有权利决定自己是否接受影响。为了使来访者的权益得到保障，做出是否接受咨询的判断是基于对心理咨询的足够了解，而咨询师有责任帮助来访者获得相关信息，且这些信息足够完整、客观，有助于来访者充分考虑以便做出决定。

来访者具有"知"的能力是前提条件，即来访者有能力理解信息的含义。如果是未成年人、失智老年人或者因智力障碍、精神疾病等原因不具备理解和决定能力的人，则需要监护人参与知情同意过程。咨询师有责任根据来访者对信息的理解能力和情绪状态，使用来访者可以理解的语言提供充分的信息，满足来访者知情的需要。

来访者预先有知情权，知悉在心理咨询过程中将怎样接受影响。来访者对咨询关系的属性，在咨询过程中将会发生什么，可能有什么益处同时又有哪些风险，自己在咨询过程中有什么权利同时又有哪些限制等方面在被影响之前有知情权。例如咨询师对来访者的隐私保密，但如果来访者有自残等严重自我伤害性行为则属于保密例外的情形。如果来访者不清楚保密例外规则，以为咨询师一定会为自己保密，当咨询师发现来访者的例外情形要突破保密原则时，来访者会产生被欺骗感，这样不但破坏来访者对心理咨询及咨询师的信任，还可能导致严重后果。

2. 来访者全然自我决定

来访者对是否接受心理咨询有自我决定的权利。心理咨询一般都是从来访者主动求助开始的，来访者的求助动机是关乎咨询效果的重要影响因素。只有来访者有主动的求助意愿同意进入咨询关系，心理咨询才能开始，来访者有自主选择的权利。

来访者自愿同意接受咨询，完全是出于其自主决定。咨询师有责任尊重来访者自我决定的权利，除非来访者处于危急状况之下其自主决定能力受限。如果来访者出于强迫或受到压力来见咨询师，咨询师首先要做的也是与来访者进行知情同意讨论。如果来访者在咨询过程中要求退出咨询，其也有终止咨询的权利。

3. 来访者的自我决定被充分尊重

来访者的知情同意权利能否被保障，还取决于知情同意做出的决定是否被咨询师充分尊重。有些咨询师认为，知情同意过程就是签署《知情同意书》文件，有些咨询机构将签署《知情同意书》文件安排在来访者预约咨询阶段，这样知情同意过程只是一个仪式化的工作程序，作为归档文件留存在咨询机构，至于来访者是否真正理解了其中的内容没有被重视，来访者的知情同意权没有得到充分尊重。

来访者不仅对是否接受心理咨询有自我决定的权利，而且对在咨询中是否讨论某些议题或者结束咨询同样有参与决定的权利。从专业角度来讲，来访者回避某些话题或者中途退出咨询，可能与其阻抗或防御有关，咨询师可以与来访者讨论，但最终还是要尊重来访者的自主决定。

心理咨询是在咨询师与来访者达成知情同意的框架内进行的专业服务，无论是咨询师还是来访者都有责任遵守《知情同意书》的相关规定。因此，咨询师在首次会谈时有必要与来访者讨论知情同意的相关事项，澄清来访者的疑问，并在咨询过程中执行《知情同意书》里的相关规定。

二、知情同意的伦理基础

来访者的知情同意权可以追溯到 20 世纪 70 年代的医疗判例法（维尔福，2010）。现在我们就医时如果需要手术，医生必须与患者及其家属进行术前谈话，医生简要告知施行的手术方式以及可能的风险，并要求家属签字，如果患者家属不签字就不能进行手术。但在早期，通常认为医生作为专业人士有决定权，其既不会向患者解释医疗程序也无须获得患者的知情同意。当时无论在法律层面还是在伦理层面医生都没有告知责任，直到出现医疗判例法才明确了患者享有知情以做出决定的权利。

（一）尊重原则

知情同意的基础是尊重。咨询师应尊重每位来访者，尊重其隐私权、保密性和自我决定的权利。享有自主性是每个人的权利，来访者有权决定自己的生活，不应因为来访者不了解心理咨询的相关知识而剥夺其选择的自由。

来访者对相关信息有知情的权利，只有知道了必要的信息才能自主地做出是否接受心理咨询的决定。因此，咨询师作为专业人员有责任告知来访者相关信息，这是维护来访者权益的根本保障，是符合伦理的专业行为。

（二）善行原则

避免来访者受到伤害是咨询师在专业服务中的基本准则。通过知情同意过程，来访者可以预期如果接受心理咨询在咨询过程中将会发生什么，潜在的收益是什么，可能的挑战和风险又是什么，全面客观的信息有利于来访者决定是否接受咨询。

例如来访者有权了解咨询师的理论取向，对于因为人际关系问题求助咨询的来访者，其可能以为心理咨询就是由咨询师提供建议帮助其发展社交技能，但精神分析取向的咨询师会和来访者讨论原生家庭对其人际关系模式的影响。倘若来访者知情但没有准备好探讨家庭关系问题则可以拒绝该咨询师，但来访者如果并不知情就很可能在咨询师与其探讨家庭问题时受到伤害。

（三）公正原则

在对来访者进行心理咨询知情同意讨论的背后，最根本传达的是公正原则，这体现在咨询师对所有来访者一视同仁，公正、平等地对待每一位来访者。

在来访者不了解心理咨询的情况下帮助其获知信息，无论来访者的文化程度如何，无论来访者有怎样的社会经济地位，咨询师都应使用来访者可以理解的语言与来访者进行知情同意讨论，告知来访者足够全面、客观的信息并帮助其充分理解，以利于来访者做出是否接受心理咨询的决定。

三、知情同意的作用和实质

来访者知情同意程序绝不只是为了咨询机构生成存档文件。无论是咨询师还是来访者，包括咨询机构，都应认识到知情同意过程的重要性。

（一）来访者知情同意的作用

来访者知情同意不应止步于签署《知情同意书》文件。如果咨询师不参与来访者知情同意过程，而是由咨询机构的接待员协助完成，就无法充分发挥来访者知情同意程序的作用。

1. 建立规范的专业关系

遵守专业设置是心理咨询的根本前提，知情同意其实也是对来访者进行心理教育的过程，有助于建立规范的专业关系。在知情同意的过程中，咨询师可以帮助来访者充分了解心理咨询，确保来访者理解咨询关系的专业属性，对心理咨询形成恰当的期待，减少对接受心理咨询的不确定感和恐慌，知道在咨询中要遵守哪些规则。从另一个角度来讲，咨询师在与来访者初次接触时进行知情同意讨论，是在设身处地地理解来访者的感受，回应来访者对开始心理咨询时的担忧和疑虑，向来访者表达共情并澄清其疑惑，加深对咨询师的信任感，有助于建立咨询关系。

2. 澄清来访者的错误认知

知情同意的重要作用之一是澄清来访者对心理咨询的误解。我国目前心理咨询与心理治疗行业发展不成熟，相关法律法规并不健全，缺乏统一的执业制度以及行业协会的有力监管，当来访者准备接受心理咨询专业服务时帮助其澄清误解尤为重要。例如心理咨询目的是帮助来访者缓解情绪困扰，但不可能快速消除，由于咨询过程中帮助来访者面对一直以来回避的问题，有可能在一段时间内其消极情绪体验反而更加明显。来访者如果提前知情，则有助于克服咨询过程中的情绪起伏，对心理咨询有更好的坚持而不是脱落。

3. 理解来访者的重要途径

来访者对知情同意过程的反应是个人化的。不同来访者对知情同意条款的态度不同，反应方式不同，遵守意向也不同。有的来访者并不重视，甚至在不阅读文件的情况下就完成了文件签署过程；有的来访者非常细心地阅读，并且针对有关规定提出了很多疑问；还有的来访者明明知道自己已经签署过知情同意文件并知悉相关条款，但仍然会提出与之相违背的要求。不同来访者之所以表现出不同的应对方式，在一定程度上都与来访者个人有很大的关联。有关知情同意的讨论是理解来访者的重要途径，也是心理咨询可以深入展开的组成部分。

(二) 来访者知情同意的实质

来访者知情同意的实质是建立咨询关系。咨询师与来访者关于知情同意的讨论，一定是基于来访者之前对心理咨询如何理解以及为什么会有这样的理解，包括来访者特别想了解哪些信息以及为什么格外关注哪些限制，这些都与来访者是怎样一个人有密切关联。来访者知情同意过程是进行心理教育的过程，此过程使接下来的心理咨询在一个规范化的专业设置里推进，同时通过对来访者个别化的理解更好地提供专业服务。

知情同意过程可以帮助来访者适应来访者角色，获得对心理咨询的确定感。知情同意程序能够促进来访者的自主性和自我决定，减少心理咨询师对来访者剥削和伤害的可能性，促进来访者理性决策并增强咨询联盟 (Blease et al.，2016)。知情同意过程落实到具体可见的工作是来访者签署《知情同意书》。这个文件非常重要，一方面使心理咨询关系的建立符合专业伦理规范，另一方面一旦陷入纠纷就能成为处理问题的重要依据。

来访者知情同意的讨论过程本身就是心理咨询的一部分 (维尔福，2010)。知情同意过程并不是只在心理咨询的最初阶段讨论相关问题，而是每当来访者有疑问时都可以提出来讨论。来访者在咨询过程的全程始终可以提问，从更核心的作用而言是咨询师与来访者建立关系，看到来访者的疑惑，与来访者共情，并给予及时回应，从而有利于促进来访者在接下来的咨询进程中投入和参与。来访者知情同意过程因人而异、因环境而异，需要根据来访者、机构要求进行弹性调整 (王浩宇 等，2017)。个性化的知情同意访谈有助于咨询师灵活地感知和处理来访者的个性化问题与需求，是来访者对知情同意满意的重要因素 (Heisig et al.，2015)。也就是说，咨询师除了解释知情同意中的重要信息之外，还要关注来访者的理解程度和反馈，以及他们本身的特质所带来的影响 (Croarkin et al.，2003)。

有些咨询师对来访者知情同意工作有误解，例如担心来访者因为咨询师在知情同意过程中告知的信息而拒绝咨询，包括知道了咨询师可能会突破保密原则而会有所隐瞒。其实，当来访者知晓在咨询过程中什么可以做、什么不可以做时，其反而会认为咨询师更加专业和值得信任，对咨询过程有确定感，从而促进对咨询的参与和投入。

四、知情同意在我国的应用状况

总体来讲，我国心理咨询与心理治疗整个行业对来访者知情权的重视程度还有待提高。张爱莲、钱铭怡和姚萍 (2007) 对中国和美国咨询师的相关伦理行为调查进行了比较，虽然采用同样问卷的两个研究相差 13 年，但是我国咨询师在知情同意方面的职业伦理意识与美国被试相比仍有差距。

我国在 2001 年 8 月起实行的心理咨询师国家职业标准中，强调了心理咨询师在咨询关系建立之前，必须让患者了解心理咨询工作的性质、特点、这一工作可能的局限以及求助者自身的权利和义务。心理咨询师在与求助者一起工作时应与求助者对工作的重点进行讨论并达成一致意见，必要时（如采用某些疗法）应与求助者达成书面协议（赵静波，季建林，2007）。《中国心理学会临床与咨询心理学工作伦理守则》（中国心理学会，2007）第一版里只在隐私权和保密性章节涉及相关内容，没有设置知情同意章节，直到 2018 年第二版才增加了相关章节，明确提出知情同意的相关内容，并指出心理师应认真记录评估、咨询或治疗过程中有关知情同意的讨论过程。

在心理咨询与心理治疗行业内部，对来访者知情同意程序的实施大致经历了以下三个阶段：

第一个阶段，缺乏知情同意过程。当来访者寻求心理咨询帮助时，咨询师提供心理咨询服务似乎是顺理成章的事情，来访者自然要遵守相关规定，咨询师也认为那些条款只是规定而已。在初期心理咨询实践中，基本上没有进行知情同意讨论环节，甚至在一些咨询机构里也没要求签署《知情同意书》文件。

第二阶段，签署《知情同意书》文件。后来在实践中发现，尽管在咨询机构里有相关规定，但还是可能出现分歧引发矛盾，在应对相关纠纷过程中发现需要有处理问题的依据，于是要有文件签署留档。但知情同意的意义并没有引起足够重视，甚至认为如果在咨询过程中一起阅读、讨论及签署《知情同意书》是浪费咨询时间。也有一些咨询机构是要求来访者在预约咨询时完成的，即如果不签署《知情同意书》就不会继续预约工作，这样知情同意过程就在一定程度上有被形式化的倾向。

第三阶段，在签署《知情同意书》文件的同时咨询师还要与来访者讨论。从来访者的角度讲，既然所有来访者都要签署这一统一的文件，也因为有些来访者当时急于求助的心情，往往会出现来访者并没有仔细阅读就签署了《知情同意书》的情况。后期双方出现分歧，很可能就是《知情同意书》中已经包含的内容，但由于没有经过讨论达成共识还是出现了问题。因此，咨询师与来访者知情同意的讨论特别重要。

第二节　来访者知情同意的实施

随着心理咨询与心理治疗的专业化水平提高和规范化职业发展进程加快，知情同意过程逐渐被重视。目前咨询师大多会在咨询机构要求来访者签署《知情同意书》文件的基础上，在心理咨询首次会谈时与来访者进行知情同意讨论，澄清来访者的疑惑，并对保密例外等特殊问题加以强调。

一、来访者知情同意的内容

知情同意过程最直接的目的是帮助来访者做出是否接受咨询的决定，来访者有权利充分获知相关信息。

(一) 关于心理咨询

帮助来访者了解心理咨询的专业性。咨询师要全面客观地向来访者介绍心理咨询的程序、目标、技术及局限性，明确咨询师与来访者双方的权利和责任，既要向来访者介绍在咨询中可能的获益，同时也要说明接受咨询的潜在风险，例如在心理咨询期间可能由于集中探讨来访者的负性生活事件和消极情绪而影响来访者的状态。咨询师要向来访者介绍咨询记录的作用、意义以及咨询记录的存放和保管，包括谁有权力查阅咨询记录。咨询师应认真记录评估、咨询或治疗过程，包括与来访者进行的知情同意讨论。

(二) 关于心理咨询师

来访者有权利了解咨询师的资质以及专业受训背景。有些来访者在预约以前已经对咨询师的资质、所获认证及专业工作理论取向等情况有一定了解，但也有一些来访者之前对咨询师的专业情况并不了解。如果来访者对咨询师的实践经验以及所采用的理论取向有疑惑，咨询师有责任做好解释。如果提供咨询的咨询师是实习生，来访者不仅有权利对来访者的实习生身份知情，而且对所接受的心理咨询是在督导师指导下的服务有知情同意的权利。

(三) 关于专业设置

明确专业设置是知情同意程序的重要内容。专业设置如果不规范，往往是干扰咨询过程最常见的因素。咨询师要向来访者说明在咨询过程中双方的权利和责任，明确预约制度、请假制度，介绍收费标准。来访者有选择咨询师的权利，也有接受咨询和拒绝咨询的权利，应告知来访者其享有保密的权利，但同时也应明确有保密例外的情况。

(四) 关于来访者的权利

来访者对是否接受心理咨询有自我决定的权利，同时也有权利拒绝接受咨询。来访者有权利选择咨询师，同时参与制定咨询目标和干预计划。如果在咨询过程中咨询机构或者咨询师要录音录像，需要有专门的知情同意讨论，同时在《知情同意书》里包含相关内容，如果没有则要单独签署《录音录像的知情同意书》。此外，在《知情同意书》里还涉及来访者有对咨询师投诉的权利，并告知投诉渠道及相关信息。

来访者有权了解心理咨询的相关事项，对心理咨询有任何疑问都可以询问并得到清楚的答复。尽管在咨询中咨询师不一定一一介绍，但咨询师应谨记并尊重来访者的权利。通常咨询师会主动询问来访者对心理咨询有无疑问，为来访者提供充分的信息以利于来访者做出是否接受咨询的决定。

关于来访者知情同意的内容，咨询师希望来访者了解的与来访者想了解的并不完全一致。研究表明，咨询师与来访者的关注点存在一定程度的相关，但也存在差异 (Goddard et al.，2008)。赵静波、季建林和程文红等（2009）对 601 名咨询师进行调查，研究发现有 80% 以上的被调查者能够在心理咨询前做到知情同意，向来访者说明心理咨询的性质、作用和局限，讲明收费标准和规定，但只有一半的被调查者在咨询前会向来访者介绍自己的学历、资历和专业经验等。杨诗露、赵晨颖和米田悦等（2018）经过研究也发现，咨询师和来访者在知情同意过程中关注的焦点存在差异，最被咨询师重视的是保密性和咨询设置问题，包括请假、收费等专业设置，可能事关来访者和咨询师的切身利益，如果出现分歧极易引起矛盾冲突，但咨询师不太看重咨询师个人信息的告知。

因此，咨询师应站在来访者的角度设身处地理解来访者的需求，来访者更希望了解咨询师的资质，因为能不能得到有效帮助才是他们更关心的内容，这样做才是对来访者知情同意权利最大的尊重。

专栏

问题讨论

有的来访者接受心理咨询本来就很犹豫，如果在心理咨询刚开始就与来访者讨论保密例外，会不会更加阻碍来访者的自我表露？为了让来访者安心，咨询师决定先对来访者承诺保密，你觉得咨询师的做法合适吗？

随着心理咨询与心理治疗专业化水平的提升，来访者的知情同意过程越来越受到重视，咨询师大多会与来访者讨论咨询的相关事宜。但是有些咨询师担心，如果在首次会谈开始时就解释保密例外细节会削弱来访者寻求治疗的动机，会给来访者传递一种咨询师不可信任的信息而破坏咨询联盟，来访者很可能感到更不安全，因为没有得到完全保密的承诺很可能会阻碍自我暴露。一项调查发现，只有61％的咨询师和来访者讨论保密问题，19％的咨询师告诉来访者他们所说的一切都是保密的（Baird & Rupert，1987）。

事实上，以进行单次诊断性访谈的抑郁大学生为调查对象的研究发现，那些被告知保密局限性的大学生和对照组在对抑郁症状的自我暴露意愿上没有明显差别（Muehleman et al.，1985）。可见，大多数来访者并不会被保密局限性限制，特别是当咨询师能够向他们具体说明和澄清保密例外时，反而使他们感受到咨询师的专业性，清楚在属于保密例外的情形下咨询师为什么会突破保密限制，以及接下来可能会发生什么，这样他们对得到的专业服务是确定的。

二、来访者知情同意的形式

来访者对心理咨询的属性越是了解，对来访者角色的认识越是清晰，越有利于建立咨询关系。来访者知情同意有不同的形式，主要有口头讨论和签署《知情同意书》文件两种，不同形式各有所长也各有其短，相互补充且相辅相成。ACA 伦理守则在 A. 2. a 中明确提出，知情同意应当同时包含书面和口头讨论两部分。

(一) 签署《知情同意书》文件

签署《知情同意书》文件被认为是心理咨询与心理治疗职业领域必备的工作程序，可以说是心理咨询专业化、规范化的重要标志。签署《知情同意书》文件有以下好处：

其一，书面文件严谨、规范。作为重要的留档文件之一，心理咨询机构可以事先准备好规范的文本，经过专业人士反复推敲的文本不仅知情同意的内容更加全面而且文字表述更加严谨，经得起专业的检验，即使诉诸法律时作为依据也不会有严重疏漏。

其二，信息传递高效、一致。咨询师以来访者签署文件的形式可以快速高效地向来访者告知必要的事宜，因为采用的是统一的文本所以传递的信息更具有一致性，可以保证对所有来访者做到公正。

其三，咨询关系更正式、有约束力。签署《知情同意书》有比较强的仪式感，强调咨询师和来访者双方正式进入契约关系。咨访双方更明确是进入一种专业关系，更容易确定关系的边界，这在一定程度上有助于避免越界行为。

因此，《知情同意书》作为留存文档可以做到有案可查。如果没有来访者签字的书面文件，一旦面临伦理投诉或法律纠纷对咨询师及其咨询机构是非常不利的。同时，来访者也可以带回《知情同意书》副本，用以在需要时确认某些重要信息，例如收费安排、请假制度以及紧急情况下联系咨询师的方式等。

签署《知情同意书》文件也有不足之处，主要包括以下方面：

其一，文件签署容易流于形式。有些来访者对文件签署没有引起足够的重视，在没有仔细阅读或者没有完全理解的情况下就匆忙签字，有的来访者也不会妥善保留纸质版《知情同意书》文件，这样签署《知情同意书》文件只是一个工作程序，没有发挥其真正的作用。

其二，标准化文件无法满足个性化要求。例如对某些来访者来说，《知情同意书》文件可能超出了其理解能力。国外有研究者曾检验《知情同意书》的可读性，发现平均书写方式相当于大学三年级学生的阅读水平，而 50% 的成年人阅读水平低于九年级，如果超出来访者的理解能力就会极大削弱《知情同意书》的告知效果（Handelsman et al.，1995）。

综合以上考虑，签署《知情同意书》文件是更加正式的形式，但要保证来访者仔细阅读并能够理解。从法律层面上讲，书面告知可以确保来访者获得必要信息，同时作为一个合同文本留存是非常必要的，但不能完全代替知情同意的讨论过程。

(二) 口头知情同意讨论

与来访者口头讨论是知情同意的另一种重要形式。知情同意过程意味着咨询师与来访者双方对心理咨询有关的事项达成共识，在此基础上再进入正式的咨询过程。如果咨询师与来访者各自单独签署《知情同意书》但双方没有讨论，就相当于没有达成共识的过程。只有经过知情同意讨论，咨询师才知道来访者明白了咨询师希望来访者知道的，而来访者相关的担心和疑虑才有机会得以消除，这样咨询师和来访者双方彼此达成约定，才可以进一步在咨询中探讨更深刻的问题。因此，在咨询中花时间讨论知情同意的问题，看起来是在耗费时间，却为后续的咨询过程奠定了很好的基础。

以口头讨论的形式完成来访者知情同意过程，最大的好处是更加个人化，可以根据来访者的独特需要，鼓励来访者提出问题，双方对相关规定的适用性和可行性进行深入讨论，有助于来访者对知情同意的相关问题理解得更充分、更透彻。

如果咨询师对来访者的知情同意只做口头讨论，那么最大的问题是缺乏证据。虽然咨询师也会记录知情同意的讨论过程，但没有来访者签字的文件很难作为依据。因此，与来访者知情同意的口头讨论非常重要，但通常作为辅助程序，不单独使用。

来访者知情同意不是咨询师单向告知的例行工作，而是双向沟通的过程。咨询师要营造一种开放交流的氛围，随时给来访者提供发问的机会，愿意与来访者讨论，与来访者共同探索对心理咨询的理解和期待。一方面咨询师要有与来访者沟通的开放态度，表达平等与尊重，这对建立咨询关系有很好的促进作用；另一方面咨询师对来访者产生疑惑、恐惧以及对咨询设置进行质疑要有心理准备。来访者对心理咨询过程了解得越清楚，越是有机会放下防御展开深度探索，越能从咨询中受益。

（三）辅以多种宣传形式

除了以上两种主要形式以外，一般咨询机构还会结合多种形式进行心理咨询的宣传。咨询机构通常都备有宣传页或宣传手册，还可以在咨询机构的走廊设立宣传栏，主要目的是普及心理咨询相关知识，以及对咨询机构、咨询师进行宣传，供前来问询的来访者查阅相关信息。具体内容包括什么是心理咨询、咨询的目标、咨询中的收益以及挑战等，同时可以列出心理咨询的流程、收费规定等专业设置，还可以采用问答的形式澄清来访者的疑惑。还有一些咨询机构录制关于知情同意的视频短片，也是为了帮助来访者了解心理咨询。

无论请来访者阅读宣传资料还是观看视频，尽管更加生动、直观，但都只是帮助来访者获知并理解相关信息，既不能替代签署《知情同意书》文件，也不能替代关于知情同意的讨论。这些都只是作为辅助的补充形式。

三、来访者知情同意的实施

来访者知情同意程序的根本目的是保障来访者对是否接受咨询、是否进入咨询关系享有自我决定的权利，因此通常是在心理咨询的初期进行，也最为重要。在咨询初始与当事人进行知情同意程序，以确定当事人的意愿，并保障其权益（王智弘，1995）。在这个阶段，要帮助来访者对心理咨询形成恰当的认识，了解咨询关系的属性和咨询师的资质，以决定是否进入咨询关系，这也是知情同意程序最核心的部分。比较理想的情况是，咨询师在与来访者进行知情同意讨论后签署《知情同意书》文件，如果在现实条件下将文件签署安排在预约咨询的环节，咨询师仍然有责任在首次会谈时与来访者进行讨论，因为在来访者理解的情况下其所签署的文件才有真正的意义。

　　知情同意程序并非仅限于初次会谈，知情同意是一个持续进行的过程。知情同意程序不只是在心理咨询开始时进行，不是讨论过后来访者就不可以再提出疑问。在心理咨询的任何阶段，来访者都可以提出问题，咨询师都有责任对来访者的问题做出回应。

　　有时来访者不可能快速理解心理咨询相关的信息，除了咨询师告知的信息以外，从来访者的角度可能还想了解其他问题。有的来访者求助意愿非常强烈，急于倾诉自己的问题，或者在应激状态下很难提出自己关于心理咨询过程的困惑。伴随心理咨询过程的展开，还会出现需要来访者知情同意的内容或者来访者可能出现新的疑惑。例如来访者前来求助是因为职场压力导致的情绪困扰，咨询师在咨询过程中发现这与来访者的婚姻及家庭问题有很大关联。但是如果就婚姻及家庭问题进行工作则与来访者的预期不一致，最好与来访者进行知情同意的讨论。如果不进行知情同意讨论，来访者可能会感到诧异，自己因为职场问题前来咨询，为什么咨询师对自己的亲密关系感兴趣，尤其是如果来访者没有做好探索亲密关系的准备就可能会表现出非常大的阻抗。因此，来访者知情同意是一个动态变化的循环过程。

第三节　知情同意相关的常见伦理议题

　　在知情同意的情况下接受心理咨询是建立咨询关系的前提条件，但有时情况更加复杂。面对未成年人等特殊群体、危机干预等特殊情况时，知情同意过程都会涉及一些更复杂的具体因素，如果处理不好则不仅不符合伦理还可能触犯法律法规。

一、未成年人的知情同意

　　由于未成年来访者的理解和判断能力尚不成熟，还缺乏决策能力，同时也因为未成年人不具备完全民事行为能力，所以为未成年来访者咨询时还牵涉到其监护人的知情权和监护权，父母有权利和义务了解孩子的情况。关于未成年人的知情同意是很复杂的，与不同年龄阶段青少年在法律层面豁免的权利有关，另外对于接受心理咨询服务的知情同意还取决于青少年的心智发展水平。

（一）未成年人知情同意的复杂性

　　为未成年人提供心理咨询要取得监护人的知情同意。因为未成年人不具备完全民事行为能力，所以其自行签署《知情同意书》是不具有协议效力的，须取得监护人的知情同意。一方面，未成年人可能没有能力完全理解心理咨询的专业属性，没有能力进行全然的自我决定；另一方面，未成年人心理困扰的发生以及改变在一定程度上与家庭有关，需要监护人提供支持。此外，未成年人的活动去向通常需要监护人知情，而且可能有支付咨询费用的问题。因此，未成年人接受心理咨询至少需要取得一名监护人的知情同意。

比较常见的情况是，父母认为孩子有这样那样的问题，希望咨询师为孩子提供咨询，但孩子并不认为自己需要帮助。如果未成年人拒绝同意，咨询师不一定就拒绝咨询，要结合考虑各种因素。反过来，咨询师也不能以尊重监护人为由而忽略了来访者的意愿。一般来讲，越是接近成年人，越具有自主选择心理咨询的能力。

咨询师还是会尽最大努力获得未成年人的咨询同意。咨询同意是指咨询师尽可能获得儿童对参与心理咨询的同意（DeKraai et al.，1998）。ACA 伦理守则和 APA 伦理守则都提出，对未成年人不是知情同意，而是咨询同意。征得未成年人的咨询同意是对父母同意的补充而不是替代。随着青少年认知成熟度的提高，未成年人的咨询同意接近知情同意，发生冲突时最终的优先权要根据儿童的最大福祉（维尔福，2010）。

（二）未成年人知情同意的影响因素

关于如何进行未成年人对心理咨询的知情同意，受法定年龄和实际能力的限制。如果当事人的认知发展尚未成熟，其无法充分理解心理咨询相关的信息，就无从谈起自主选择心理咨询的能力，对于低龄儿童来说很难涉及对咨询的承诺以及参与。

对未成年人咨询取得监护人的知情同意形式，还与所属咨询机构的性质等因素有关。未成年人处于学龄阶段，一般情况下是在校的中小学生。我国学校的心理健康教育通常被纳入思政教育体系，是学校教育的一部分，即学校也承担着促进学生身心健康的责任。通常学校在召开家长会时，可以告知家长学校有心理辅导老师，学生有心理方面的需求可以主动找老师寻求帮助，这就是以学校为主体向监护人进行知情同意。如果学生前来求助的是一般问题，以这种方式取得监护人的知情同意即可。同时要强调，无论从学校心理健康教育的定位还是学校心理咨询师的专业胜任力来讲，以及结合中小学生心智发展水平，通常不建议学校咨询师做过度深入的探索，只为学生提供心理支持和发展性咨询。如果发现学生的情况比较严重，学生前来求助的是比较复杂的问题，则需要学校及心理老师与监护人另外进行知情同意的讨论，或转介以保证学生的福祉。

如果未成年人到社会咨询机构或医疗系统心理科寻求咨询，则要求咨询师取得监护人的知情同意。判断未成年人是否有理解并同意咨询的能力主要取决于其年龄、认知水平、情绪成熟水平及社会文化等四个因素（Fundudis，2003）。因此，一方面要遵守国家法律法规对未成年人年龄的界定及权利规定，另一方面年龄只是其他因素的代表，还要结合考虑未成年来访者的理解和判断能力。同时，也和未成年人是否达到或接近法定独立生活标准有关。

根据《中华人民共和国民法典》，18 周岁以下未成年人的情况分为三种：第一种情况是 8 周岁以下，为无民事行为能力人，其民事活动由法定代理人代理；第二种情况是 8 周岁以上不满 16 周岁，为限制民事行为能力人，可从事与其年龄、智力相适应的民事活动，其他民事活动由法定代理人代理或征得其法定代理人的同意；第三种情况是 16 周岁以上不满 18 周岁的未成年人，如果是以自己的劳动收入为主要生活来源则视为完全民事行为能力人。因此，咨询师如果对 8 周岁以下儿童提供咨询服务，必须得到其监护人的知情同意；如果对 8 至 16 周岁未成年人提供咨询服务，可征得其监护人的同意；如果对 16 周岁以上未满 18 周岁未成年人提供咨询服务，视来访者的情况而定，若其以自己的劳动收入为主要生活来源则可以自主签署咨询协议。另外，如果是紧急情况下需要立即处置，则在紧急情况下处理完毕后应立即向监护人告知处置情况。

专栏

案例讨论

某高一女生，16 岁，因情绪问题来咨询。每次咨询前，来访者的母亲都会给咨询师打电话告诉咨询师孩子在家里的情况。每次咨询结束以后，来访者的母亲又打电话称希望了解孩子在咨询中的情况，这样让咨询师感到很为难。咨询师要如何处理更合适呢？

首先，咨询师要重视与青少年知情同意的讨论过程。尽管未成年来访者不能自己签署《知情同意书》，但是咨询师要与其认真讨论心理咨询相关事宜。一方面体现着对来访者的尊重，充分重视来访者的权利；另一方面可以帮助未成年来访者获得掌控感，他清楚咨询师可能将什么内容告知父母，他自己可以决定在咨询中是说还是不说。咨询师要具体说明在什么情况下会打破保密原则，以确保青少年来访者了解在什么情况下咨询师会将咨询中讨论的内容告诉他们的监护人，以来访者清楚及信任的方式向他们明示保密原则对他们的保障与限制。

其次，做好与监护人知情同意的讨论。咨询师可以向家长解释心理咨询的保密原则，并不是将与未成年人咨询的所有内容都告诉家长，同时鼓励家长与子女进行直接的沟通。咨询师如果认为有必要让未成年来访者的父母参与到心理咨询的过程中，可以直接向父母提出建议。未成年来访者情绪和行为问题的形成通常与家庭有关，而情绪和行为问题的改善更是需要家庭的支持。让学生和父母都享有知情权是非常重要的。

二、非自愿来访者的知情同意

在一些特殊领域里，例如司法矫正部门对服刑人员、戒毒人员等有法院强制咨询的情况。在与被强制要求接受专业服务的来访者工作时，咨询师同样有必要在开始咨询前进行知情同意程序，确保来访者理解心理咨询服务的性质，与其讨论保密原则以及保密例外的界限，解释相关依据，这是对来访者知情同意权利的尊重。

如果来访者处于痴呆或急性精神病等能力缺损状态，在要求提供专业服务时，即使因当事人当前不能理解知情同意程序，也要取得家庭成员或监护人的知情同意。

相比较而言，非自愿来访者可能因为被强迫咨询而缺少求助意愿和改变动机，但是咨询师也无须自动假设强制的来访者一定对咨询师存在敌意，或者一定不愿意参与咨询过程。事实上，当咨询师与来访者进行知情同意讨论时，来访者感到自己的权利被尊重，得知咨询师可以开展的工作以及自己在咨询过程中可能的获益，往往可能改变对咨询的态度。

三、危机干预中的知情同意

咨询师在决定保密突破之后执行保密突破之前，比较理想的情况是有机会获得来访者的知情同意，尽可能让来访者知情并参与信息披露决策过程。之所以要尽可能做到来访者对保密突破的知情同意，有以下三方面的原因：其一，来访者有权利决定是否打破隐私权的保密界限，咨询师有义务尊重来访者的权利；其二，在来访者同意的情况下突破保密原则，可以避免破坏咨询联盟，以后有机会继续工作，不影响来访者对咨询师的信任；其三，使来访者有机会参与知情同意过程，增强来访者的可控感。

咨询师对来访者保密突破的知情同意过程也很重要。咨询师要和来访者讨论保密突破的决定，向来访者说明基于对来访者的评估做出专业判断的依据。考虑到来访者存在一定的危险性，保密突破是为了保障来访者的安全。如果来访者有担心和疑虑，咨询师可以做好解释，告知其接下来会如何工作。例如在高校心理咨询中心，若来访者有危机则通常需要联系其监护人，如果来访者拒绝则可以询问来访者的担心是什么，也可以由来访者决定是通知父亲还是母亲，或者先告知来访者信任的亲属、紧急联系人等。这样可以使来访者有一定的可控感，同时也可以确保来访者得到需要的人际支持。

当然即使来访者不同意保密突破，也不代表咨询师不可以执行。在实际工作中，与危机状态的来访者建立关系通常是非常困难的，与来访者讨论保密突破时有可能被拒绝，来访者也会提出如果保密突破就不再继续咨询，这时咨询师通常感到压力很大。如果咨询师担心破坏咨询关系没有突破保密原则，那么一旦出现意外咨询师就极有可能卷入法律纠纷。需要提醒的是，危机干预优先于常规咨询。若来访者出现危机状况就不再是常规咨询，而且生命权是最优先级别。如果来访者不同意，那么与来访者讨论的过程至少应做到来访者知情。在紧急情况下，为了保护来访者及他人的安全，必要时可以先保密突破，事后再向来访者解释说明。

● 基本概念

所谓知情同意，即来访者有权被示以充分的资料，进行被告知而后抉择的程序，以决定是否进入咨询关系、是否持续与咨询师的专业关系。

● 本章要点

1. 来访者对是否接受心理咨询有自主决定的权利，而做出判断的前提条件是充分了解相关的信息。如果来访者在不完全知情的前提下选择接受心理咨询，那么其权益不仅没有得到保障，而且有可能因为对心理咨询的误解在后续咨询过程中发生问题。

2. 来访者知情同意的伦理基础包括善行原则、尊重原则和公正原则，知情同意的要素包括来访者有知的权利、来访者全然自我决定以及来访者的自我决定被充分尊重。

3. 来访者知情同意的实质是建立咨询关系。来访者签署的《知情同意书》非常重要，一方面使心理咨询关系的建立符合专业伦理规范，另一方面一旦陷入纠纷将成为处理问题的重要依据。

4. 来访者知情同意不是咨询师单向告知的例行工作，而是双向沟通的过程。咨询师要营造一种开放交流的氛围，随时给来访者提供发问的机会，愿意与来访者讨论，与来访者共同探索对心理咨询的理解和期待。

5. 来访者知情同意不仅是保证有效咨询的前提条件，其过程本身就是心理咨询的一部分，因人而异、因环境而异，需要根据来访者、机构要求进行弹性调整，是一个动态变化的循环过程。

● 复习思考题

1. 在心理咨询实践中，为什么要有知情同意程序？

2. 在心理咨询实践中，你作为咨询师是如何实施来访者知情同意的？

3. 如果来访者是未成年人，咨询师在知情同意过程中需要注意哪些问题？

4. 对于处于危机状态的来访者，如果要保密突破需要其知情同意吗？

第六章

隐私权与保密的伦理议题

1. 隐私权是来访者的基本权利，理解为来访者保密的重要性。
2. 保密涉及咨询师所有的专业工作，掌握专业工作中的保密性措施。
3. 提升咨询师对保密例外情形的辨识及其应对能力。
4. 掌握保密突破的实施程序。

本章导读

在心理咨询与心理治疗领域，要求自己的隐私被保护是来访者的基本权利。如果没有保密作为前提，心理咨询与心理治疗几乎是不可能展开的。只有来访者确信心理咨询与心理治疗的保密责任，确信咨询师是值得信赖的，来访者才愿意分享他们的秘密，这是咨询师提供心理咨询与心理治疗专业服务的基础。

来访者的隐私权受到法律保护，为来访者保密是咨询师最基本的责任。如果咨询师没有保护来访者的隐私，不但违背了专业伦理规范，后果严重时还有可能触犯法律。保密问题一直是最常见的伦理难题，世界上九个国家心理工作者的调查都提到了保密议题 (Pettifor, 2004; Pope & Vetter, 1992)。美国心理学会关于伦理困境的调查也发现，保密性及保密突破议题是被专业人员提及频率最高的问题 (Braaten et al., 1993)。

保密性是心理咨询与心理治疗专业实践中非常强调的部分，对来访者来说是沟通特权，即来访者在心理咨询中表露的内容，只要不属于保密例外的情形就有被专业人员保密的权利。表面看起来这一规定非常明确，但咨询师在具体实践中很多细节都容易造成疏漏。例如：咨询师和同事、家人闲聊时，遇到与来访者非常类似的情况，可能忍不住随意说几句；咨询记录按要求保存及保管，可上级行政领导检查工作时要求查阅相关记录；危机干预个案需要团队共同工作，咨询师在团队协作时对个案要交代到什么程度。这些都涉及保密问题。

保密是心理咨询与心理治疗专业人员最重要的职业伦理操守，但是保密并不是没有条件的。一旦出现保密例外情况就可能涉及很多不确定因素，咨询师要保持足够的敏感性，以符合伦理的方式做好保密突破的相关工作，这对咨询师来说常常是极大的考验。

第一节　隐私权与保密

隐私权是每个公民的基本权利。来访者在咨询关系里基于自主、自愿的原则讲述自己的隐私，但不等同于放弃隐私权，其隐私权仍然需要被尊重。尊重并保护来访者的隐私权是咨询师的基本责任。

一、隐私权的定义

（一）隐私权的定义

1890 年，美国的沃伦与布兰迪斯（Warren & Brandeis，1890）在《论隐私权》（The Right to Privacy）中最早提出了隐私权的定义。隐私权指个人在通常情况下决定他的思想、观点和情感在多大程度上使别人知悉的权利，每一个人都有决定自己的所有事情不被公之于众、不受他人干涉的权利。张新宝（1997）提出，隐私权指公民享有的私人生活安宁与私人信息依法受到保护，不被他人非法侵扰、知悉、搜集、利用和公开等的一种人格权。可见，隐私权是受法律保障的。

（二）何为隐私的厘清

所谓个人隐私，指对个人具有隐私性，但对社会而言没有实质性影响的信息。个人隐私信息只关乎个人性，既不侵犯他人，也不与社会有实质性联系，更不会对社会产生实质性影响，但是如果为他人所知，可能因社会道德或普遍习俗导致社会对个人的评价并构成影响的，则属于个人隐私。也就是说，如果个人性信息只对个人或少数与自己有密切关系的人产生影响，但对维护个人的自尊与社会形象有直接关联，则属于隐私权保护的范畴，例如性取向等。

如果信息尽管是个人性的，但极有可能影响他人相关的判断，进而关系到他人的福祉或者有损社会利益，则不再属于个人隐私。例如某些传染性疾病，不仅与个人有关，还可能对密切接触的人造成传染，那么与这些疾病患者经常接触或可能接触的人均有权知道该信息，以便采取必要措施防止疾病传染。

如果信息尽管是个人性的，但涉及了违法犯罪，则不再属于受保护的个人隐私。例如在咨询过程中得知来访者有违法犯罪行为，咨询师要根据具体犯罪行为的严重程度、时效因素以及对他人、对社会造成的影响做出伦理决策，是与来访者讨论主动自首还是咨询师向有关司法机关反映情况。咨询师首先是公民，有揭露或防止犯罪的法律义务。与此同时，如果咨询师不向司法机关反映，一般情况下也不会负知情不举的法律责任，但可能会受到道德或良心的谴责。但是，如果咨询师在知道来访者犯罪后不但不向司法部门举报，反而出主意帮助来访者逃脱法律制裁，咨询师就触犯了法律。

二、心理咨询中的隐私权与保密

来访者个人的隐私权是受法律保护的。在心理咨询过程中，对隐私权的理解有其特殊性。

（一）隐私权与沟通特权

从来访者的角度讲，来访者自主、自愿地在咨询关系中讲述自己的隐私，但不意味着放弃自己的隐私权；从咨询师的角度讲，为了更好地帮助来访者，咨询师收集来访者的个人性信息，并不意味着侵犯来访者的隐私权。

保护来访者隐私权的法律手段是关于沟通特权的规定，即法律保障接受专业服务的当事人在专业服务过程中呈现的机密不被泄露。相对应，在各国专业伦理守则里都有"隐私权与保密性"的规定。专业人员有责任保护寻求专业服务者的隐私权，同时明确认识到隐私权在内容和范围上受国家法律法规和专业伦理规范的保护和约束。

咨询师应保护从咨询关系中获悉的来访者的隐私，如果有意或无意地泄露来访者的个人隐私造成影响，不仅违背了专业伦理同时也要承担法律责任。

（二）来访者隐私的主要内容

在咨询过程中尊重来访者的尊严和权利，尊重来访者的自主性，这是对咨询师的基本要求。咨询师对来访者隐私的保护主要体现在以下方面。

1. 来访者对自我表露的内容有自主权

来访者在心理咨询中自我表露的内容以及自我表露的深度都是自主的选择。如果咨询师认为有些信息与咨询过程密切相关，可以向来访者提问，同时也会表达尊重来访者自主决定的权利。也就是说，即使咨询师认为非常重要的信息最终是否表露仍然取决于来访者自己。咨询师不随意打探来访者的私人信息，特别是与咨询过程相关度不高的信息。

例如一位因目睹父母婚姻暴力的青少年前来咨询，咨询师关注的焦点是目睹父母婚姻暴力带给来访者的影响。咨询师如果认为导致父母婚姻暴力的原因可能与来访者有关，可以向来访者询问，但要尊重来访者的选择，来访者拒绝讲述父母的关系也是可以理解的。如果来访者是低龄儿童则会涉及与监护人的沟通，咨询师要做的是对监护人的心理教育，即告知监护人来访者受到父母暴力冲突的影响，以及父母要如何为来访者提供支持，咨询师不为自己好奇打探或问询来访者父母的婚姻冲突。

2. 来访者对是否暴露声音、形象有自主权

咨询师对咨询过程都有文字记录，咨询记录与签署的《知情同意书》文件都是咨询机构留存的文档，生成这些文字记录是专业的基本要求。通常情况下，来访者不会对咨询记录提出异议，但是如果来访者有疑惑则咨询师有责任做好相关解释，可以向来访者说明咨询记录的意义、保管存放要求以及查阅权限。

如果对咨询过程录音或录像，应征得来访者的同意。虽然同样是咨询过程的记录，但由于来访者的声音以及形象是更私密性的信息，相比较而言，如果来访者的声音或形象被泄密往往可能造成更大的伤害。因此，如果咨询机构或咨询师对咨询过程录音或录像，要单独就录音或录像一事征得同意，来访者有权维护自己声音和形象的隐私。

（三）来访者在咨询中的沟通特权

沟通特权指来访者在咨询过程中诉说的信息有权力要求得到咨询师的保密（牛格正，王智弘，2018）。沟通特权是来访者的，对应的是咨询师保密的专业责任，要求咨询师除了保密例外的情况以外不可以泄露来访者的信息。

来访者寻求帮助时心情通常是非常复杂的。一方面因情绪困扰感受到痛苦，需要支持，希望改变；另一方面又不想自己的秘密被泄露，不想被评价、被嘲笑。从某种角度而言，来访者之所以寻求心理咨询专业服务，相当大的原因是有来访者的沟通特权作为保障的。为了维护来访者的自主权和隐私权，赋予来访者沟通特权，除非保密例外情况则禁止咨询师泄露咨询秘密，即法律保障接受专业服务的当事人在专业服务过程中呈现的私人信息不应该在未征得同意的情况下被泄露。

来访者的隐私受到保护，一般情况下控制在来访者与咨询师的咨询关系内部。一旦来访者的信息超出了咨询师与来访者的咨询关系，就要引起咨询师的高度敏感。如果不是出于专业目的、不在专业人员范围内、不在专业环境内，咨询师应对所有可能破坏来访者隐私的行为持有谨慎态度。

咨询师只有出于专业目的，才可以与其他专业人员讨论来访者咨询的情况。通常包括以下情况：其一，咨询师为了更好地帮助来访者，就所提供的咨询接受督导或者参加案例讨论；其二，咨询师为了培养专业人员，在教学及培训中需要结合咨询案例讲授或者示范；其三，咨询师为了在同行中交流和分享咨询经验，在专业期刊发表或者在专业会议上交流案例报告。无论上述哪一种情况，如果涉及具体的案例信息，咨询师都要遵守相应的伦理规范，尤其要注意隐去可供辨识来访者身份的基本信息。

如果是培训项目中的教学示范，当有其他人观察咨询过程时必须征得来访者的同意，而且咨询师要如实客观地向来访者说明情况以及潜在的风险，尽最大可能保护来访者的身份和相关信息。如果是参加会议交流，在对参与人员不确定的开放性环境中，咨询师进行有关案例报告的交流应采取更加谨慎的态度。赵静波、季建林和程文红等（2009）对 601 名咨询师进行调查发现，在学术场合对来访者知情与隐私的保密意识比较欠缺，在未告知来访者的前提下在学术会议上报告其病情资料的占 21.6%。

三、隐私权与保密的伦理基础

伦理学中的尊重原则和自主原则都支持保护来访者的隐私权。保密被认为是咨询师的首要职责，是心理咨询和心理治疗职业最核心的价值，不仅是建立咨询同盟的保障，同时也是取得咨询成效的保障。

（一）自主原则

自主性是每个人的基本权利。每个人都有权决定自己的哪些信息公开、哪些信息不公开，都有权决定自己的隐私在何时、何处、对谁、何种范围内公开以及如何公开。自主决定是否将自己的态度、信念、行为和经历透露出来是每个人的基本权利。

隐私权受法律保护，咨询师要遵守法律，尊重法律赋予每个人的权利，尊重人的尊严和价值。保密原则是鼓励来访者畅所欲言的前提条件，对来访者人格及隐私权的尊重既是咨询师的法律义务，也是作为专业人员应遵循的专业伦理规范。

（二）诚信原则

来访者寻求帮助基于其沟通特权，即来访者有权要求咨询师遵守保密的专业承诺。如果来访者不属于保密例外情况，为来访者保密是心理咨询职业的专业规则，无论咨询师是否做出正式或非正式承诺，来访者通常都认定咨询师会遵守保密承诺。

保密责任是整个心理咨询与心理治疗行业对公众的专业承诺。咨询师应遵守诚信原则进行专业工作，否则不仅是咨询师个人得不到专业信任，也会使整个行业失去公信力，导致公众对整个行业失去基本信任。

（三）善行原则

保密是咨询关系的基础，可以说是对来访者最基本的善行。来访者相信咨询师会为自己保密，才有可能相信咨询环境是安全的。只有来访者认为咨询师是可以信任的，其才有可能和咨询师形成咨询联盟，才愿意说出与自身问题有关的信息，这是咨询关系的前提。因此，为来访者保密是咨询师首要的伦理责任，是保护来访者不受伤害的基本要求。

如果在不属于保密例外的情况下泄露了来访者的秘密，很可能使来访者的现实生活受到很大影响，例如被评价、被排斥等，不但破坏了咨询关系，也可能导致来访者失去继续寻求专业帮助的动力和勇气。

专栏

案例讨论

来访者是一位大三男生，因宿舍关系紧张前来求助。在咨询过程中，咨询师了解到来访者最近情绪暴躁与其家庭因素有关。父亲因为经济案件被判刑，父母离婚了。

虽然父亲因为经济案件服刑与自己无关，但来访者一直感到羞愧，从不和别人说起自己的家庭。目前父亲服刑期将满，来访者想到自己要面对出狱的父亲有很多不安。咨询师考虑到来访者情绪不稳定，也觉得来访者需要他人的关心，决定与辅导员简单沟通下来访者的家庭情况，希望辅导员从学生管理的角度对该学生多给予关注。

在下一次咨询中，来访者说这一周辅导员对自己格外照顾，感到莫名其妙，唯一的可能就是自己上周咨询时和咨询师讲了自己的家庭，询问是不是咨询师告诉了辅导员？质问咨询师不是应该为自己保密吗？

在这个案例中，尽管咨询师出于好心希望辅导员对来访者多加关照，但是来访者的情况显然不属于保密例外的情况，咨询师违背了保密原则。一方面，咨询师违背伦理的行为破坏了来访者对咨询师的信任，使其对咨询师感到失望，削弱了咨询联盟的基础；另一方面，咨询师向外界泄露了令来访者感到非常难堪的隐私，来访者觉得很丢脸，变得更加封闭。

特别是对于该来访者来说，父亲违背了职业承诺出现经济犯罪行为，母亲违背了婚姻承诺与父亲离异，而咨询师违背专业承诺的行为可能会加剧来访者对外界的不信任，他甚至会拒绝继续接受心理咨询。

从某种意义上说，咨询师遵守保密承诺是心理咨询职业的根本。尊重来访者的隐私权在心理咨询过程中具有非常重要和独特的意义，关系到能否提供一个足够安全的环境，直接影响咨询联盟的建立。

第二节　心理咨询中的保密

心理咨询与心理治疗可以说是基于心理咨询中的保密责任开始的。周司丽、侯志瑾和姚莹颖（2012）专门回顾了我国心理咨询和心理治疗中有关保密研究的文献发现，最早提及心理咨询和心理治疗保密问题的是张戈。张戈在 1988 年《思想政治工作研究》杂志中说道，"报载：去年以来，深圳大学、北京大学等 6 所高校聘请校内外的心理学专家为学生开办了'心理咨询'业务。这种活动本着个别进行、实行保密的原则，很受学生的欢迎"。保密是咨询师最重要的伦理责任，行业的保密责任被称为"神圣的责任"（Driscoll，1992）。

一、保密的专业界定

保密是咨询师与来访者之间建立咨询关系的核心，除非来访者信任咨询师，愿意真实地向咨询师讲述自己的经验、情绪和感受，否则不会有真正的心理咨询。为来访者保密是咨询师的专业责任，也是伦理和法律的基本问题。

（一）咨询师保密的界定

心理咨询中的保密指咨询师在心理咨询中有义务尊重来访者的隐私，并且向来访者保证他们在咨询中所透露的信息未征得他们的同意不会向外界透露（Remley et al.，2010）。保密对心理咨询具有重要的意义，体现了咨询师对来访者隐私权和自主权的尊重，是咨询师和来访者之间形成积极咨询联盟的基础，是帮助来访者建立安全和信任从而逐渐开放表达自己的必要条件（Duffy，2007）。

保密是一个复杂的职业伦理行为，心理咨询中的保密不是绝对的。咨询师要保持足够的伦理敏感性，既不能在不属于保密例外的情况下泄露来访者的隐私，也不能在属于保密例外的情况下不作为，咨询师要有能力做好评估及其应对。

（二）对心理咨询保密的误解

1. 保密不是无条件的

如果认为心理咨询中的保密是无条件的，是来访者对咨询师保密责任的误解。无论咨询师是否与来访者讨论保密的规则，来访者通常以为咨询师为自己保密是无条件的，理所当然地认为咨询师绝对会保密。其实不然，咨询师的保密不是绝对的，在心理咨询中存在保密例外情况，例如来访者有较高的自杀风险。

咨询师应尽早与来访者讨论保密例外的情形，避免在来访者已经讲述了咨询师需要保密突破的情况再告知对方不能做到绝对保密。如果发生这样的情况，极有可能破坏来访者对心理咨询师的信赖。

2. 来访者放弃保密特权也要慎重对待

如果认为来访者放弃保密特权，咨询师就不必遵守保密的承诺，是咨询师对保密责任的误解。在有些情况下，来访者可能是为了达到某种目的，例如学生来访者希望以在接受心理咨询为理由申请缓考等，或者来访者以接受的心理咨询证明自己受到某些事件的伤害等，在来访者公开其寻求咨询的身份以及咨询内容的情况下，咨询师仍然应该坚持职业承诺，以专业伦理规范作为指导原则。

在应激情况下，来访者不一定对公开咨询内容造成的影响及其后果有充分的认识。如果咨询师事先获知来访者的行动计划，可以与来访者进行讨论，分析由此可能产生的影响。如果来访者仍然坚持这样做，咨询师应将有关的讨论内容记录在案，并要求来访者就信息解密进行签字。

（三）来访者对咨询师保密的信任

随着心理咨询和心理治疗专业服务被广大民众了解与接纳，心理咨询与心理治疗专业化水平提升，来访者对咨询师保密行为的信任度显著增加。在涉及心理咨询与心理治疗保密问题的实证研究中，张宁、李箕君和袁勇贵在 2001 年的研究中请来访者回答"您相信咨询师会为您保守秘密吗？"，当时回答"相信"的人占 67.48%。后来，赵静波等在 2010 年的调查中涉及同样的问题，对"您的隐私和治疗内容是否得到保密"持肯定意见的人达到了 91.3%。

如果咨询师在不属于保密例外的情形下泄露了来访者的隐私，除了违反专业伦理以外还有可能要承担法律责任。如果咨询师有意或无意的泄密造成了严重影响，咨询师极有可能被投诉，而且对整个行业也是不利的，会破坏行业的声誉以及公信力。

二、咨询师保密的范围

(一) 所有与咨询相关的谈话内容都是保密的

来访者所有讲述的内容都应该是被保密的，除非是保密例外的情况。咨询师为来访者保密的范畴，不仅仅包括来访者讲述的隐私、创伤性事件，即使是来访者不那么私密的信息，咨询师仍然有责任为来访者保密。当咨询师对来访者微不足道的信息仍然可以做到保密时，其实是在向来访者表明，即使他暴露更多私人信息也是安全的（Bok，1989）。

心理咨询职业将为来访者保密作为承诺，基于诚信原则咨询师应表现出一致性。有的咨询师认为，来访者某些"一般化"的信息不属于隐私，于是在与朋友闲聊时提起，这是非常不专业的。

(二) 所有与咨询相关的记录文件都是保密的

需要保密的记录文件不但包括咨询记录表，还包括预约登记表以及咨询案例管理的信息，所有涉及来访者信息的文件都应该是保密的。咨询机构应有关于咨询相关文件的管理制度和工作条例，明确规定相关文件由专人统一保管，有文件保存、保管要求以及查阅制度，对文件如何保管、谁有权利查阅咨询记录等都要有明确具体的说明。

接待员在帮助来访者预约登记时，注意信息保护，避免信息外泄。咨询师不得将咨询记录带出咨询机构。一般情况下，要求咨询师及时完成咨询记录，交给专人统一保管在带锁的文件柜里。如果是电子记录文件，应保存在指定的计算机里，并设置开机密码，同时对咨询记录文件加设密码。

(三) 所有与咨询相关的都是保密的

有专家提出，咨询师甚至有责任对来访者的身份保密，并将其命名为接触保密（Ahia & Martin，1993）。即使在来访者不为自己保密时，咨询师仍然要坚守自己保密的责任。例如咨询师为同行做个人体验，本质上就是咨询师在接受心理咨询，该同行可能并不为自身是咨询师的来访者保密，即使这样，咨询师自己仍然要坚持保密原则。

咨询师为来访者保密是没有时限的。在咨询期间为来访者保密是咨询师的专业责任，而且这种责任会一直延续。ACA 伦理守则 B.3.f 规定，即使来访者已经过世，咨询师仍然有为来访者保密的责任。

因此，咨询机构要注意一些细节。例如安排来访者的咨询时间时，相邻的两位来访者之间不要太过紧密，避免前后两位来访者不必要的碰面。再如咨询机构一般设有独立的等待室，避免来访者与到咨询机构问询的求助者碰面，也避免来访者在接待员回复问询电话的时候在场。这些都是咨询师履行保密责任的体现。

三、咨询记录资料的保密

咨询师除了对咨询过程中讨论的内容保密以外，关于预约登记、咨询记录、录音及录像等资料都是非常重要的保密内容。咨询师有责任保障咨询相关的文本资料以及录音录像资料的安全。咨询师对心理咨询过程的记录以及对相关资料的保管，通常能反映出咨询师对来访者权益保密责任的态度（谭中岳，2003）。

（一）咨询记录的用途

随着心理咨询职业化水平的提升，在心理咨询职业领域对咨询过程进行记录是必需的，成为规范管理的重要内容。但对咨询师为什么做记录缺乏统一的认识，对咨询记录的目的还有一定的误解，对如何记录也缺乏统一的规范要求。

咨询记录等相关资料最直接的目的是作为文件便于机构留存，而且一旦牵涉投诉或者法律诉讼，咨询记录成为唯一的重要依据。除此之外，咨询记录等相关资料最重要的目的还是更好地服务于来访者。咨询师通过记录有助于把握来访者的重要信息以及咨询过程的进展，特别是长程咨询记录是非常必要的，既可以辅助咨询师监控咨询进程，还可以作为参加案例讨论或接受督导的依据，同时也可以用于评价咨询效果。

因此，咨询记录等资料只用于咨询师和来访者彼此同意的特定用途，即如果咨询记录用于其他目的，例如用于研究或发表，来访者则有知情同意的权利。

（二）咨询记录的专业要求

咨询师有责任基于诚信原则，客观地、公正地做好咨询记录，同时记录时应区分客观的事件描述和主观的猜测解释，只记录最重要的资料，务求精简准确。建议记录包括以下内容，例如来访者必要的个人信息、客观行为和症状表现以及咨询工作记录。如果是危机状态的来访者，有关危险性评估的内容以及对危机个案的处理、转介、告知监护人和知情同意等都要记录。如果是疑似患精神障碍的来访者，应记录转介建议。对于感到困难的个案，如果咨询师寻求督导或请教资深同行，也应记录相关内容。

心理咨询记录是来访者档案的一部分，相当于心理咨询工作的法律文件。每次咨询结束后由咨询师完成记录，记录时应考虑到心理咨询案例记录的法律属性。咨询记录里都是与咨询相关的信息，不记录与咨询无关的信息。应是与来访者有关的客观记录，如果是咨询师在咨询中的情绪和感受、对个案的推断和假设以及各种思考不要包含在记录里。咨询师的记录里不应涉及精神科诊断，不应提出对来访者用药方面的建议。如果来访者有寻求其他咨询师或者相关领域的治疗，不应记录个人评价。

咨询师"拥有"咨询记录，但是来访者拥有记录中所包含的信息（Anderson，1996）。来访者不仅有权查看记录，而且可以拥有记录的副本并控制它的传播（Soisson et al.，1987）。虽然来访者很少要求阅读咨询记录，但并不排除这种可能，因此咨询师应更加谨慎地进行记录，避免引致争议。也有学者指出，为了避免记录泄密等潜在风险，涉及法律行为、性行为或者可能伤害来访者的敏感信息不适合记录（Soisson et al.，1987）。

如果咨询师认为咨询记录只是为了自己工作方便，那么是有一定误解的。很多咨询师会单独做工作笔记，并把这一笔记与来访者会谈的正式记录分开保存。也就是说，有些咨询师保留双重记录：一种是官方记录，更趋向于客观的工作记录，不包含自己对个案的理解和推测，作为正式记录保存在咨询机构里；另一种是个人对案例的记录，有咨询师称之为咨询手记，可以记录自己对咨询过程的感受和理解，便于专业反思。

需要提醒的是，因为咨询手记主要记录咨询师在案例中的分析和思考，而不是来访者的隐私信息，而且是由咨询师个人保管的，所以除了注意妥善保管以外，还要隐去来访者的姓名、身份等信息。

（三）咨询记录等资料的保管

咨询机构应有明确的咨询记录等资料保管制度，规定谁有权限管理记录，谁有资格查阅记录。无论记录用何种形式的媒介进行保存，咨询师都有保密责任。一般来说，咨询记录由专人统一保管，要存放在机构带锁的文件柜里，不允许将咨询记录带出机构，避免因疏忽而导致保密性受损。如果记录过程中有记错等情况，不可随意当废纸丢弃，咨询机构通常备有碎纸机，可放入碎纸机粉碎。记录时如果有他人在场要注意遮蔽，避免被他人有意无意看到记录内容，如果暂时离开要注意收好，避免咨询记录离开自己的视线范围。如果是电子版记录，电子文档做加密管理，应保存在指定的专用计算机里，有明确规定谁有权限使用该计算机，不能带出机构以免丢失。

如果是录音、录像资料，应有更严格的保密要求。录音、录像资料应保存在规定的计算机里，计算机及文件都要设有密码，且规定计算机的使用权限。咨询师如果需要回放学习，则要到咨询机构里收听、观看。

（四）咨询记录等资料的存放时间

关于咨询记录及录音、录像材料的保存时限，目前我国尚无明确的统一规定，以下提供一些信息可以作为参考。

HIPPA 法案规定所有健康护理的记录可以保存 6 年，如果来访者死亡则记录必须在死亡之后保留 2 年。《中华人民共和国精神卫生法》第四十七条规定，医疗机构相关病历资料保存期限不得少于 30 年。《深圳经济特区心理卫生条例》第 24 条规定，心理咨询服务的记录、测量、录音、录像等资料应当妥善保管，保存期限不得低于 10 年。

台湾地区 2001 年对心理师的相关规定也指出，心理治疗所或心理咨商所对于执行业务之记录及医师开具之诊断、照会或医嘱应妥为保管，并至少保存 10 年。

此外，有对特殊群体提出具体规定，例如要求未成年人的心理健康记录应该保存至他们成年（维尔福，2010）。也有一些机构自行做出相关规定，例如香港科技大学学生辅导服务中心规定在当事人离校两年后会将其相关文件用碎纸机销毁，计算机的硬盘和软盘都要定期删除档案，并完全清理才予再用（谭中岳，2003）。

（五）咨询记录等资料的查阅权限

心理咨询机构有责任妥善保管好咨询记录，并有明确的咨询记录查阅权限规定，没有查阅权限的人不能查看咨询记录。咨询师以及咨询机构是咨询记录的"安全责任人"。

1. 来访者

咨询过程发生在咨询师与来访者之间，保密承诺也限定在咨询师与来访者之间。咨询师负责记录，来访者是有权查看咨询记录的人。ACA 伦理守则 B.6.d 规定，如果来访者有查看要求，咨询师应允许他们看到咨询记录或咨询记录的副本，除非有确切的证据表明这样做会给来访者造成伤害，同时咨询师要把来访者的查看要求记录在案。来访者通常不会提出查看记录的要求，但来访者有权查看。

2. 专业督导

为了给咨询师以专业指导，包括对咨询记录的指导，督导师可以查阅咨询记录，但咨询师要注意隐去来访者的身份信息。咨询师在参加案例讨论或是接受督导时，如果提交案例材料，不是直接提交咨询记录，而是根据咨询记录整理的材料，同时隐去来访者身份的基本信息。

3. 行政领导及助理

如果是行政领导，更多属于行政管理工作，需要的是了解机构的运行和管理，而不是查看咨询记录，因此行政领导没有必要审看咨询记录。负责接待和预约咨询的接待员以及其他行政管理人员，可能参与整理相关文件、统计咨询机构的有关数据，但不应接触具体的咨询记录，应尽量降低接触来访者隐私信息的程度，并同样承担保密责任。

4. 法庭及律师

当法庭要求查看咨询记录或者法庭要求咨询师作为顾问对处于法律程序的来访者进行评估时，咨询记录无法继续得到保密，来访者的沟通特权不再成立，但咨询师在具体执行过程中要遵守相应的工作程序和专业伦理规范。

四、专业讨论中的保密

咨询师负有保密责任，并不意味着咨询师在任何场合都不可以讲述案例。在专业领域里，以帮助来访者为目的而对复杂个案进行案例讨论以及新手咨询师接受督导，都是被鼓励的行为，表明咨询师为了保障来访者的福祉以及为了提升自己的专业胜任力在做专业努力，但强调咨询师要遵守专业伦理。

（一）与专业人员的讨论

为了发展和提升专业胜任力接受督导已成为新手咨询师专业发展的必要环节。在心理咨询机构，定期组织案例讨论是机构业务学习的组成部分。这些专业讨论都是围绕着具体的咨询个案展开的，咨询师要遵守专业伦理规范。

1. 事先征得来访者的知情同意

如果咨询师在案例讨论中或接受督导时要报告完整个案，需要事先征得来访者的知情同意，并在咨询记录里记录在案。如果咨询师只是在专业讨论中涉及案例的某个片段，例如该案例与其正在接受督导的个案使咨询师出现了类似的困惑，咨询师说明该案例的某个情况只是为了更好地表述自己的疑惑，则不需要与来访者进行专门的知情同意，但咨询师在介绍案例时要注意隐去来访者的个人信息。

2. 保护来访者的身份信息

即使在来访者知情同意的前提下，参加案例讨论以及接受督导过程中也不必暴露来访者可供辨识身份的基本信息，如姓名、单位等。对个人信息做模糊化处理并不影响对案例的理解，可以避免对来访者隐私不必要的侵犯。

3. 督导及同行共同承担保密责任

咨询师参加案例讨论或接受督导时要有伦理敏感性，确保在专业人员内部讨论，而参与讨论或督导的其他专业人员对来访者隐私共同负有保密的责任。咨询师在参加案例讨论和团体督导时，有责任对团体成员进行伦理提醒，在必要时签署《保密承诺书》。

即使是专业人员之间的交流，也要注意在专业环境里进行。例如咨询师和咨询师朋友相约逛街，闲聊时想起自己困惑的个案，在非正式场合谈及个案是不符合伦理的。即使咨询师的初衷是为了更好地帮助来访者，希望得到同行的建议，但场合不对，就算没有暴露来访者的身份也是不符合伦理的。如果非私密环境下的沟通内容被他人听到就会破坏行业声誉，阻碍公众可能的求助行为。

（二）与朋友、家人的沟通

在亲密关系中交流各自的工作情况是非常普遍的，不仅有助于个人减压还可以增进感情，但对咨询师来说有其特殊性。有时咨询师刚刚结束咨询，有很强烈的情绪，如果咨询师为了缓解自己的压力不加选择地向家人倾诉，那么这种没有节制的行为是不符合伦理的。咨询师要注意，家人不是专业人员，没有义务保护来访者的隐私。赵静波、季建林和程文红等（2009）调查发现，有 54.7% 的从业者会在日常生活中与家人或朋友谈论在咨询中的人和事，其中有 5.3% 的人会指名道姓地谈论。

在现实生活当中咨询师会遇到非常实际的问题，即如何向家人解释自己的工作。例如原本已经安排好家庭聚会，尤其是长辈的生日聚会，咨询师因为突发的危机干预事件无法正常下班，总要给家人一个解释，这种情况下咨询师会感到为难。咨询师要确定一个可以向家人分享的界限，例如解释自己作为咨询师保密的责任和意义，可以大致介绍自己工作中遇到的问题、自己的情绪和感受，但不要涉及来访者的具体情况。如果咨询师确实感到很大的工作压力，比较适合的办法是寻求督导或同行支持。

专栏

问题讨论

在高校咨询中心，为了更好地为大学生的心理健康服务咨询中心会定期组织案例讨论。在讨论过程中，发现个别来访者在不同的咨询师那里咨询过，或者在咨询过程中来访者自己提到之前向其他老师咨询过。在案例讨论中，如果其他咨询师一起补充信息会违背保密原则吗？咨询机构的助理可以参加案例讨论吗？

高校咨询中心不同于一般的心理咨询机构，可以说是以团队形式承担着对本校大学生的心理健康教育工作，作为工作团队定期开展困难案例讨论及案例管理是必要的。要让来访者对这一情况知情，来访者有权知道团体讨论的存在，了解为什么组建工作团队、团队的构成以及在团队中可能会共享的信息和为什么要共享这些信息。

在专业讨论中可以采用案例编号，不暴露可能识别来访者身份的信息，只有在为了更好地服务于来访者时才可以披露相关信息。如果进行专业上的讨论应限定在专业人员内部进行，行政领导以及管理人员是不参加的。

第三节 保密例外的实施

来访者对心理咨询中的保密往往存在预设，无论咨询师是否与来访者讨论保密相关的问题，来访者都通常认为咨询师是会保守秘密的。但咨询中的保密并不是无条件的，当咨询师需要突破保密原则时，同样也是出于保护来访者福祉的考虑。

一、保密例外的情形

保密例外并不常见，但咨询师始终要有对来访者进行危险性评估的意识。一方面，与来访者初次会谈时应进行整体评估，及时觉察来访者潜在的危险因素，这是在制定咨询目标之前首先要进行的工作；另一方面，当发现来访者可能有保密例外的情形时，咨询师要注意与来访者进行知情同意讨论，避免破坏来访者对咨询师的信任。

（一）来访者有伤害自身或伤害他人的严重危险时

尽管来访者在心理咨询与心理治疗中有沟通特权，咨询师有责任保护来访者的隐私，但是一旦来访者或相关人员的生命受到威胁，生命权一定是在隐私权之上被优先考虑的。当来访者存在自杀、自伤或伤害他人的严重风险时，为了保护来访者的生命安全，或者为了向可能被来访者危及生命的相关人员预警，对来访者的咨询就不再属于保密的范畴，咨询师有责任突破保密。制止自杀的方法被命名为强制性干预，在这种情况下保密原则会被打破（Szasz，1986）。

（二）未成年人等不具备完全民事行为能力的人受到性侵犯或虐待时

如果在心理咨询与心理治疗过程中，咨询师获知不具备完全民事行为能力的人受到严重伤害，例如未成年人受到性侵犯、失智失能老人没有得到基本照顾或者残障人士受到严重虐待等，由于这些人不具备自我保护的能力，咨询师有责任突破保密原则向相关部门报告，使这些不具备完全民事行为能力者的福祉得到基本保障。

（三）法庭要求披露时

当来访者陷入法律纠纷时，法庭有可能要求审查咨询记录，或者在某些特殊情况下要求咨询师出庭作证，有可能与咨询师的保密责任发生冲突。当伦理规范与法律条款发生冲突时，应坚持法律至上原则，专业伦理规范让位于法律法规，因为咨询师首先是公民要遵守法律法规。当咨询师被司法、公安部门要求出庭作证或呈现相关证据时，咨询师有责任配合调查。当然，咨询师作为专业人员也要兼顾专业伦理规范，在执行保密突破时要考虑专业工作的要求，根据法庭要求做有限披露，而不是和盘托出来访者的情况。

（四）突破保密的特殊情况

1. 来访者危害到公共安全时

如果来访者对他人、社会或者公共安全造成极大威胁，则咨询师有责任突破保密。同样是生命权优先于隐私权，任何人不能以个人利益危害公众利益，即一旦个人触发公共危险，对个人隐私的保护责任就终止。

例如当咨询师在心理咨询过程中得知来访者罹患某些传染性疾病，同时有对他人构成传染威胁的高风险行为时，咨询师要通过评估风险等级考虑是否需要保密突破。如果来访者虽然罹患传染性疾病，但并不构成对他人以及公共健康的威胁，则不属于保密例外的情形。

2. 来访者要求披露信息时

来访者对个人隐私有控制权，有权控制其个人信息，包括咨询信息。来访者要求披露其咨询信息有两种比较常见的情况。一种情况发生在来访者转介时，来访者提出将咨询记录移交给新的咨询师，或者希望咨询师和新的咨询师就自己之前的咨询情况进行沟通。这时咨询师需要获得来访者的书面许可，并和来访者讨论可以向新的咨询师披露内容的范围。一般情况下，咨询师将原始咨询记录保存在原咨询机构，根据与来访者的讨论整理一份咨询概要给新的咨询师。如果新的咨询师得知来访者以前有过咨询经验，认为了解先前咨询信息是必要的，要先与来访者讨论，获得知情同意后才可以和之前的咨询师沟通。

另一种情况是来访者以咨询为由希望达到某种目的。例如来访者以自己在接受心理咨询为由向老师申请缓考，来访者要求咨询师向老师披露自己接受咨询的信息，等同于来访者自动放弃保密的权利。即使是来访者自己要求的，也不代表咨询师要披露全部信息，而且要与来访者讨论希望披露的范围以及潜在后果，将讨论记录在案并请来访者签字。

3. 来访者投诉咨询师时

如果来访者投诉咨询师，在这种情况下视为来访者放弃隐私权。因为咨询师有权利为自己辩护，根据来访者对自己投诉的事实做出回应。当然，应强调专业人员以符合伦理的方式向相关部门提供事实说明或者证据。

4. 来访者起诉他人时

如果来访者起诉他人，其中涉及他人对来访者的心理健康造成影响，以至于寻求咨询师的帮助，在这种情况下当法庭要求咨询师出庭作证时，也视为来访者放弃隐私权，咨询师有责任根据法庭的要求陈述事实。

咨询师应清楚地了解保密原则例外的情况，不是遇到有潜在风险的个体都要突破保密原则。咨询师不仅需要评估风险等级，还要权衡突破保密原则以后可能扩大的潜在风险。可见，保密突破的决定不仅关乎专业伦理，也涉及相关的法律法规。

二、保密突破的实施过程

保密突破是一个伦理决定，咨询师不但要在必要时做出保密突破的决定，还要考虑可能涉及的因素、影响以及如何实施。

（一）保密突破的决定

咨询师做出保密突破的决定是一个审慎的过程。咨询师要有对来访者进行临床评估的意识，对可能存在危机隐患的来访者做好早期筛查，要有能力对存在危机的来访者做出危险性判断，根据危险性程度做好分级处理。

对于低风险来访者，咨询师要与其明确专业设置。咨询师要努力得到来访者的安全性承诺并签字，保证其在咨询期间如果有想自杀、自残等危险性行为必须及时联系咨询师，同时可以适当增加咨询的频率，确保来访者得到持续支持。同时，要求来访者提供确切的紧急联络人名单及有效的联系方式，帮助来访者在家人、朋友中建立支持网络。如果经过评估判断来访者属于中风险或高风险，咨询师要决定是否实施保密突破，一旦决定需要保密突破，就按照咨询机构的危机干预方案执行。

（二）保密突破实施的工作原则

在实际工作中，与危机状态的来访者建立关系通常是非常困难的。比较理想的情况是有机会获得来访者的知情同意，在紧急情况下为了保护来访者及他人的安全，必要时可以先保密突破，事后再向来访者解释说明。通常要建立危机干预团队，为了保证来访者的安全需要不同部门相互协调，咨询师在团队合作中要有伦理意识。

1. 团队工作原则

危机干预是团队工作，咨询师既不要成为危机状态下保护来访者安全的唯一责任人，也不要成为来访者目前状态的唯一知情者，更不要成为来访者的唯一社会支持来源。对来访者的危机干预工作最好是以团队方式进行，团队工作最大的优势是通过分工协作和相互支持，可以更好地保障来访者的安全。当然，要让来访者对这一情况知情，例如了解为什么组建工作团队、团队的构成以及在团队中可能会共享的信息和为什么要共享这些信息。

在启动危机干预工作机制以后，咨询师的角色还是以与来访者工作为主。通过联合相关部门或人员，可以为保护来访者的安全提供支持和保障。咨询师如果缺乏危机干预的经验则要善于寻求督导或者向同事请教，这样既可以获得指导来更好地帮助来访者，又可以缓解个人压力。同时咨询师还要了解自己的专业限制，如果来访者出现精神科症状，要知道何时需要转介以及如何转介，必要时要求来访者住院治疗。此外，咨询师要熟悉相关法律法规，当有可能涉及法律相关问题时，可以向律师等相关人士请教。

2. 有限披露原则

保密突破并不意味着不再有保密的约束，而是执行有限披露原则，即只透露有利于帮助来访者渡过危机的必要信息。咨询师还要注意最大限度保护来访者的隐私，尽量减少披露来访者的隐私信息，不需要向相关人员将来访者的问题全部讲出来，并将披露信息限制在最基本的范围。同时，咨询师作为专业人员还要提醒相关人员不能随意传播来访者的私密情况，包括来访者的老师、室友、院系负责学生工作的老师等，他们也有保密的义务。

 专栏

案例讨论

来访者因为失恋前来咨询，抑郁情绪明显，咨询师了解到来访者早年有被性侵的经历，目前的抑郁状态也与此创伤性经历密切相关，目前来访者不但有自杀想法，而且有自杀计划。咨询师觉得需要上报危机干预，你认为咨询师可以披露来访者的哪些信息？

显然，来访者属于高风险，咨询师需要保密突破。咨询师在实施保密突破时，需要告知相关人员来访者目前有抑郁情绪倾向，有自杀想法及自杀计划，包括自杀计划是什么，这有助于相关人员密切关注来访者的安全，在照顾来访者时排除危险因素，有针对性地加以防范。但有关来访者早年被性侵的创伤经历属于来访者的隐私，咨询师没必要告知相关人员。

（三）实施保密突破需要注意的问题

危机干预过程一定要做好记录。咨询师应记录危机干预全程所做的工作及相关信息，包括阐明咨询师为什么相信保密突破是有益于来访者的，保密突破的目的，无法取得来访者同意的原因，以及咨询师向来访者提出的建议，即使可能被来访者拒绝也要记录下来。咨询师与专家或同行所做的讨论都应该记录在案。

咨询师在进行危机干预的过程中是充满焦虑的，其要了解自己处理危机时的压力，觉察自己的情绪，必要时寻求督导师的指导以及同行的支持，做好自我照顾。

三、对第三方预警的责任

咨询师不但有保护来访者隐私的责任，同时还有对他人或公共安全预警的责任。当他人或公众利益因来访者而面临风险时，来访者的隐私特权应该被终止。

如果经过评估判断来访者对他人有严重威胁，咨询师同样要做出保密突破决定，通知潜在受害人或相关人员。咨询师在向相关人员预警的同时，必要时应加强对来访者的监控，比如增加咨询的次数。咨询师增加与来访者见面会谈的频率可以及时评估来访者的情绪状态，了解其行动动向，通过会谈提供支持可以降低来访者伤害性行为发生的可能性。对于更高风险的来访者，可以考虑限制其行动自由，例如要求来访者住院治疗接受精神科病房的医护监控常常是更有力的管控措施。

对于预警的相关人员，除了告知有危险以外，最好告诉当事人如何有针对性地进行自我保护以及注意事项，包括必要时报警。

第四节　保密相关的常见伦理议题

除了心理咨询以外，咨询师在相关的很多工作中都要遵守保密原则，包括教学及培训、研究发表、团体工作等，作为专业人员在开展各项工作时要保持伦理敏感性。

一、教学及培训中的保密

促进学习者对心理咨询理论的理解以及提升咨询技术的应用能力需要案例教学，但案例教学时会涉及对来访者隐私的保护。咨询师在教学、培训中采用心理咨询案例时，如果涉及了可被辨识出身份的个人信息则是违反伦理的，而且对于学习者来讲这是非常不好的专业示范。

第一，要有伦理教育的意识。咨询师在专业教学及培训中有责任培养学习者的伦理敏感性，以符合伦理的方式开展教学活动。在案例教学前，要告知学习者以伦理态度投入专业学习，不要对号入座，更不能在非专业学习情境中随意谈论案例。

第二，要对案例进行加工处理。在教学及培训过程中需要引用案例教学时，咨询师要在保证教学及培训效果、不影响对案例理解的情况下，尽最大努力隐去具有辨识性的相关信息，包括来访者的姓名、学校或单位等，同时应注意避免使用完整的真实案例。

第三，示范伦理态度和伦理行为。咨询师在承担教学及培训工作时要表现出更高水平的伦理素养。对一些极具辨识性的背景信息，例如特殊的家庭背景、易识别的成长或创伤经历、极具指认度的体貌特征以及公众身份等，咨询师应尤其谨慎。

专栏

现象讨论

心理咨询培训班学员的学习热情非常高涨，在项目培训休息时、用餐时抓住机会就向老师请教、与同行讨论，有时还涉及一些具体的案例。你怎么看这种现象？你觉得有问题吗？

这种现象在一二十年前更普遍，近年来明显好转但确实还是存在的。虽然学习者的初衷是希望更好地帮助来访者，但在不确定的开放性环境下极易泄露来访者的隐私。在这种情况下，作为教师、督导师应该有更强的伦理敏感性，当发现有可能威胁到来访者的福祉，违背咨询师保密性责任的行为时，应注意及时提醒并制止。

与之相关的问题是，在一些专业会议提问和分享环节，参与者就自己的咨询案例提出相关的感受和问题是没有问题的，但介绍案例不宜太过具体。因为在这种场合，既无法确定全部参与者的专业人员身份，参与者又没有签署保密承诺书，很可能造成泄密风险。

二、研究发表中的保密

涉及以人为研究对象的研究发表，有越来越严格的学术要求，对于案例报告更是如此，很多学术期刊都增加了要由相关机构进行伦理审查的必需环节。

在科研、写作等之中采用心理咨询或心理治疗的案例时，应隐去可能辨认来访者身份的相关信息，同时如果是完整的案例报告要求有来访者签署知情同意的文本。《中国心理学会临床与咨询心理学工作伦理守则》（中国心理学会，2018）7.10 规定，心理师科研、写作若采用心理咨询或心理治疗案例，应确保隐去可辨认出寻求专业服务者的信息，涉及寻求专业服务者的案例报告应与其签署知情同意书。

特别需要指出的是，在自媒体如微信公众号等的推送中如果有涉及案例的情况，虽然不属于正式发表，并且也隐去了基本信息甚至称之为"治疗故事"，但作为专业人员应谨慎，要考虑是否会危及来访者的福祉。

三、团体工作中的保密

在心理咨询与心理治疗领域，团体形式的工作主要包括三种形式，一种是团体心理咨询，另一种是团体督导，还有一种是咨询师作为工作团队成员参与工作，参与者分别是服务对象、专业同行、非专业同事，咨询师作为专业人员参与其中都要有保护来访者隐私的意识和努力。团体形式的工作中涉及的保密问题比较复杂。

（一）团体心理咨询中的保密

在团体心理咨询中，因为有更多成员参与，所以在相当大的程度上增加了泄密的风险。在这种情况下，更需要团体咨询的带领者从专业角度做好保密相关的工作。

1. 团体咨询前筛选成员时的保密教育及风险提醒

在团体咨询开始之前，通常都安排团体成员的入组访谈，除了按照筛选条件进行评估会谈以外还有必要进行保密承诺教育。同时还要明确提示，即使对团体成员提出保密要求，仍然存在泄密的潜在风险，请来访者自我评估在知情同意的基础上加入团体咨询。来访者如果不能做到保密，或者对在团体成员中分享自己的经验极其焦虑，则不适合接受团体咨询。

2. 团体咨询开始时的保密教育及团体契约

在团体咨询第一次工作时，要与成员讨论并形成团体契约。团体成员对需要共同遵守的规则进行协商讨论，承诺彼此尊重，包括对成员隐私权的尊重。团体成员共同约定不在团体咨询的时间以外、场景以外讨论与团体咨询有关的话题，尤其是不与团体以外的其他人分享团体咨询中的经验，形成文件后共同签署，互相监督遵照执行。

3. 团体咨询进行中的保密教育及再次提示

在团体咨询过程中，团体带领者对成员的隐私权与保密议题始终保持足够的伦理敏感性。当觉察团体成员讲述的经验过于私密时，可以适度地提醒当事人，不再过度催化或引导成员进行过于深入的分享。同时，在当次活动结束时再次提醒团体成员的保密承诺和保密责任。

4. 团体咨询结束时的保密教育及最后警示

在整个团体咨询结束时，团体带领者进行团体活动的整合和分享以后，还要再次提醒团体成员的保密约定以及签署的保密承诺书，进行保密责任的伦理提醒。

尽管咨询师在团体咨询的前后就保密事宜反复提醒团体成员，但是团体成员仍然有可能有意或无意地在咨询场景外谈及团体咨询。由于团体成员不是专业人员，尽管不应该违背团体契约，但如果发生泄密，还是很难追究其责任，这也是为什么团体带领者要反复提醒保密事宜。

（二）团体督导中的保密

团体督导被认为是一种高效的督导形式。在督导师资源有限的情形下，团体督导可以使更多成员通过观察和参与讨论的方式获得学习，受到同行们的广泛欢迎。因为督导的直接目的是促进被督导咨询师的来访者的福祉，所以督导中采用的个案为真实的个案，这就给保密问题带来考验。

1. 团体督导前对参与者的筛选及签署保密承诺书

在团体督导前，要注意对参与者的筛选以保证成员的专业身份，确保在专业人员内部讨论案例。团体成员签署保密承诺书，都有共同为来访者保密的责任。然而，如果有非专业人员参与其中出现泄密行为，则是难以追责的。

2. 团体督导中对保密承诺的监督

在团体督导中，被督导者报告个案时要注意隐去来访者可供辨识的基本信息。团体成员应遵守在督导过程中不私自录音、录像的承诺，不在其他场合讨论案例。如果在团体督导中提供文字材料，则要在督导结束时全部收回。督导师有责任提醒团体成员加强保密意识。

3. 团体督导后对保密承诺的再提醒

在团体督导后，所有团体成员有责任继续遵守保密承诺，不在团体督导之外、不与团体成员之外的人讨论案例。可见如果是团体督导，由于有更多的成员参与而进一步加大了泄密的潜在风险，更要做好保密的提醒和伦理教育工作。

（三）工作团体中的保密

在有些情况下，例如学校系统对危机学生的干预工作，常常需要团队工作。工作团队里除了咨询师以外，通常还包括咨询中心的主任、学生所在院系的行政领导以及辅导员。为了更好地帮助危机学生，大家需要彼此共享所了解的信息。由于咨询师通常更了解危机学生最隐秘的信息，工作团队常常期待咨询师更具体地介绍情况，从而获得对学生的可控感，但这与咨询师保密性的专业伦理要求是相冲突的。

咨询师的这种保密责任，常常是不被理解的，这就需要咨询师向工作团队成员解释，同时在团队里确立基本原则，在确保来访者隐私得到保护的情况下讨论其危机状态的相关信息，也就是遵循有限披露原则，共同保障学生的安全。

四、与司法领域合作中的保密

当心理咨询师涉足司法领域的工作时，其首先是公民，有义务遵守法律法规，同时作为专业人员还要兼顾伦理规范。遇到这种情况，咨询师应保持专业态度，以遵守法律法规且符合专业伦理规范的方式行动。

首先，要求法庭及相关人员出示合法的正式公函。向第三方介绍咨询情况以及出示相关材料属于保密例外的情形，咨询师应保持严肃、严谨的态度，检查相关人员证明其身份的证件，并要求其提供合法公函，避免发生错误。

其次，要澄清法庭希望了解事实的目的、范围。咨询师应按照最低限度原则披露有关信息，只提供与法庭要求相关的内容，与法庭调查目的无关的内容不必提供，仍然要注意保护来访者的隐私，并对提供的内容以及过程记录、签字。

最后，要向相关人员对专业要求进行必要的说明。咨询师作为专业人员，有对非专业的相关人员进行伦理提醒的责任，可以提醒法庭及相关人员注意对来访者相关信息的利用和保护。

因此，为了保护来访者或者避免对别人造成可预见的伤害，咨询师有责任突破保密原则。然而，如果咨询师在未经来访者同意，或者与法律、伦理规范相违背的情况下泄密，都属于不当行为。

基本概念

1. 隐私权是指公民享有的私人生活安宁与私人信息依法受到保护，不被他人非法侵扰、知悉、搜集、利用和公开等的一种人格权。

2. 沟通特权是指来访者在咨询过程中诉说的信息有权力要求得到咨询师的保密。

3. 心理咨询中的保密指咨询师在心理咨询中有义务尊重来访者的隐私，并且向来访者保证他们在咨询中所透露的信息未征得他们的同意不会向外界透露。

本章要点

1. 来访者的隐私权是受法律保障的，来访者在咨询关系里基于自主、自愿的原则讲述自己的隐私，但不等同于放弃隐私权，其隐私权仍然被尊重，来访者有沟通特权。

2. 保密是咨询师与来访者之间建立互信与良好咨询关系的核心，尊重并保护来访者的隐私权是咨询师的基本责任，为来访者保密是咨询师的责任，既是伦理责任也是法律责任。

3. 保密责任被称为咨询师神圣的责任，所有与咨询相关的谈话内容都是保密的，所有与咨询相关的记录文件都是保密的，所有与咨询相关的都是保密的。当然以帮助来访者为目的而对复杂个案进行案例讨论以及新手咨询师接受督导是被鼓励的行为，但强调咨询师要遵守专业伦理。

4. 保密例外的情况包括来访者有伤害自身或伤害他人的严重危险时、未成年人等不具备完全民事行为能力的人受到性侵犯或虐待时以及法庭要求披露时。此外，来访者要求披露信息、投诉咨询师或起诉他人，也相当于放弃隐私权，但咨询师仍然要谨慎。

5. 团体形式的工作涉及的保密问题比较复杂，参与者分别是服务对象、专业同行、非专业同事，咨询师作为专业人员参与其中都要有保护来访者隐私的意识和努力。

6. 尽管为来访者保密是咨询师最基本的职业伦理操守，但并不是无条件的。咨询师从事专业工作时刻要有保护来访者隐私的意识，如果遇到需要保密突破的情况，同样要出于保护来访者福祉的考虑做好相关工作。

复习思考题

1. 心理咨询中对来访者的隐私保护涉及哪些方面？

2. 心理咨询中的保密包括哪些内容?

3. 咨询记录等资料的保密及保管有哪些要求?

4. 在心理咨询中,哪些情况属于保密例外?

5. 团体工作中的保密更有难度,在具体实施过程中咨询师要注意哪些问题?

第七章
心理测验与评估伦理

学习目标

1. 掌握心理测验的选择和使用过程中应该遵守的伦理规范。
2. 了解从事心理测验专业人员应具备的专业胜任力。
3. 掌握对来访者解释心理测验结果的方法以及注意事项。
4. 了解受测者在心理测验中的权利和责任。
5. 理解临床评估对来访者可能带来的影响，掌握评估过程中的伦理。

本章导读

与专业胜任力、多重关系及隐私权和保密等伦理议题相比，心理测验和评估中的伦理通常不那么被专业人员重视，部分原因是心理测验工作不一定是专业人员实施，同时也反映了在心理咨询服务中通常不要求专门呈现对来访者的评估报告，所以不够重视。其实在心理健康领域很多工作都与心理测验和评估有关，不仅包括咨询师在心理咨询中的评估、在心理健康工作中的新生心理普查，还包括使用问卷法进行研究等。

在心理咨询专业服务中，心理测验通常不是必需环节，咨询师更倾向于采用临床访谈和行为观察了解来访者。相比临床医生必须给出对患者的诊断结果，心理咨询并不要求咨询师一定提供对来访者的评估结果，甚至有些咨询师认为对来访者的评估只是贴标签，与心理咨询没有太大关系。在其他情境中，例如对学生或员工的心理普查常被看作行政化工作，而采用问卷调查法进行研究又被认为只是在收集数据，很容易忽略这些工作与专业伦理的关系。还有一种情况发生在医疗系统，有些医疗机构为来访者提供心理测查"套餐"，类似于常规体检，要求来访者进行相关项目的心理测查，但对每位来访者而言是否是必需的值得商榷。不过，心理测验有时还是受来访者欢迎的，因为有的来访者觉得只为"聊天"付费是不值得的，认为计算机化的评估报告更具有科学性。可见，对于心理测验与评估工作，无论是专业人员还是来访者都有一定误解。专业人员要重视相关伦理规范的学习，而且有责任向来访者进行必要的解释说明。

心理测验与评估的目的是促进寻求专业服务者的福祉，不得滥用测量或评估手段以牟利。心理测验与评估的伦理规范最容易被专业人员忽视，在这个实践领域有一些值得探讨的伦理问题。

第一节 心理测验的编制及维护

讲到心理测验伦理，想到最多的往往是使用过程中的伦理，其实测验的开发者也要遵守相关的专业伦理，因为首先要保证提供的工具是科学的心理测验。为了维护心理测验的有效性，还要依靠测验使用者的共同努力。

一、关于心理测验的编制

科学性是心理测验最重要的前提，作为心理测验的研究者和提供者要保证心理测验编制过程的科学性和规范性。

在心理测验编制过程中应运用专业知识，有科学的理论基础，采用测验编制的标准化程序，不仅测验的形式合理，而且具有信度和效度检验的证据，并提供完整的心理测验使用说明。如果心理测验的编制缺乏理论基础，编制的过程不严谨甚至违背诚信原则，那么无论该心理测验用于评估还是科学研究都是不负责任的。心理测验编制是科学研究的过程，要遵守临床心理工作者研究及发表相关的伦理规范。

心理测验通常要附带测验手册以详细说明相关研究证据以及合理的使用方法。在手册里，一般要描述该测验的目的、适用人群以及具体的用法，包括指导语、记分方法和注意事项等，同时还要提供对测验结果的解释。此外，作为心理测验的研究者除了告知该测验的优点以外，还应如实说明其局限性及不足。

为了确保心理测验被科学使用，研发心理测验的专业人员有必要监控使用测验人员的资质，了解他们使用测验的目的是什么，心理测验的使用者是否有能力使用该测验，这就涉及测验销售的伦理。心理测验的编制者和开发者有责任将盈利动机让位于保障来访者福祉的承诺（维尔福，2010）。也就是说，专业人员应遵守善行的原则，坚持以来访者福祉为第一位的伦理宗旨，优先考虑并保证来访者的福祉而非获取利润。

显然，心理测验无论是为了临床评估还是用于教育或研究领域，其目的都是更好地了解受测者，如果采用不科学的心理测验，或者由不具有胜任力的人员实施，势必会误用心理测验或误读心理测验的结果，有可能会伤害来访者的福祉。

二、关于心理测验的维护

心理测验作为评估或研究的有效工具，还依赖于测验使用者的共同维护。心理测验的有效性在一定程度上依赖于受测者对项目的不熟悉。在很多测验的指导语中都要求被试根据自己阅读题目的当下反应快速作答，以评估被试的真实反应。如果心理测验被传播，不仅可能因为没有专业人员的标准化施测被误用，还有可能在没有专业人员解释的情况下受测者自己误读了测验结果而造成不利影响。

如果测验题目被广泛传播，该测验则会失去用来评估的效力。所有心理测验都有版权，测验使用者要充分尊重测验编制者的劳动成果。测验使用者有义务防止测验被泄露或未经许可使用。测验使用者有责任避免心理测验被不适当传播的可能性，将测验材料置于自己的控制之下，维护测验手册、测量工具和测验题目等材料的完整性和安全性。一旦心理测验的题目被泄露，就很可能会失去使用价值。如果向非专业人员泄露测验相关的内容，还有可能导致误用。

心理测验使用者要保证测验的完整性，不得随意更改测验题目，不能为了适应自己的目的随意修改已有工具。APA 伦理守则 9.11 提出，心理学工作者应采取合理措施保障测验材料和其他测验技术的完整性和安全性，并遵守法律、使用协议和伦理学规范。ACA 伦理守则 E.10 规定，咨询师须保证测验的真实性和安全性，咨询师在未经出版商同意的情况下，不得修编、抄袭、修改公开发表的测量工具。《中国心理学会临床与咨询心理学工作伦理守则》（中国心理学会，2018）5.6 也规定，心理师有责任维护心理测验材料（测验手册、测量工具和测验项目等）和其他评估工具的公正、完整和安全，不得以任何形式向非专业人员泄露或提供不应公开的内容。

专栏

案例讨论

为了评估来访者的情绪状态，咨询师提出请来访者填写某量表。考虑到填写量表需要占用时间，为了节省时间提高咨询效率，咨询师请来访者将量表带回家填写，在下次咨询时带回。

你觉得咨询师这样做合适吗？

在这个案例中主要涉及两个问题：一个问题是来访者可以把量表带回家吗？另一个问题是如果来访者将量表带回家填写，其结果可以作为评估依据吗？

对于这两个问题，答案都是否定的。如果来访者把量表带回家作答，可能导致测验题目被泄露，咨询师没有做好测量工具的维护。因为保持受测者对量表题目不熟悉是工具有效性的前提条件之一，咨询师要把量表控制在可控范围之内，以避免心理测验被传播。在临床上，不排除有些接受测验的人揣测测验题目的评估目的，依据希望的测验结果而作答的情况，这样受测者就有可能操控测量结果。显然，如果心理测验交给来访者带回家，则会增加心理测验工具失去评估效力的可能性，对心理测验的维护是咨询师的伦理责任。

心理测验结果的可靠性有赖于问卷的标准化施测。通常每个心理测验都有标准化的指导语及标准化的施测过程，以保证测验结果的可信度，例如限定在一定的时间内完成，要求受测者根据真实的第一反应作答，不要考虑社会赞许性以及可能的社会评价等。如果来访者回家完成测试过程，既不能保证问卷作答为来访者自己独立完成，也不能保证问卷答案是来访者的真实反应，还有可能是来访者和家人或朋友边讨论边作答，甚至是别人代替作答等。咨询师无法保证来访者的作答状态，比如来访者在答题时深思熟虑，考虑到评估结果的影响可能会掩饰自己的真实情形。因此，请来访者将量表带回家作答的做法是不可取的。

第二节 心理测验的施测及解释

心理测验是心理健康工作者的重要工作内容之一，例如心理教师用于心理健康普查，临床工作者用于筛查等。在选择心理测验时，怎么保证心理测验结果的有效性以及如何对待心理测验的结果等问题都有可能涉及伦理问题。

一、心理测验的目的与选择

咨询师要明确选择心理测验的目的。为了更准确地了解来访者而选择合适的心理测验，是咨询师的伦理责任。选择心理测验是为了达成对来访者预期的评估目的，因此相关性标准是选择心理测验的重要依据（Anastasi & Urbana，1997）。这就是说，是否符合受测者的评估需要是选择心理测验的重要依据。

有时机构出于盈利需要而推出心理测验"套餐"，或者心理测验被当作常规测验用来规避潜在的风险。如果心理测验的选择不是为了来访者的评估需要，则有可能是违背伦理的（章秀明 等，2017）。选择心理测验的唯一出发点是保障来访者的福祉，任何出于其他目的或要求而选择心理测验的做法都是不合理的。

咨询师要选择信度和效度等测量学指标良好的心理测验，而且要考虑该工具是否有常模数据。如果请来访者进行心理测验但评估工具却不科学，例如没有可靠的信度和效度数据，或者因缺少来访者所属群体的常模无法对测验分数做出解释，都属于心理测验人员的不负责任，毕竟来访者完成测验的过程无论在时间上还是心力上都是有所付出的。

选择心理测验时要考虑适用范围。如果是适用于成年人的心理测验，对儿童、青少年群体是不适用的。咨询师在选择测验时要特别考虑文化适用性。咨询师有责任根据受测者的文化背景选择测验，仔细检查测验的内容有无偏差，要注意适当实施以及确保可以对心理测验的结果做出解释。如果选用的心理测验是国外的，在未经翻译、中文版修订的情况下直接用于我国被试会存在文化的不适用性。为了保证心理测验的有效性，测验使用者应按手册说明正确使用工具。

二、心理测验的知情同意

来访者对是否接受心理测验有自我决定权，咨询师应充分尊重来访者知情同意的权利。尽管咨询师通常是为了更充分地对来访者评估提出实施心理测验，但来访者对接受心理测验有知情同意权，而且来访者有权利拒绝接受心理测验。

心理测验知情同意程序通常包括这样两个问题：一个是来访者是否真的知情，另一个是来访者是否真的同意。前者涉及来访者是否真的了解心理测验，如果来访者确实不知、不懂就谈不上知情；后者涉及来访者是否知道有不同意的权利，如果来访者不确定自己有拒绝的权利就谈不上尊重其同意权。

来访者对接受测验有知情同意的权利，而且其做出的知情同意是在对测验相关事宜了解的基础上所做的知情选择。咨询师相应地有责任提供充分信息以利于来访者对是否接受心理测验做出决策。咨询师有责任告知来访者以下内容：

其一，测验的目的、任务、用途。咨询师要向来访者解释为什么提出请来访者做心理测验，在心理测验过程中来访者需要做什么，该心理测验的用途是什么，希望通过心理测验达到什么目标。

其二，接受测验的益处以及潜在的风险。咨询师要以客观中立的态度介绍测验，既包括通过测验可以达到的目的，例如更清楚地了解来访者焦虑、抑郁情绪的程度，也包括完成测验可能出现的不利之处，例如完成测验的过程中因为要评估负面情绪可能要重现经验。

其三，测验结果处置的方式和可能的影响。来访者心理测验的结果可能会影响其人事变动或者对入学、就职等构成影响，甚至可能作为附件保存在个人档案里。如果来访者测验的结果有这些用途，都应事先向来访者解释清楚。

其四，告知来访者在心理测验中的权利。来访者要明确自己在心理测验中的权利，可以同意但同时也有拒绝的权利。来访者对测验有任何疑问，都有权利提出来并得到相关回答。来访者不仅在接受测验前有权利拒绝，即使最开始时同意接受测验，在测验中的任何时候也都可以收回同意。

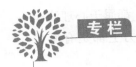

案例讨论

　　某小学开展学生心理健康促进活动。校长在家长会上通知，学校拟于下个月开展心理健康周活动，在此期间根据自愿原则开展心理测验，如果您感兴趣可以在各班班主任老师处领取通知查阅。如果您同意您的孩子接受心理测验，可以在其中的监护人一栏上签字。同时我们也会征得学生的测验同意，请学生签字。届时学校会召集同意参加的学生完成测验。等学生测验的结果出来以后，会通知学生家长，和家长商定时间做一对一沟通反馈测验结果。

　　我们现在的工作可以说越来越专业。学校尊重学生的自主性，对于未成年人的心理测验会征得监护人的知情同意。就学生做心理测验一事进行监护人的知情同意，不仅口头告知而且签署了知情同意文件，并进一步征得学生的同意。同时，注意对心理测验的结果保密，与学生家长做一对一沟通，这符合尊重测验隐私权的要求（Pope & Vasquez，2010）。

三、心理测验的实施

　　心理测验的实施过程包括两个与伦理相关的问题，一个是谁可以成为心理测验人员，另一个是如何执行测验过程。前者与心理测验人员的专业胜任力有关，后者涉及心理测验的标准化施测过程。

（一）心理测验人员的专业胜任力

　　心理测验是一种专业工作，提供心理测验的人员应具有专业胜任力。如果施测者专业胜任力不足，则很可能对受测者造成伤害（Kraut et al.，2004）。关于心理测验的选择、实施过程以及测验结果解释都是重要环节，都属于专业胜任力的重要组成部分。以医疗系统为例，对心理测验专业工作通常是这样安排的：先由医生负责问诊，开出心理测验处方，患者缴费后到心理测验室施测。心理测验人员并不了解患者的具体情况，只负责心理测验的实施过程即执行医嘱，而对测验结果的解释工作大部分还是由医生承担。可以看出，医生负责选择测验以及对测验结果进行解释。这样的操作流程如同临床医生请患者去做抽血化验或者CT检查，患者自行去辅助科室进行检查，辅助科室在完成检查后提供检查报告单，最后由临床医生负责患者的整体治疗。从这样的工作机制来看，医生即咨询师或治疗师要具体根据评估目的选择测验，根据测验报告对来访者解释，以及利用评估报告更好地提供专业服务的胜任力。如果咨询师或治疗师在提供的专业服务中并不参考心理测验的评估结果，那么要求来访者完成心理测验的目的很可能是有问题的，应该进行反思。

　　我国长期以来对心理测验人员的专业胜任力不够重视。以章秀明、魏海洋和张琪等

（2017）的研究为例，虽然是方便取样的访谈研究，但其描述的状况在一定程度上还是能够说明心理测验从业人员现状，在 11 名研究对象中只有 2 名有中国心理学会颁发的资格证书，3 名有个别测验证书，6 名没有取得心理测验相关证书或资格。特别是很多心理测验都采用了计算机化的操作程序，来访者独自完成后自动生成计算机化的解释。当更多使用计算机化测验而更少借助人力时，更容易忽视施测者的专业资格。心理测验是专业工作，要求施测者具有相应的专业胜任力。中国心理学会（2015）颁布的《心理测验工作者职业道德规范》条例中，突出强调心理测验工作者必须具备中国心理学会心理测验专业委员会认可的心理测验使用资格，但从实际情况来看远未达到要求。心理测验被误用的可能性越大，对该测验的使用能力标准就越严格（Walsh & Betz，1995）。

与咨询师通常不具有普遍的胜任力一致，不同种类的心理测验对专业胜任力的要求也有很大差异。不但心理测验人员要接受心理测验相关的专业培训，即具备相关的专业知识和技能，实施特定测量和评估方法的心理测验人员还需要掌握专门的理论及实践经验，包括督导师指导下的实践。心理测验人员只有具有该心理测验的专业胜任力之后，才可以实施该测量或评估工作，以保障来访者的福祉。

（二）心理测验的标准化施测

实施心理测验过程应按标准化施测程序，包括采用标准化的指导语，按指定程序完成测试过程。例如对于一个自评量表而言，量表手册规定受测者在 10 分钟内完成，指导语也要求被试根据第一反应作答，如果被试用了两倍甚至三倍的时间而施测者却没有干预，那么对所提交测试结果的解释可能有一定的问题。

咨询师如果不了解施测过程而只看到了测验结果，则一定要向来访者核实是在什么条件下完成的心理测验以评估测验结果的真实性。严格来讲，咨询师如果没有亲自操作，对测验结果就要保持谨慎的态度，因为很难保证和假设测验结果的真实性。

心理测验的实施过程有时是复杂的，包括施测环境以及施测过程要符合要求，要根据受测者的不同情况进行相应调整。例如对老年人或者儿童的测验，可能由于受测者受教育程度不同或者身体条件不同等原因，不仅要做出适当的调整，同时心理测验人员还要考虑做出的改变是否会对评估结果造成影响。此外，必要时对受测者给予情感支持也是施测者不可或缺的专业责任（Ready & Veague，2014）。可见，确保心理测验人员具有足够的胜任力是非常重要的。

第三节 关于心理评估与诊断的伦理

基于科学态度提供心理咨询是咨询师应具备的科学素养，准确、公正、负责的评估是干预的基础。咨询师应先确认来访者的问题才可能有后续的咨询，而确认问题就是收集资料进行评估的过程。

一、心理评估与诊断的重要性

关于心理评估与诊断，总体而言专业人员对评估与诊断的态度在发生转变，无论在专业内部还是外部都存在越来越被重视的倾向，但也在一定程度上存在误解，专业人员应更加严谨、专业地对待。

从专业内部来讲，有精神科受训背景相对而言比心理学背景的咨询师更重视心理评估和诊断，这既与精神科医生和心理咨询师的受训经验有关，同时也与评估和诊断结果在工作中的作用有关。相对而言，精神科医生在临床评估方面的训练更严格，同时也需要根据诊断确定用药治疗方案。而相当比例的咨询师认为，心理咨询是在不断收集资料的过程中获得对来访者更为深刻的理解的，个案概念化是逐渐形成且不断修正的，并且在专业实践中咨询师提出明确诊断的压力没有精神科医生那么大。随着心理咨询与心理治疗行业专业化水平的提升以及来访者问题复杂性的增强，咨询师越来越认识到对来访者的问题进行评估和判断的重要性。

从专业外部来讲，大众对心理学的兴趣日渐浓厚，认识到心理因素对人的心理与行为、人与人之间的关系以及人与社会关系的重要性。于是心理学走入各行业，以媒体节目为例，诸如求职、相亲、教育等很多节目都会邀请心理学家对社会现象或嘉宾以一定方式进行解读。虽然有一定的综艺成分，有些心理学家也会说明因时间有限、信息有限解读也有限，但是心理学家以专业身份给出分析和判断时仍然要思考可能造成的影响，例如对当事人是否会造成伤害，对大众是否可能造成误导。

二、心理评估与诊断的伦理

(一) 在专业胜任力范围内工作

在专业胜任力范围内从事专业工作，是对专业人员的基本要求。专业人员具有足够的专业胜任力才能从事相应的工作，如果不具备专业胜任力应诚信告知，这是负责任地做出心理评估与诊断的前提。

咨询师对来访者做出的心理评估与诊断一定是基于对来访者信息足够了解的基础之上的。从来访者的角度讲，讲述自己经验的过程常常是一个体验负性情绪的过程，特别是在自我表露私密性事件过程中可能会有被泄密的担心和焦虑，体验到被评价的羞耻感，也可能再次经历创伤体验，一旦来访者有了一个心理评估与诊断标签很可能会对其自尊心造成严重影响。在这种情况下咨询师不具有专业胜任力，不能提供评估与诊断反馈，是不符合专业伦理的。

(二) 承认心理评估与诊断的局限性

心理评估与诊断的准确性有时与来访者症状表现的时机有关。咨询师有时也会遇到这种情况，在咨询中发现来访者的抑郁情绪比较严重，建议来访者去精神科就诊，但来访者就医后反馈说医生并没有给出相应的诊断。这可能与来访者的症状表现有关，比如来访者在就诊前一天晚上睡眠比较好，刚好这两天的事情进展比较顺利，或者也可能与来访者在相对短暂的门诊时间里对医生的主诉有关。

心理评估与诊断的准确性还可能与来访者对症状描述的清晰程度有关。来访者的表达能力有很大的差异，描述清晰的症状极易引起咨询师的高度重视，而描述不清晰的症状容易被忽略，也有一些来访者不善于表达自己的感受体验。

心理评估与诊断的准确性还与咨询师有关。有时咨询师难免有先入为主的观念，例如专业人员遇到求诊的患者和为求职的申请人做评估，即使他们有相似的临床表现，也可能由于咨询师预设的影响容易对患者做出更严重的判断。专业人员通常趋向于采用自己最熟悉的诊断，例如研究人格的心理学家更容易进行人格评估或给出人格障碍的诊断。此外，专业人员在做出评估和判断时常常是有时间压力的，迅速做出判断的压力可能会影响咨询师对心理评估与诊断的准确性。

可见，准确做出心理评估与诊断并不容易，心理评估与诊断的准确程度可能和多种因素有关。咨询师要认识到心理评估与诊断的困难，坦诚告知心理评估与诊断的局限性以及自己能力的限制。咨询师应保持审慎的科学态度，例如同时结合采用多种评估的方式，包括临床访谈、行为观察、心理测验以及重要他人提供的信息等。

（三）负责任地告知评估结果

咨询师必须负责任地运用心理评估与诊断结果，最基本的原则是为了帮助来访者而不是伤害来访者。咨询师要认识到心理评估与诊断对来访者产生影响的后果，对可能构成的影响保持足够的敏感性并恰当应对。

心理评估与诊断结果对于不同来访者的影响不同。少数来访者因为明确了心理评估与诊断结果可能会对自己的问题产生某种释然，但多数情况下会给来访者带来痛苦。更严重的是，评估与诊断结果也可能变成一个自我实现的预言，例如一个评估为抑郁的来访者很可能情绪更加低落。不仅如此，还有可能给来访者带来连锁反应，别人对待他的态度很可能随之改变，例如来访者可能因此受到歧视和冷遇。因此，要求专业人员做到负责任地表达评估结果，理解来访者的各种担忧，对可能构成的威胁足够敏感，帮助来访者建设性地应对。

第四节 心理测验和评估相关的常见伦理议题

一、对心理测验结果的解释

在受测者完成心理测验后提供解释是施测者的伦理责任。如果咨询师不是为了对来访者评估，在不明确测验目的的基础上就盲目要求来访者接受心理测验，请来访者完成测验却忽视对测验结果的解释，是不符合专业伦理的。

（一）尊重来访者了解心理测验结果的权利

咨询师应尊重来访者了解心理测验结果的权利。要确保心理测验结果的可靠性，包括在恰当选择心理测验的基础上保证标准化的施测过程，以保证心理测验结果可信、可靠。然后，在实施心理测验或评估之后，咨询师应对心理测验或评估的结果给予准确、客观的解释，并与来访者讨论测验结果。之所以要求咨询师有责任向来访者解释心理测验的结果，是因为来访者不一定真正理解心理测验或评估结果中的专业术语，可能会误解，咨询师应采用来访者可以理解的语言做好解释，努力避免其误解。

对心理测验结果提供解释是对受测者付出的公平回报。受测者接受测验要占用时间，耗费脑力。从心理层面来说，受测者会感到焦虑，填答测验题目可能还要回忆发生的生活事件或重新体验负性情绪，而且受测者常常是付费接受心理测验的，因此咨询师不仅要提供对测验的解释，还要利用测验结果以促进来访者的福祉。有研究者做过一个对照实验，将完成 MMPI-2 的被试分为有解释组和无解释组。研究发现有解释组报告的症状压力水平更低、自尊水平更高，而且对自己的问题改善感到更加有希望，这说明了对测验进行解释的重要性（Finn & Tonsager，1992）。

（二）对心理测验结果的解释负责

咨询师对待心理测验的结果应保持客观、审慎的态度。如果咨询师不了解来访者完成心理测验的过程，如果咨询师没有见到来访者，那么其不能对来访者得出判断性结论。需要注意，心理测验在一定程度上存在局限性，往往只能代表在实施心理测验之时来访者的状态，很难预测来访者的未来行为，所以咨询师在由心理测验得出进一步推论时也需谨慎。通常咨询师可以把握以下原则：

1. 全面客观地利用信息

心理测验的目的是更全面地评估来访者的状态，而不是验证咨询师的某些推测。咨询师要充分利用心理测验所提供的全部信息，如果只是选择性地利用部分信息，就有可能导致心理测验只是用来验证咨询师的某些偏见，而咨询师之前对来访者没有关注的方面会继续被忽视，这样就无法真正发挥心理测验的作用。

2. 结合多种评估方法

对心理测验结果进行反馈时，要充分考虑来访者的福祉。心理测验结果只是咨询师对来访者评估的参考依据之一。咨询师对来访者评估的信息来源应该是多种角度、多个水平、多样方式的，心理测验结果不能作为唯一决策依据，结合考虑各种因素才可以对来访者做出更准确的评估。心理测验的结果并不是绝对的，咨询师在向来访者解释的过程中可以获得更全面、更客观的资料。

3. 要简洁明了通俗易懂

咨询师解释心理测验结果的目的是帮助来访者理解，而不是显示其"深奥"，对心理测验结果的解释要避免冗长。咨询师要用来访者能够理解的语言，避免采用来访者不易理解的术语，特别要注意给来访者提问的机会，有针对性地回应来访者的疑问比单向告知效果要好。

4. 将讨论过程记录在案

来访者对接受心理测验的态度、完成心理测验的行为方式、对测验结果的反应以及疑惑等，在一定程度上都与来访者个人有关，是咨询师理解来访者的途径，甚至可以以此为切入点进一步提供咨询。有关心理测验结果的反馈，包括来访者的疑问以及咨询师的解释和说明，咨询师都要记录下来。

（三）关于计算机化心理测验结果的解释

目前有些测验是计算机程序化的工作，受测者在计算机上答题、由计算机完成计分，最后由计算机提供解释。计算机化心理测验有时可以减轻专业人员的工作量，而且可以在相当大的程度上减少记分错误。因为有些心理测验既有正向记分也有反向记分，除了总量表外分量表也要计分，还要与诊断标准进行比较，是非常复杂的。当心理测验成为计算机化的工作以后，可以更快捷地提供解释，减少统计和分析的负担。

但是计算机化的心理测验也有弊端，例如其常常是非个人化的，而且容易给人准确率高的错觉。事实上，计算机化的解释常常是一般性的结果，不能过分依赖。比较合理的做法是，计算机化的解释常常作为参考意见，要有足够充分的临床理由选用部分报告，协助对测验结果进行准确评估，例如心理测验结果与临床专业判断结合使用，更具有临床价值。

 专栏

案例讨论

某来访者，研究生二年级，因抑郁情绪来咨询中心咨询。咨询师考虑到来访者的抑郁情绪加重，建议其去医院精神科鉴别诊断。

转天来访者又来到咨询中心，要求紧急咨询。原来来访者听从咨询师的建议去了医院，按照精神科医生的建议去做了 MMPI 心理测查，完成以后精神科医生诊断为"抑郁情绪"，处理意见是建议心理咨询。但来访者看到了自己心理测查报告，发现报告中很多因子的得分都偏高，感觉自己的情绪愈发糟糕。

在这个案例里可以看到，在心理测验完成后给来访者做适当的解释是多么重要！对临床医生来说，可能通过快速查看心理测验结果报告已经得到了信息，为诊断提供了必要的支持。对来访者来说，丰富的心理测验结果已经严重超出了自己以前对问题的判断，临床医生也可能已经给了来访者一些解释，但来访者仍然有很多疑虑。当然，来访者原本是情绪敏感而不堪情绪负荷的人，而临床医生在门诊时间内也很难快速缓解病人的压力。

这个案例也提示咨询师，如果建议来访者去精神科就医，则要注意继续跟进。如果来访者对去精神科就医以及诊断有很大的心理压力，咨询师需要对来访者提供情绪支持。当然也有另外一种情况，有些来访者去就医有了明确诊断结果以后反而放松了，觉得对于自己之前的情绪困扰终于有了一种解释。在这种情况下，咨询师在提供情感支持的同时还要做心理教育，要求来访者遵医嘱服药，定期复查，不随意停药等。

二、心理评估与诊断的应用

心理学渗透到社会生活各个领域的应用之一，就是其他领域越来越多地参考心理评估与诊断结果，例如教育考试、企事业单位入职等都希望有专业人员参与评估申请者的心理健康状况。从教育机构、用人单位的角度似乎是可以理解的，希望学生或聘用的员工情绪状态稳定。但是从专业人员的角度讲，在有限的面试时间内能否快速进行专业评估，是否负责任地给出评估结果以及当事人是否对评估过程知情等方面，都可能与专业伦理有关。心理评估与诊断可以说是专业人员从事的影响最大也最深远的活动之一（Behnke，2004）。因此，咨询师作为专业人员应审慎地进行心理评估与诊断工作，必须受到专业伦理规范的约束。

心理评估与诊断意味着用专业术语定义来访者带到心理咨询中的问题及其性质、界限和强度。有咨询师将评估与咨询的关系比喻为地图之于公路旅行，对咨询师具有重要的参考价值（维尔福，2010）。咨询师如果没有确认来访者的问题就不可能提供咨询，也就是说咨询师首先要对来访者问题的范围、严重性、优势和社会支持、预后进行评估。

当心理评估和诊断用于专业以外的情境，咨询师作为专业人员要具有伦理敏感性，要谨防被滥用的风险。咨询师要充分认识到做出的评估及诊断结果并不只是给来访者贴个标签，而且很有可能有力地影响来访者生活的方方面面。例如对求职人员来说可能会因此失去工作岗位，当青少年有了精神科疾病的诊断有可能会影响其接受教育的决定和安排。

专栏

现象讨论

在各种场合心理健康状况越来越受到重视。以研究生复试为例，心理健康教育工作者有时会被邀请帮助对申请人进行心理健康状况评估。如何看待这种问题？

总体来讲，这个现象可以理解但值得探讨。近年来有关研究生自杀等事件的发生在全社会引起格外关注，这既有教育体制和社会支持系统的问题，也和当事人的心理健康状况以及压力应对能力有关。于是在研究生入学复试环节，除了考察学生的学业水平、科研能力以外，还希望通过复试过程中的交谈来评估学生的心理健康状况。

这个工作的出发点是可以理解的，值得专业人员探讨的问题是在这个工作中有没有伦理问题呢？例如被邀请的专业人员是否具有评估学生心理健康状况的专业胜任力，在研究生复试中是否可以收集到充分的信息以利于专业人员做出判断，换句话说专业人员是否在负责任地使用自己的专业影响力。从学生的角度来看，他们是否对心理评估有知情同意的权利，因为评估的结果有可能真的会影响其入学资格。这些问题都值得探讨。

总之，专业人员被邀请参加类似的工作时需要具有足够的伦理敏感性，有时容易忽视专业身份误以为只是参加行政工作。凡是参与专业有关的工作，都应从专业伦理视角进行更多的思考。

本章要点

1. 科学性是心理测验最重要的前提。如果心理测验的编制缺乏理论基础，编制的过程不严谨甚至违背诚信原则，那么无论该心理测验用于评估还是科学研究，都是不负责任的。作为心理测验的编制者和开发者，盈利动机应让位于对测验未来受众之福祉的承诺。

2. 心理测验作为评估或研究的有效工具，还依赖于测验使用者的共同维护，测验使用者要充分尊重测验编制者的劳动成果。

3. 选择心理测验的唯一出发点是保障来访者的福祉，任何出于其他目的或要求而选择心理测验的做法都是不合理的。

4. 尽管通常是咨询师为了对来访者更充分地评估提出实施心理测验，但是来访者有权利同意或者拒绝，应充分尊重来访者的自我决定权，来访者对接受心理测验有明确的知情同意权利。

5. 咨询师应尊重来访者对测验了解并获得解释的权利，只有恰当地实施测验才能产生有意义的结果。在实施测验或评估之后，咨询师应对测验或评估结果给予准确、客观的解释，并讨论测验或评估结果。咨询师对待心理测验的结果应保持客观、审慎的态度。

● 复习思考题

1. 作为心理测验的编制者，要注意遵守哪些专业伦理规范？
2. 作为心理测验的使用者，要注意遵守哪些专业伦理规范？
3. 对从事心理测验的专业人员，专业胜任力包括哪些方面？
4. 来访者作为心理测验的受测者，有哪些权利？
5. 如果某用人单位请专业人员针对应聘者提供评估报告，涉及伦理相关的问题吗？

第八章

热线心理咨询的伦理

1. 了解热线心理咨询的特殊性，掌握热线心理咨询伦理的基本原则。
2. 理解热线心理咨询是一种专业实践，培养专业伦理的敏感性。
3. 熟悉热线心理咨询常见的伦理议题，掌握伦理应对的策略。
4. 掌握特殊来电问题的处理方法。

本章导读

中国内地的热线心理咨询是从 1987 年 8 月天津市精神科医生陈仲舜开通"心理救援电话"开始的。在社会大众对心理服务需求的推动下，热线心理咨询作为心理咨询的重要补充形式自此一直存在。特别是不同热线的多样化服务内容，针对特殊服务群体的精准特色服务，例如心理危机干预热线、对性少数群体的咨询等，都在一定程度上满足了特定群体的心理服务需求，深受大众欢迎。

热线心理咨询不同于常规心理咨询。热线心理咨询的咨询师通常由受过训练的志愿者担任，除了专职人员以外大多是兼职人员。相比提供常规心理咨询的咨询师而言，热线心理咨询师的专业训练没有那么全面系统，但也要求掌握必要的心理学知识以及电话咨询的方法及技巧。热线心理咨询的设置也不同，例如求助者可能并不告知真实姓名，而且通常为单次、限时服务，每次通话时间一般限制在 30 分钟左右，这在一定程度上导致了咨询效果的有限性，但仍然被视为一种专业性的心理服务，具有便捷、经济、保密等优势。热线心理咨询师如何科学、规范地提供心理咨询服务，如何适应热线心理咨询的专业设置应对求助者相对复杂的求助问题，面对反复来电者、精神疾病患者等如何提供帮助，这些问题既是热线心理咨询中的咨询难题，同时也是涉及伦理议题的困境。

总体来讲，热线心理咨询是一项挑战性很大的工作。

在 2019 年底 2020 年春暴发的新冠肺炎疫情肆虐期间，热线心理咨询及在线服务成为唯一可行的心理服务形式，在抗击疫情心理援助工作中发挥了极其重要的作用。同时，热线心理咨询的专业化服务质量以及机构的规范化建设再次引起了行业内部的广泛关注，其中的专业伦理问题值得进一步探讨。

第一节　热线心理咨询伦理概述

我国热线心理咨询无论在规模上还是在专业化水平上都具有很大的差异性。有些心理咨询热线非常专业，其管理接近于一般心理咨询机构，也定期组织专业督导，也有少数心理咨询热线是由有助人热情的心理学爱好者个人开设的。从专业定位与社会需求来讲，希望热线心理咨询承载常规心理咨询所不能实现的社会服务功能，同时又不失专业工作的特性。

一、热线心理咨询的界定和特点

热线心理咨询的功能是有限的。如果要求热线心理咨询具有与专业心理咨询同样的服务效果，在相当大的程度上是不现实的，这与很多因素有关。

(一) 热线心理咨询的界定

热线心理咨询是指以电话为中介，在良好咨询关系的基础上，运用基本的心理咨询方法和技术，帮助求助者澄清问题，挖掘和利用资源，以建设性的方式解决问题，有效满足其需要并促进其成长的过程（贾晓明，安芹，2006）。

热线心理咨询是心理咨询服务的补充，在一定程度上具有心理咨询最根本的特点，但又具有其特殊性，在有些方面无法达到对心理咨询的专业要求。

(二) 热线心理咨询的特点

1. 热线心理咨询的便捷性

热线心理咨询最重要的优势是便捷性。心理热线可以超越地域范围、时间限制、经济条件等因素的影响，只要在热线咨询机构的服务时间拨通电话就可以得到服务。对于那些当地缺少专业资源、受经济能力所限难以求助咨询或者因身体残疾等原因无法到达咨询机构的服务对象，心理咨询热线是可以获得的求助途径。

然而，也正因为求助渠道的便捷性，求助者常常抱着试试看的心理寻求热线心理咨询服务。对热线心理咨询的投入不够，改变动机不强，或者有不恰当的期待，有时会影响咨询效果。

2. 热线心理咨询的匿名性

热线心理咨询另一个独特的优势是匿名性。人们对心理咨询越来越持开放性的态度，但某些求助者或者求助者求助某些问题时还是对面对面咨询有顾虑，例如涉及被强奸、家庭暴力、性心理等个人隐私性比较强的问题时。如果求助者不必露面，不必暴露真实身份，他们就可能有更强的求助动机，同时在咨询过程中自我表露更开放，可能对取得咨询效果有促进作用。

另外，匿名性肯定也会给热线心理咨询带来限制。例如咨询关系不那么真实，如果求助者模糊了基本的身份信息有可能影响热线心理咨询师对其问题的理解，同时求助者匿名也会弱化其改变意愿以及对自我改变的责任感。此外，如果求助者处于危机状态也可能给危机干预带来困难。

3. 热线心理咨询设置的局限性

单次限时服务是热线心理咨询最突出的特点。之所以这样安排与心理热线的定位有关，通常热线心理咨询能够解决的只是求助者一般的心理困扰，这样有利于心理热线为更多的服务对象提供咨询。

无论问题形成还是症状改善都是复杂的过程，很显然在有限时间内解决的问题一定是有限的。咨询师最基本的任务是满足求助者情绪宣泄的需要，在此基础上帮助求助者澄清问题，共同探讨解决问题的有效策略，问题如果比较严重就超出心理咨询热线的服务范畴。

二、心理咨询热线的定位与专业属性

给予热线心理咨询机构恰当的定位是非常有必要的。与心理咨询师不可能在所有领域具有普遍胜任力一致，每条心理咨询热线通常都有其擅长解决的问题以及擅长服务的群体。如果某条心理咨询热线对外宣传能够解决所有问题或服务于所有群体，通常是不容易实现的。

（一）心理咨询热线的定位

心理咨询热线定位明确，在一定程度上反映了心理咨询热线的专业性和规范性。对于热线心理咨询机构内部而言，明确的定位有利于确定心理咨询热线的服务范畴，明晰对热线心理咨询师的培训内容以及选拔标准，确保热线心理咨询师在专业胜任力范围内提供咨询服务。同时，热线心理咨询师确切地知道自己能够做什么、不能够做什么，当遇到超出机构服务范畴即超越自己专业胜任力范围的求助者时可以及时转介，这样既保证了求助者的福祉，又避免了热线心理咨询师不必要的焦虑。

对于机构外部而言，明确的定位可以帮助求助者判断在什么情况下求助这条心理热线。热线心理咨询机构在心理热线宣传时应向社会大众明确公布心理热线的服务范畴，这样有助于求助者在需要时找到合适的专业资源，减少因不恰当求助而产生自我挫败感，避免不现实的期待，同时也有利于热线心理咨询机构提高效率，最大限度发挥社会服务功能。

（二）心理咨询热线的专业属性

1. 咨询关系依然是基础

热线心理咨询与面对面心理咨询不同，在咨询关系里双方并不具实名。对于有些求助者而言，不暴露真实身份是热线心理咨询的独特之处。求助者不必露面，如果不愿意也可以不讲出姓名。相应的，热线心理咨询师在提供热线心理咨询服务时也不需要向求助者介绍自己的姓名，有些热线心理咨询机构为了实现在特殊情况下的连续服务咨询师可以报自己的工号。

在热线心理咨询里求助者是随机得到某位热线心理咨询师服务的。求助者只要想寻求热线心理咨询服务，只要在热线心理咨询机构的服务时间拨通电话就可以获得服务。在求助者想得到服务的时候就可以快速得到回应是热线心理咨询最重要的优势。在热线心理咨询里，求助者不需要也不能提前预约，接通电话后在较短的时间内快速进入咨询关系。

尽管热线心理咨询师和求助者不确切地知悉对方具体是谁，但双方的责任和权利非常明晰，所建立的咨询关系仍然是取得咨询效果的重要基础。如果没有信任的、安全的咨询关系作为基础，求助者很难诉说内心的烦恼。如果求助者没有感受到咨询师的倾听、理解和共情，热线心理咨询进程也无法顺利进行。

2. 咨询理论和方法依然是保障

热线心理咨询作为具备专业属性的服务，重视心理咨询的基本理论与方法。热线心理咨询通常由接受过训练的志愿者担任热线心理咨询师，有些热线心理咨询师是能够提供面询的咨询师，虽然专业化水平有限，但强调热线心理咨询师在热线心理咨询中要以基本的心理咨询理论知识对求助者的问题形成个案概念化理解，与求助者讨论确定咨询目标，并应用专业技术方法提供咨询服务。

如果热线心理咨询师所提供的仅仅是安慰、鼓励，只等同于朋友之间的聊天，或者热线咨询师所提供的仅仅是说教、劝导，只等同于政工干部做的思想工作，或者热线心理咨询师只是依据自己的人生阅历或生活经验提供分析、建议，只等同于经验的交流分享，那么热线心理咨询服务的专业性都会大打折扣。

由于热线心理咨询单次、限时等专业设置，以及无法确定求助者的真实身份等因素，在热线心理咨询过程中如果完全依据心理咨询理论和技术开展工作也是有难度的，但仍然要以之作为指导热线心理咨询的参考依据。以专业态度提供服务，是热线心理咨询科学服务的基础保障。

3. 聚焦有限目标且重视资源取向

热线心理咨询聚焦于现实问题的解决。由于热线心理咨询师的专业训练和经验所限，在单次和限时专业设置下提供的服务时间有限，再加上匿名的求助者对热线心理咨询的期待以及投入有限等因素，所有这些因素导致热线心理咨询的咨询目标也是有限的。热线心理咨询提供的服务通常集中在求助者的诉求上，只能解决一般性问题。

热线心理咨询往往更重视资源取向，促进助人自助。在热线心理咨询服务有限的时间内，工作重点在于帮助求助者澄清问题，挖掘和利用周围的资源，探索解决问题的有效途径，这样有助于求助者在结束通话以后对现实问题困境可以有一些不同的认识，在应对现实生活问题方面找到一些可以尝试的方法。

三、热线心理咨询的基本伦理原则

（一）善行

热线心理咨询师应充分尊重和维护求助者的权利，基本要求是无伤害，在此基础上促进求助者的福祉使其获益。求助者寻求心理热线帮助，不仅耗费时间、感情而且对通过求助解决自己的问题充满期待，如果热线心理咨询无法避免伤害，或者求助者无法从热线咨询中获得帮助，热线心理咨询师有责任终止服务，否则就违背了善行原则。因此，热线心理咨询师作为专业人员，必须以来访者的利益为出发点。以求助者为中心意味着围绕求助者及其问题进行交谈，帮助求助者澄清问题，全面分析利弊得失，促进求助者获得建设性解决问题的能力。

（二）尊重

热线心理咨询关系是一种平等关系，尊重求助者的价值和尊严，尊重求助者自我决定的权利。热线心理咨询师信任求助者所说的一切，尊重求助者的选择和决定，相信求助者有能力解决自己的问题，设身处地地从求助者的角度考虑和分析问题，不把自己的价值观、处事原则强加给求助者，鼓励他自己面对问题，不为求助者做出咨询师认为最好的选择，促使求助者自己负起责任。

（三）责任

以科学为依据、以伦理为准绳是热线心理咨询师的专业责任。热线心理咨询包括一般心理问题的咨询、心理应激干预、心理危机干预等，咨询师应充分考虑热线心理咨询的特点，以增进求助者的利益和福祉为目的提供服务。

专栏

案例讨论

　　某心理咨询热线在夜间服务时间接到一位12岁女生打来的电话。该女生说自己一个人在家里住，前两天看了一部恐怖影片，很害怕，夜里会做噩梦，不敢睡觉。咨询师进一步了解情况得知，原来该女生父母外出打工，爷爷奶奶的家距离她家不远，她带着自己的弟弟一起生活。

热线心理咨询师要如何工作呢？

首先，咨询师要尊重求助者。咨询师既不要因为求助者的年龄而忽视其需求，也不要因为对问题严重程度的判断而轻视其问题。有时，热线心理咨询师对于一些看起来严重的问题更容易警觉，当发现问题不那么严重时容易放松专业帮助的意识。

其次，咨询师要基于专业角色帮助求助者。即使是看起来简单的问题，咨询师也要站在专业角色的立场工作，要避免基于个人生活经验对问题做出简单判断。例如理解在这个家庭怎么形成了这个女生独住的情况，她害怕的情况有没有和家人讲，她家人怎么反应等，在此基础上可以帮助求助者挖掘资源，与求助者讨论可以如何与家人沟通，建立社会支持系统。

最后，如果咨询师判断在这个个案中有未成年人权益保护的问题，而自己又不具有相关的胜任力，也可以建议求助者拨打青少年专线。

第二节　热线心理咨询特有的伦理规范

热线心理咨询是一种专业工作，同时又不同于专业工作，有很多特殊性，因此在专业伦理规范方面也有其特殊性。

一、热线心理咨询中的专业胜任力

热线心理咨询师虽然在专业训练方面没有提供面对面咨询的咨询师那样系统、有深度，但也并非只要有助人意愿就可以成为热线心理咨询师。热线心理咨询师被要求具有与热线定位一致的专业胜任力，同时在专业胜任力范围内提供热线心理咨询服务。

（一）基本的助人态度

心理咨询热线帮助求助者解决一般困扰，关于助人价值和助人态度的训练尤其重要。热线心理咨询师应尊重求助者的个体差异和文化差异，不因年龄、性别、地域以及性取向等因素而产生歧视，尊重求助者的个人选择，不以社会普适的标准教育求助者，不强加个人价值观。

（二）基本的专业训练

热线心理咨询是助人工作，要求热线心理咨询师熟悉心理咨询基本理论知识，掌握基本的会谈技巧，能够与求助者建立关系，帮助求助者澄清问题，运用心理咨询理论理解求助者的问题，提高求助者解决问题的能力，提高求助者发现和利用社会资源的能力。

（三）特殊的电话咨询应对技巧

由于是热线心理咨询，从事这项工作需要具备的专业胜任力有三个特殊方面：一是要了解热线心理咨询的独特性，掌握热线心理咨询的流程及重点，能够在限定的时间聚焦于有限目标达成对求助者的帮助；二是有关处理危机情绪的基本训练，因为是热线服务难免有时会遇到处于危机状态的来访者，最好可以接受危机干预培训以备不时之需；三是根据心理热线定位对咨询师要做专门训练，例如青少年咨询、老年咨询或性少数群体咨询等，对特殊问题需要有专门的应对策略。

二、热线心理咨询中的专业关系

热线心理咨询属于具有专业性质的工作，热线心理咨询师与求助者之间的关系是一种专业关系。在热线心理咨询中，虽然咨询师和求助者彼此匿名，但维持信任的关系是非常重要的。

（一）专业界限

热线心理咨询师应明确咨询关系的专业界限，不建立工作之外的关系。热线心理咨询关系比较特别，求助者可以不报告自己的真实姓名，相应咨询师也不向求助者透露个人姓名、联系方式等信息。每一位热线心理咨询师都是作为热线心理咨询团队的一员为求助者提供服务的。

在热线心理咨询中，求助者常常带着急迫的现实问题打进电话，容易引发热线心理咨询师的强烈同情和个人卷入。例如热线心理咨询师感受到求助者的经济困难，很想给予一些实际帮助，或者求助者急切地想找咨询师要解决问题的方案，咨询师应从专业视角出发提供服务。求助者信任咨询师是好的，但如果产生过度依赖，例如求助者反复来电，咨询师就要思考反复来电背后的问题，热线心理咨询的最终目的是提升求助者独立应对生活的能力。

（二）专业属性

咨询师在提供热线心理咨询中遇到的求助者会更加多元化。热线心理咨询师应公正对待每一位求助者，尊重和维护求助者的权利，保证每一位求助者都得到同等机会，不因任何因素歧视对方。热线心理咨询师应保持客观立场，不把自己的观点或社会的规范强加于求助者，不替求助者做重要决定。

热线心理咨询师应对文化多元性具有敏感性，尊重求助者的价值观，不把个人价值观强加于求助者，通过澄清帮助求助者认识到其价值观是如何形成的以及由此带来的影响。

三、热线心理咨询中的知情同意

热线心理咨询对求助者的帮助是有限的，但作为心理咨询服务仍然会涉及求助者的隐私，因此求助者对其所接受的热线服务有知情同意的权利。从热线心理咨询机构来讲，作为专业机构对所提供的服务也有向公众告知的专业责任。

（一）热线心理咨询知情同意的内容

1. 热线心理咨询机构及其热线心理咨询师的资质

心理咨询热线应明确告知求助者隶属的机构或组织，如果是在专业机构或组织的督导下开展工作也应具体说明，这样既可以表明心理咨询热线服务的专业性，同时也有助于求助者对心理咨询热线服务质量做出判断，同时也是保障求助者对热线心理咨询师接受督导的知情权。此外，还应明确说明热线心理咨询师的专业资质，是咨询师、实习生还是经过培训的志愿者。求助者有知情的权利，如果求助者在打进电话后提出疑问，热线心理咨询师有责任诚实告知。

2. 心理咨询热线服务的范畴及面向群体

心理咨询热线应有明确的服务定位，有具体的服务范畴和擅长解决的问题或者服务群体。明确心理咨询热线服务的具体服务内容及面向人群，意味着该热线心理咨询师在相关主题接受过系统的专业培训，了解该群体的心理特点和常见问题，熟悉对相关问题及群体的咨询经验，热线心理咨询师在该热线所提供的服务范畴内是具有专业胜任力的。

3. 心理咨询热线服务的专业设置

应具体告知心理咨询热线提供咨询服务的专业设置，具体包括该机构提供热线心理咨询服务的具体时间，是单次服务还是连续服务，每次接听热线有无时长限制，是公益热线还是收费服务等。如果热线心理咨询机构要求必须对咨询服务全程录音，应提前告知求助者。

（二）热线心理咨询知情同意的形式

相比而言，热线心理咨询知情同意不如面对面心理咨询那么严格，不需要签署《知情同意书》，但求助者知情同意的权利仍然要引起热线心理咨询师的高度重视。在实践过程中，可以通过以下三个环节保障求助者的知情同意权利。

1. 热线心理咨询机构宣传文案的说明

热线心理咨询机构提供的是一般心理问题咨询。由于热线心理咨询服务时间的有限性，而且求助者往往等不及热线心理咨询师介绍热线服务就急于倾诉自己的困扰，因此惯常操作是热线心理咨询机构在热线宣传文案里明确告知求助者知情同意的相关信息。以求助者主动打通热线求助视为知情同意，即默认求助者在选择这种服务途径前已经知情同意。

2. 心理咨询热线接通后的前置语音

热线心理咨询机构对知情同意环节的另一种惯常做法是录制前置语音。当求助者拨通电话以后，首先会自动播放一小段录音，在语音留言里具体说明知情同意相关的内容。如果求助者在听过前置语音后继续和热线心理咨询师通话，则视为知情同意。

一般要求前置语音简明、扼要，如果热线心理咨询机构要求录音尤其要在接线开始时的前置语音里重点说明。

3. 热线心理咨询师有针对性地解释说明

如果求助者对接受的服务仍然有疑虑，无论是对热线心理咨询师的专业资质还是设置安排等，热线心理咨询师都有责任做好解释说明。如果咨询师发现求助者处于危机状态，或者觉察到求助者谈论的话题属于保密突破范畴，那么热线心理咨询师应及时对接下来的保密突破工作做好解释。

需要注意的是，如果热线提供的并不是一般问题的咨询服务而是常规心理咨询，咨询师应该按心理咨询标准的知情同意程序工作。咨询师与求助者应该以实名进入咨询关系，咨询师除了与求助者进行口头讨论并知情同意以外，还应以录音形式记录讨论过程，或者签署《知情同意书》文件并存档。

四、热线心理咨询中的保密与保密例外

热线心理咨询属于心理咨询专业实践的范畴，对保密性的专业承诺是一致的。由于心理咨询热线的求助者并不与热线心理咨询师见面，不仅可能是匿名的，而且很可能不在同一个城市甚至不清楚求助者的位置，常常给危机状况下的评估以及保密突破的实施带来困难。

（一）热线心理咨询中的保密

1. 热线心理咨询过程中的保密

一般来说，即使是接听热线通常也要求热线心理咨询师到热线心理咨询机构工作，因为在专业化的工作场所有利于确保满足咨询服务中的保密要求。如果热线心理咨询机构的规定允许以设置呼叫转移的方式不要求热线心理咨询师在机构接听电话，就要求热线心理咨询师有高度的伦理敏感性以避免潜在的泄密风险。

热线心理咨询师要确保在独立的空间接听求助电话。其一，可以保证热线心理咨询师在接线过程中更加专注，以提供高质量的服务；其二，求助者确定热线心理咨询师在安静的环境下为自己服务，也会感受到被尊重和安全感，更愿意讲述自己的烦恼；其三，更重要的是可以减少泄密的风险。

在这种情况下，热线心理咨询师要注意将工作和生活分开，热线心理咨询师的工作容易引起家人的好奇，由于缺乏场景的转换热线心理咨询师有可能将接听电话的情绪带入与家人的互动交流中，因此要求热线心理咨询师有高度的伦理敏感性，不向外界透露热线心理咨询的内容，严禁将求助者的个人信息、求询问题以及相关信息透露给第三方。

2. 热线心理咨询记录及录音的保管

热线心理咨询师有责任妥善保管热线心理咨询的相关资料。原则上不得将热线心理咨询记录、录音等材料带出热线心理咨询机构。如果热线心理咨询师在热线心理咨询机

构外接听电话，更要妥善保管热线心理咨询记录，不能随意放置在家人可以看到的地方，更要避免丢失，并注意及时向隶属机构归档。

热线心理咨询机构对咨询记录及录音资料等应妥善保存，对热线心理咨询师的同事、督导师、个案管理者、信息技术员等相关人员有无权限接触这些记录在机构里应有相关的制度，要严格按机构规定执行对热线心理咨询记录及录音等资料的存储方式和时间期限。

3. 案例讨论以及督导设置下的保密

保密原则是心理咨询专业领域的特殊要求，热线心理咨询师同样应该尊重求助者的隐私权，有责任为求助者保密。在咨询机构以外，不得与他人随意谈论求助者的事情。专业讨论时，应适当处理隐去求助者的具体信息，有关热线心理咨询文字记录、录音记录等都应严格妥善保管。

专栏

案例讨论

在热线心理咨询机构的团体督导过程中，热线心理咨询师 A、热线心理咨询师 B 都发现热线心理咨询师 C 报告的个案与自己接过的求助电话非常相似，而且求助者的求助目标以及与热线心理咨询师的互动模式都差不多，都是在讲述了自己的很多困境以后拒绝接受热线心理咨询师的建议，这种做法连热线心理咨询师都会产生强烈的自我挫败感。热线心理咨询师 A、热线心理咨询师 B 也想补充有关个案的信息，又有些担心破坏了保密性。

在本案例中涉及两个问题：一个问题是热线心理咨询师 A 和热线心理咨询师 B 可不可以提出接过这个个案然后一起讨论？另一个问题是对于反复来电，如何处理更合适？

关于第一个问题，热线心理咨询比较特别的是，在有些情况下例如对于反复求助者，心理咨询热线是作为一个团体工作的，可以说热线心理咨询师是作为团体代表提供服务的。这时在热线心理咨询机构的热线心理咨询师内部讨论有助于更好地保障求助者的福祉，当然所有参与者作为专业人员都有共同为求助者保密的责任和义务。

关于第二个问题，对于反复求助者，如果没有识别或者互不知晓，尽管热线心理咨询机构通常实行"应帮尽帮"的工作原则，即只要求助者求助属于热线的服务范畴，热线心理咨询师都应该提供帮助，但是这种咨询很可能是求助者一再重复的模式，求助者并不能有所获益。无论从求助者的福祉考虑还是从热线心理咨询机构的工作出发，这都不是建设性的工作方式。这就违背了心理咨询专业服务的善行、获益总则，同时也浪费了机构资源。

如果热线心理咨询师作为团体成员发现求助者的反复来电问题，其就有机会帮助求助者探索反复来电背后的动力学意义，同时经由在团体内部讨论有助于运用团体智慧帮助求助者，获得更丰富的资料以更加深刻地理解求助者，也会促使求助者从反复求助的机能失调性行为转移到自身的建设性改善上来。

（二）热线心理咨询中的保密突破

热线心理咨询与常规心理咨询对于保密例外的要求是一样的，咨询师应了解保密原则的应用有其限度。不同的是，当热线心理咨询师发现求助者属于危机个案时，求助者匿名和不在场的限制使问题处理起来更有难度。因此，要求热线心理咨询师做好充分的安全性评估，特别是对危机个案要尽力掌握求助者真实的姓名以及位置信息，确认具体地理位置和紧急联系人信息，帮助求助者发现和利用身边的资源以得到及时的救助，必要时报警。

如果发现求助者求助的问题触及法律法规，例如在新冠肺炎疫情期间发现求助者明显有感染症状却不去就医，且有危及他人的严重风险，应与求助者特别讨论就医的问题，必要时寻求社工等其他专业人员的协助。

需要提醒的是，热线心理咨询师如果发现求助者有可能伤及他人或可能对公共安全产生威胁，同样负有对相关人员预警的责任。

第三节 热线心理咨询机构的伦理

热线心理咨询的规范性与热线心理咨询机构的管理水平有很大关联。机构层面的工作越到位，越能保障热线心理咨询服务的效果。热线心理咨询机构的管理包括行政管理和专业管理两个部分。

一、热线心理咨询机构的行政管理

（一）热线的建立和宣传

1. 心理咨询热线需要有机构、组织依托

心理咨询热线应隶属于专业机构或专业组织，虽然行政化管理是热线心理咨询机构的重要组成部分，但热线心理咨询是一项专业工作，需要专业指导以达到专业标准。如果是志愿者自行组织的热线，须接受某一专业组织的指导。如果是个人开设热线，除非具有丰富的热线心理咨询经验并明确限定有限的工作时段，否则几乎是不可能的，因为难免遇到复杂的个案，个人自我觉察的能力还是有限的，需要团队支持和专业讨论。

2. 心理咨询热线应定位明确，服务范围清晰

热线心理咨询机构应明确热线的服务对象和服务范围，这是热线心理咨询机构运营的前提条件。热线心理咨询机构有了明确的定位，才能明确热线心理咨询师的专业胜任力条件，确定筛选标准和培训方案，才能有针对性地准备本机构的工作手册以及可能用到的转介资源。

3. 心理咨询热线的广告宣传必须实事求是

热线心理咨询机构应秉承诚信原则对外宣传，明确服务内容以及服务性质，机构对热线的整体服务负有监督和管理的责任，不但包括对热线心理咨询师工作的伦理监督，还包括对咨询机构文件管理、人员管理的责任，这是求助者福祉的根本保障。

（二）机构的管理体系

1. 合理的组织管理架构

为保障热线心理咨询机构良好运行，其内部要成立不同职能的工作小组。除了专业人员以外，行政管理、宣传与对外联络等工作都非常重要。在热线心理咨询机构，热线心理咨询师常常是轮流值班而且有较大的流动性，管理人员相对稳定对于热线心理咨询机构的良好运行非常重要。

2. 完善的管理制度及文件章程

热线心理咨询机构要有规范的管理制度，并形成管理文件作为机构工作的章程和工作机制。具体包括专业人员筛选标准、培训方案、督导制度，以及危机干预的启动程序和方案等。同时要有规范的记录表格和文件规定，如接线咨询记录表、咨询记录文档管理方法等，还要有相关领域的资源信息，如其他专业心理援助机构信息、医疗机构信息、政府政策措施信息等。

二、热线心理咨询机构的专业管理

（一）专业人员

热线心理咨询机构有对热线心理咨询师的筛选标准，安排有继续教育及督导以促进热线心理咨询师不断提升专业胜任力，同时有热线心理咨询师考核评估制度。热线心理咨询机构有专人负责，有行政管理人员负责安排并协调热线心理咨询师排班上岗，根据热线心理咨询师的专业水平和身心状况合理安排值班和轮休。对于专业人员来说，周全的值班工作机制以及必要的培训和规律的专业督导，都有助于缓解热线心理咨询师的焦虑和职业压力，是保障求助者福祉的重要措施。

（二）专业资料

热线心理咨询机构应编写热线心理咨询工作指南或服务手册。帮助热线心理咨询师熟悉热线服务目标、原则、工作流程，了解常见问题的应答策略，特别是预先提示在热

线心理咨询中需要注意的问题，这样可以增强热线心理咨询师的应对能力。此外，还要准备伦理守则、精神卫生法以及与热线心理咨询机构服务相关的其他法律法规作为参考材料。

（三）专业管理

在专业管理方面加强伦理敏感性非常重要。无论专职工作人员还是兼职专业人员，都应遵守伦理规范以及机构管理制度。按时上岗值班，在参加案例讨论及督导时要注意保护求助者的隐私，特别是注意咨询记录和录音资料的管理以及保存。

第四节　热线心理咨询相关的常见伦理议题

热线心理咨询作为特殊途径的服务形式，虽然在热线宣传推介中明确了热线心理咨询的定位和服务范畴，但是热线心理咨询师在服务中还是会遇到各种挑战。热线心理咨询师如果从伦理视角考虑，就更能做出有利于求助者福祉的专业应对。

一、超出专业胜任力的专业应对

热线心理咨询师应在专业胜任力范围内提供热线心理咨询服务，基于已经接受的专业训练、实践经验对擅长服务的群体提供服务。如果求助超出了该心理咨询热线的服务范畴或者超出了热线心理咨询师的专业胜任力，就要进行适当的转介。

对于求助超出了该机构服务范畴的，要明确告知求助者。接通电话以后，热线心理咨询师首先要有基本的判断，求助是否属于该热线服务范畴。例如求助者存在精神科症状询问药物使用的问题，或者陷于婚姻危机的求助者希望了解财产分割或者孩子抚养权等问题，虽然与其情绪困扰有关，但对于这些不在机构服务范畴之内的问题，咨询师不应与求助者讨论。热线心理咨询师在安抚来访者情绪的基础上要及时做好转介，可以建议求助者拨打医学或法律热线，必要时提供具体的转介信息。

对于超出了热线心理咨询师本人专业胜任力范围的求助，要谨慎工作。如果求助者的问题属于本机构的服务范畴，但超出了热线心理咨询师自己的专业胜任力范围，为了保障求助者的福祉，热线心理咨询师要坦承自己的不足。如果热线心理咨询机构有督导工作机制，咨询师可以根据机构工作制度寻求督导，在督导师的指导下提供咨询服务。如果热线心理咨询机构没有督导工作机制，咨询师可以真诚地向求助者说明自己的局限性，请求助者方便时再次拨打电话以得到适当的帮助。当然，热线心理咨询师应不断更新相关专业知识和接受督导，有责任不断提升自己的专业胜任力水平。

二、热线心理咨询师的自我照顾

热线心理咨询师要检视自己投入热线心理咨询服务的动机。客观地讲，有些人是自己在现实生活中发生过情绪困扰，接受专业帮助或者自学心理学知识以后颇为受益，觉得可以利用自己克服心理问题的成功经验帮助别人。如果是这样的发展路径，热线心理咨询师要特别注意工作边界以及情感卷入。

热线心理咨询师要注意工作和生活的平衡，保持良好的身心状态以及稳定的情绪状态。热线心理咨询师也是普通人，对求助者的问题产生各种情绪反应是正常的。热线心理咨询师应该意识到自己的身心状态对咨询过程可能产生的影响，及时进行自我调适。

三、特殊来电问题的专业应对

热线心理咨询服务形式有其特殊性，既无法规定谁可以打进电话，也无法限制求助者讲述的内容，需要热线心理咨询师注意辨别并恰当应对。

（一）反复来电

由于热线心理咨询的局限性，只通过一次电话咨询就有效解决求助者的实际问题是很困难的，有时确实需要进一步工作，这样有助于帮助求助者更深入地探讨咨询的问题，跟进了解求助者解决问题的情况。然而，反复来电是指另一种情况，是求助者就同一个问题反复拨打热线电话，可能是打给同一条热线，也可能是打给不同热线，但都是反复讲同一个问题。

由于热线心理咨询机构会有案例讨论例会，在讨论过程中有时反复来电的情况会逐渐被辨识出来。如果有多位咨询师都接到同一个电话，热线心理咨询机构应该就此问题组织讨论，讨论的目的是探讨如何更好地帮助求助者。从专业的角度讲，需要思考的是求助者反复来电的原因，求助者在以往的咨询中有没有获得帮助，以及求助者希望通过反复来电获得什么帮助。

如果求助者的问题过于复杂，超出了热线心理咨询能够帮助的范围，更需要面对面咨询，则要耐心地给予解释和介绍。如果求助者确实有苦恼但不愿寻求其他形式的帮助，只想有人倾听满足情绪宣泄的需要，一方面需要与求助者讨论不愿意面询的阻力，另一方面也可以与求助者发掘身边支持系统的可能性。如果求助者只是反复来电却没有改变意愿，而且不融入现实生活，其实有可能助长求助者对心理热线不健康的依赖，是不利于保障求助者福祉的。如果求助者继续坚持反复来电，可以向求助者明确说明热线服务的专业设置，一方面向求助者表明还是本着应帮尽帮的态度提供服务，另一方面也应提醒求助者避免过度占用资源以致影响为其他求助者服务。在这种情况下，热线心理咨询师可以与求助者聚焦于当下可以提供的帮助。

（二）性骚扰电话

性骚扰电话是指求助者借助热线以期达到性方面的满足，并使咨询师感到不舒服甚至受到一定的心理伤害，对热线心理咨询师构成骚扰。性骚扰电话多发生于男性求助者与女性咨询师之间。

咨询师还是要从专业视角理解求助者的行为。从专业角度讲，将打进性骚扰电话的行为理解为求助者的机能失调行为，在一定程度上反映了求助者存在心理困扰，不能建立正常的亲密关系，无法通过正常的行为方式满足性方面的需求，原则上讲也许对方是真正需要帮助的人。作为咨询师，要从专业角度去理解对方的行为，不要将凡是涉及性问题的求助电话都归为性骚扰来电。

咨询师在专业胜任力范围内提供服务，同时承认个人限制。如果提供性心理困扰咨询，咨询师就要接受相关训练。如果咨询师缺乏相关专业经验，觉得咨询困难，则可以转介给其他咨询师或转介到其他专门机构。当然，由于每个人的价值观念不同，咨询师接到有关性心理问题的电话的反应有很大差异。咨询师应逐渐提高自己服务的能力，对一些引发较大困扰的电话寻求督导师的帮助。

当然，不排除有求助者通过拨打热线电话进行性骚扰的企图，咨询师要提高辨识的能力。咨询师有权拒绝回答求助者对个人私生活的提问，如果发现对方边手淫边打电话可以直接拒绝服务。

（三）危机来电

由于热线心理咨询便捷性、匿名性的特点，危机干预是热线心理咨询的一个重点也是难点。有些心理咨询热线就是危机干预热线，也有些心理咨询热线虽然有其他特定的服务内容和目标，但也常遇到求助者处于危机状态的情况，因此热线心理咨询师学习基本的危机干预技术是非常有必要的。如果不是危机干预热线，或者咨询师不具备专业胜任力，则要及时做好转介。

危机干预遵从的首要理念是生命价值优先。热线心理咨询师要坚持保护求助者的生命是第一位的，有进行危险性评估的意识和能力，通过真诚、理解、共情、接纳以及尊重与求助者建立联系，切实了解和体会求助者遇到的危机状况。咨询师要鼓励求助者打电话来求助的举动是正确的，出现危机可能与求助者应对面临的危机事件时资源匮乏有关，可以与求助者讨论可变通的应对方式，寻找更多的可利用资源。在结束通话前，咨询师应尽可能从求助者处得到承诺，包括对自身安全的承诺，并鼓励求助者继续来电尝试解决危机等。

危机干预是一个系统性工作，心理咨询热线只是系统性工作的一部分。热线心理咨询师可以根据求助者谈及的问题介绍相关的服务机构，必要时联系求助者当地的专业资源，紧急时通知警察赶到现场协助。

● 基本概念

1. 热线心理咨询是指以电话为中介，在良好咨询关系的基础上，运用基本的心理咨询方法和技术，帮助求助者澄清问题，挖掘和利用资源，以建设性的方式解决问题，有效满足其需要并促进其成长的过程。

2. 反复来电是指求助者就同一个问题反复拨打热线电话，可能是打给同一条热线，也可能是打给不同热线，但都是反复讲同一个问题。

3. 性骚扰电话是指求助者借助热线以期达到性方面的满足，并使咨询师感到不舒服甚至受到一定的心理伤害，对热线心理咨询师构成骚扰。

● 本章要点

1. 热线心理咨询最重要的优势是便捷性、匿名性。单次限时服务是热线心理咨询最突出的特点，但仍定位为心理咨询专业实践，需遵守专业伦理规范。

2. 热线心理咨询机构给予自身恰当的定位是非常必要的。心理咨询热线定位明确，在一定程度上反映了心理咨询热线的专业性和规范性。

3. 热线心理咨询的基本伦理原则包括善行、尊重和责任。热线心理咨询在专业胜任力、专业关系、知情同意以及保密与保密例外等方面都有其特殊性。

4. 热线心理咨询的规范性与热线心理咨询机构的管理水平有很大的关联。机构层面的管理包括行政管理和专业管理两个部分，是保障热线心理咨询服务效果的重要因素。

5. 热线心理咨询师应在专业胜任力范围内提供热线心理咨询服务，如果超出了心理咨询热线的服务范畴或者超出了热线心理咨询师的专业胜任力，则要进行适当的转介。

● 复习思考题

1. 你认为热线心理咨询机构在宣传、组织及管理方面应做好哪些与伦理相关的工作？

2. 如果热线心理咨询机构在热线心理咨询师值班时设立呼叫转移，作为热线心理咨询师应注意哪些问题？

3. 热线心理咨询需要求助者知情同意吗？在热线心理咨询服务中如何实现？

4. 如果在热线心理咨询中遇到反复来电问题，咨询师应如何应对？

第九章

网络心理咨询的伦理

学习目标

1. 了解网络心理咨询的特殊性，掌握网络心理咨询的基本伦理原则。
2. 网络心理咨询是一种专业实践，培养专业伦理的敏感性。
3. 熟悉网络心理咨询常见的伦理议题，掌握伦理应对的策略。

本章导读

"互联网＋"已经渗透到人们日常生活的方方面面以及各生产和服务领域，人们习惯了网络社交、网络购物、网络搜索等。互联网在给各领域带来发展契机的同时也带来了极其严峻的挑战，对于心理咨询和心理治疗领域也不例外。与互联网应用到其他行业领域相比，应用到心理咨询与心理治疗领域有很大不同。例如当服务对象希望寻求心理咨询服务时，会习惯性地上网搜索咨询师的信息，然后在网络上预约心理咨询，但是网络心理咨询会谈时的私密空间如何设置，安全性又如何保障？可能也和其他服务一样对网络心理咨询的收费也有类似预付的优惠政策，但是咨询次数要如何确定？如果对咨询不满意不想继续咨询是否可以退款？这些问题对于心理咨询专业服务领域而言有其特殊性，涉及网络心理咨询的专业伦理规范。

网络心理咨询被越来越多地采用，特别是在新冠肺炎疫情严格管控期间，借助网络提供心理援助成为重要的服务形式，没有网络心理咨询经验的咨询师也不得不开始提供网络心理咨询。网络心理咨询并不只是咨询空间的改变，原本借以产生咨询效果的很多因素因为改为网络心理咨询都发生了变化，也有可能引发许多新的问题。也许有些咨询师和来访者看重的是网络心理咨询的便捷性，可以跨越地域又无须耗费交通时间，但是咨询师是否胜任网络心理咨询，来访者是否适应网络心理咨询，当改为网络心理咨询时心理咨询的程序、咨询关系等发生了什么改变以及如何应对，都是对咨询师伦理敏感性的考验。

"互联网＋心理咨询"的发展趋势为心理咨询行业带来极大的机遇，同时对咨询关系的建立和维护、对来访者的评估以及咨询技术的应用等都构成挑战。网络心理咨询形式虽然不是新近出现的，但网络心理咨询可以说是应社会需求而发展的。如何促进网络心理咨询的专业化、科学化及规范化发展还需要咨询师在专业实践过程中共同探索和研究，最基本的伦理宗旨是保障来访者的福祉。

第一节　网络心理咨询伦理概述

网络心理咨询是心理咨询师提供的专业化服务，不能混同于以网络为媒介与心理学相关的一般性活动。善行原则是专业助人者要遵循的基本伦理责任，咨询师不仅要确保不伤害来访者的福祉，还要尽最大努力使来访者在专业服务中获益。

一、网络心理咨询的界定和关键要素

网络心理咨询这个概念存在被滥用的现象。有些人将通过网络提供的所有与心理学相关的工作都称为网络心理咨询，容易使大众对网络心理咨询产生误解，对网络心理咨询行业的健康发展是极为不利的。

（一）网络心理咨询的界定

网络心理咨询指咨询师与求助者运用电子邮件或网络文字、音频及视频等沟通方式，以特定专业咨询关系为基础的网络心理服务，帮助求助者解决心理困扰，促进自我成长（贾晓明 等，2013）。

网络心理咨询是专业人员从事的一种专业化实践。提供网络心理咨询的是经过专业训练的临床与咨询心理学专业人员，提供专业化服务是要运用咨询心理学理论和技术，目的是帮助求助者改善情绪困扰并促进自我发展。网络心理咨询是专业工作，应具有面对面心理咨询的一切属性，要遵守严格的专业设置，同时还要解决和适应网络媒介这一新形式对专业实践带来的新问题，也就是说面对面心理咨询的一些专业要求在网络心理咨询实践中会遇到挑战，需要有相应的调整。

目前对网络心理咨询这一概念应用比较混乱，这里要特别强调不是与心理学有关的谈话就是心理咨询，不是在网络上与心理健康促进相关的工作就是网络心理咨询，以达成面询为目的的心理咨询介绍也不是网络心理咨询。以上工作虽然都是以网络进行咨询相关的工作，可能是网络心理健康教育，但不能称之为网络心理咨询。

（二）网络心理咨询的关键要素

1. 特定的咨询关系

网络心理咨询双方要建立正式的咨询关系。在网络心理咨询中，同样是以咨询师与来访者建立专业关系为基础，强调咨询师和来访者建立一对一的特定专业关系。来访者明确接受的是心理咨询专业服务，正式咨询关系建立的重要标志是来访者签署网络心理咨询的《知情同意书》。

如果咨询师是在心理学论坛等公共平台对求助者提出的问题做出回应的，即使咨询师认为自己在应用专业理论和技术提供服务，即使求助者确实从咨询师的回应中有所获益，因为不具有一对一的专业关系，所以不属于网络心理咨询。

2. 咨询师的专业资质

网络心理咨询是由专业人员提供的专业服务。咨询师是经过专业训练的临床与咨询心理学专业人员，以咨询师专业身份帮助来访者。咨询师运用咨询心理学的专业理论和技术开展工作，是网络心理咨询专业化的根本要求。

在心理咨询与心理治疗领域，由于缺乏统一的职业资格认证以及执业制度，整体来讲心理咨询专业服务良莠不齐仍然是无法回避的行业现状，对于网络心理咨询更是如此。但是，这里依然要强调网络心理咨询是由具有专业资质的专业人员提供的专业化实践，不是志愿者或心理学爱好者提供的助人活动。

3. 明确的咨询目标和专业设置

网络心理咨询要遵守专业设置和专业要求。网络心理咨询是有目的性的专业工作，要确定咨询目标，有严格的专业设置，有固定的咨询时间、咨询频率和每次咨询的时长，咨询目标达成后要结束咨询关系。咨询师以专业行为与来访者互动，对网络心理咨询的预约、请假、收费标准以及紧急情况下的预案等都有相关的工作制度。

行业由于缺乏对提供网络心理咨询人员的资格审查以及网络心理咨询服务的监管制度，在一定程度上出现了网络心理咨询乱象，极有可能进一步伤害来访者的福祉。

二、网络心理咨询的变化和专业应对

心理咨询是一种专业化服务，具有严格的专业标准和职业要求。专业规则看起来是机构工作制度，其实在专业规则背后蕴含着专业实践的基本要求，在网络心理咨询专业服务中这些规则的实现途径发生了变化。

（一）网络心理咨询带来的变化

心理咨询环境有独特的专业要求，直接影响来访者在咨询中的感受以及咨询效果。在面对面心理咨询中，来访者不需要对咨询环境的专业要求有特别了解，因为咨询地点是在心理咨询机构，来访者只需要来到咨询机构咨询，咨询环境符合专业要求由咨询机构及咨询师负责。

首先是安全性要求，保障来访者向咨询师讲述的隐私限制在咨询关系中。会谈在咨询室内进行，咨询空间是现实的、可控的。咨询记录被保留在咨询机构，来访者的信息被限定在咨询师和来访者之间。

其次是私密性要求，保证来访者和咨询师共处独立的咨询室工作。咨询室是隔音的，咨询过程不会被打扰。来访者来咨询机构咨询，与其家人、朋友等都是分隔的，所以来访者的身份是可以做到保密的。

最后是稳定性要求，来访者接受咨询通常被固定在同一时间、安排在同一咨询室。来访者在咨询过程中是安定的，咨询环境是一致的，可以自发地表达情绪，促进来访者对咨询过程的深度探索和投入。

由面对面心理咨询改变为网络心理咨询时，因咨询场所改变引发的影响会进一步影响咨询效果。如果咨询师没有觉察这些变化并做出应对，就有可能对来访者构成潜在的伤害。在面对面心理咨询中，由机构及咨询师准备的咨询环境保障了咨询所要求的安全性、私密性及稳定性，但网络心理咨询的环境有一半是来访者准备的，需要咨询师和来访者双方共同负责。咨询师作为专业人员对网络心理咨询环境的独特要求是清楚的，但来访者不一定完全理解，或者不一定引起了足够重视。如果咨询师不事先就网络心理咨询的设置与来访者讨论，则很可能会出现这样那样的问题，不仅可能造成不良影响还容易引起来访者的抵触，甚至质疑咨询师的专业性。

（二）对网络心理咨询变化的应对

当提供网络心理咨询时，咨询师要帮助来访者准备好咨询环境，做好接受网络咨询的心理准备。为了保障来访者在网络心理咨询中获益，在正式开始网络心理咨询以前对来访者进行网络心理咨询的心理教育。一方面，不仅要告知来访者网络心理咨询的相关要求，而且要帮助来访者理解专业规则的意义，引起来访者的重视；另一方面，询问来访者的疑惑以及困难，和来访者一起探讨解决方法。在这个过程中，其实也是与来访者建立关系，而不是监督或者强加规则。

首先在安全性方面，咨询师与来访者的工作是通过网络媒介进行的，除了网络平台有一定的安全风险以外，咨询师还要对来访者进行信息安全教育。来访者也要妥善管理自己的账号和密码等，咨询师要妥善保管咨询记录等相关材料。

其次在私密性方面，咨询师要告知来访者在独立的空间接受咨询。如果来访者在家里，家人是否知道来访者在咨询、家人是否理解，如果需要向家人解释来访者可以如何解释等。如果来访者在其他地方咨询，环境是否能够满足咨询环境的私密性要求。

最后在稳定性方面，咨询师向来访者解释咨询环境稳定的重要性。咨询师和来访者双方咨询前都要做一些必要的准备，包括把其他事情安排好，例如避免因快递等因素打断，只留用必需物品如水杯、纸巾，把无关的物品移开以免来访者在咨询过程中分心等。

有些规则必须作为明确要求提出来，例如安全性和私密性要求。如果无法保证来访者在安全的、私密的空间做咨询，其隐私就难以得到保护，咨询过程也很难展开。对于有些规则，要帮助来访者理解其中的意义。如果无法保证在稳定的环境下咨询，就可能影响咨询双方的投入。此外还有一些特别的注意事项，例如双方咨询要保持在工作状态，着装不要太随便，不要选择躺在床上等太过放松的姿态，咨询前给自己留一小段安静时间以便更好地进入状态等。这些注意事项都是非常重要的。

三、网络心理咨询的基本伦理原则

咨询师在提供网络心理咨询服务的实践中仍然遵守心理咨询与心理治疗专业伦理规范，以善行、责任、诚信、公正和尊重为根本原则。在网络心理咨询中，保证善行是基础，使来访者获益是专业要求，坚持科学化和专业化是网络心理咨询最基本的原则。

（一）善行

网络心理咨询是咨询师提供的专业实践，善行是心理咨询最基本的伦理要求，避免来访者受伤害是最基础的底线，使来访者通过心理咨询有所获益是专业目标。

促进来访者的福祉是对心理咨询师提供专业服务的要求。网络心理咨询同样有特定的咨询目标，在咨询进程中要结合咨询目标进行阶段性评估，根据咨询进展以及目标达成情况考虑是否继续或结束咨询关系。如果咨询师提供的只是陪伴却没有咨询目标以保证来访者获益，则不是专业心理咨询。

需要注意的是，并不是所有的求助者都适合网络心理咨询，网络心理咨询有其适用的情况。鉴于网络心理咨询的特殊性，咨询师要特别确认求助者在智力、情绪以及生理等方面使用网络心理咨询的能力，并知晓网络心理咨询潜在的风险和限制。对于不适合接受网络心理咨询的求助者，咨询师要做好解释说明，例如儿童或者处于危机状态的来访者不适合以网络形式接受咨询，必要时咨询师可以协助做好转介工作。

（二）科学化和规范化

网络心理咨询是由经过专业训练的咨询师提供的专业服务，不仅强调咨询师的专业资质，同时也要求咨询师在提供专业服务的过程中以心理咨询理论对来访者的问题进行个案概念化，确定咨询目标，运用专业方法和技术开展工作。

在规范的专业设置下提供服务是衡量网络心理咨询是否符合专业规范的重要标准。作为专业化服务，咨询师和来访者签署《知情同意书》进入咨询关系，遵守专业设置。即使经由网络提供的服务更便捷，而且咨询师是遵循以来访者利益为中心的，也不是随时提供服务的。

第二节　网络心理咨询特有的伦理规范

网络心理咨询是一种专业实践，不仅要遵守心理咨询的专业伦理规范，同时还要考虑网络心理咨询的特殊性，遵守网络心理咨询特有的伦理规范。无论是单次还是连续性工作，无论是即时性还是非即时性，网络心理咨询都是建立在特定专业关系基础上的，最终目的都是保障来访者获益。

一、网络心理咨询中的专业胜任力

网络心理咨询师应具备心理咨询师所具备的一切专业胜任力，在此基础上还要具备网络心理咨询师所独有的专业胜任力。当沟通方式从面对面沟通改变为经由网络平台沟通以后，网络心理咨询显现出独特的咨询互动，但不失心理咨询的专业属性。因此，网络心理咨询师首先要胜任面对面心理咨询，同时特别强调还要完成专门针对网络心理咨询的知识学习和专业技能培训，以及网络心理咨询专业伦理学习。

网络心理咨询师首先要具有使用计算机和网络的能力，能够保障计算机和网络正常运行，不会因为技术问题导致网络心理咨询过程无法顺畅进行，同时，还要熟悉以网络为媒介的工作形式。例如有的咨询师更擅长面对面咨询时与来访者建立关系，在网络心理咨询中由于缺乏社会临场感而减损与来访者同在的感受，若提供网络心理咨询就会有很大挑战。

其次对咨询师的临床技能提出考验，将心理咨询的基本技术通过网络媒介应用于来访者与面询有很大差异。在对来访者情绪状态的评估，对来访者表达共情，以及很多咨询技术的应用都会有所局限，包括个别情况下网络信号不畅等原因引发的问题，对这些问题的调整和应对都影响咨询效果。

对于心理咨询师来说，要愿意不断适应新的技术、新的工作形式给专业工作带来的挑战，不断提升专业技能，最大限度地使来访者获益是咨询师的专业责任，同时要了解自己的局限性，愿意付出精力学习、研究或向同行请教，对于不适合网络心理咨询的以及超出自己胜任力的个案进行转介，这些都是与专业伦理规范相一致的。

二、网络心理咨询中的专业关系

网络已经融入了人们的现实生活，人们对网络社交行为已经习以为常，网络社交中的不确定感、不信任感以及缺乏人际边界的行为都极易渗透到网络心理咨询中。在互联网时代，可以说咨询师与来访者之间保持清晰的专业界限非常困难的。

（一）建立信任的咨询关系

咨询关系对心理咨询的重要性毋庸置疑，由于网络心理咨询是以网络为媒介发生的咨询过程，如何保证真实的咨询关系是网络心理咨询特殊的议题。

1. 咨询师的专业身份

网络心理咨询师和来访者并不见面，如果来访者不能确定咨询师的真实身份，要信任咨询师可以说是无从谈起的。咨询师要站在来访者的角度思考，让来访者明确感受到自己在与一位真实且具有专业资质的咨询师建立咨询关系是非常重要的。

为了方便来访者了解咨询师的真实身份，网络心理咨询机构应该有专门的网址或者咨询师有个人网页，介绍咨询师专业信息以及网络心理咨询相关的文件，来访者可以查询咨询师的教育背景、培训经验和资格证书等信息，同时最好还要有咨询师资格认定协会的网站查询链接。

2. 来访者的身份确认

在网络心理咨询过程中仍然需要确认来访者的身份（Kraus，2004）。这主要有两个方面的原因：其一，只有双方都确认过真实身份才可以有效避免双重关系，任何一方保持匿名都难以避免出现这种情况；其二，保护来访者安全的需要，特别是来访者处于危机状态或是未成年人，咨询师必须知道来访者真实的联系方式以便及时进行危机干预。

来访者愿意以真实身份进入咨询关系，通常是咨询关系以及咨询效果的促进因素。这从一定程度上反映了来访者对心理咨询专业工作以及对咨询师保密承诺的信任。

3. 咨询师与来访者的相互确认

网络心理咨询师和来访者双方不见面，特别是网络文字咨询或者音频咨询，双方不易确认对方的身份。为避免冒名顶替的状况，咨询师还应该与来访者事先商定双方相互验证身份的方法，例如咨访双方可以事先约定使用暗语、数字或图形等形式以利于双方辨认。

（二）保持专业界限

如果是面对面咨询，咨询师和来访者的互动只发生在咨询室内，在咨询时间以外并不联系，咨询师和来访者只在咨询时间工作，这在相当大的程度上保持了专业边界。如果是网络心理咨询，咨询师与来访者之间的界限更容易模糊。即使有网络平台进行预约，习惯了网络聊天的咨询师与来访者会觉得以互加好友留言方式相互通知变动等事宜更方便，甚至将其直接作为咨询的媒介。这样咨询师与来访者在咨询时间以外可能会有互动。如果来访者经常给咨询师留言，咨询师要考虑来访者给咨询师网络留言背后的心理学意义。

咨询师应注意在个人社交媒体上暴露的内容、开放的范围以及个人私密性，作为专业人员要保持伦理敏感性。从某种角度而言，咨询师的专业职责优先于个人自由交往的权利。对于咨询师来说，咨询师的专业身份和个人生活要分开，应只在预约的咨询时间"见面"咨询。为了不与社交聊天混淆，咨询师要与来访者事先约定，例如来访者有问题还是要在咨询时段讨论，如果需要进行时间调整等只做简单沟通。

专栏

现象讨论

咨询师 A 因为报名一项专业培训所以被拉入一个微信群，入群以后发现在自己这里做自我体验的咨询师 B 也在群里。咨询师 A 觉得只要自己不主动和咨询师 B 在咨询以外的空间打招呼就没有问题，咨询师 B 也没有在咨询中提到这些事。

> 作为咨询师，A 要与 B 在咨询中就同在一个微信群进行讨论吗？
>
> 咨询师 A 提出了这个问题，对可能存在的双重关系有所觉察，反映其具有较强的伦理敏感性。咨询师 A 还是需要与咨询师 B 讨论，可以及时清楚地界定双方的界限。如果咨询师 A 对于在咨询双方已经发生的问题视而不见，或者有意回避，势必影响咨询关系以及咨询进程。尽管 B 也是咨询师，但在咨询关系中其是来访者，处于相对弱势的一方，A 作为咨询师有责任提出讨论。

三、网络心理咨询中的知情同意

对于网络心理咨询的性质以及特殊要求，来访者有知情同意的权利。相应的，网络心理咨询师有告知的责任，以保障来访者的知情同意权利。

（一）网络心理咨询师的告知责任

网络心理咨询师在咨询前应该将网络心理咨询的相关特性以及可能出现的问题告知来访者，澄清来访者的疑惑，并有责任为来访者提供充分而专业的信息，确保来访者在知情同意的情况下选择网络心理咨询实践。

网络心理咨询中的知情同意可以包括两个部分，有些信息要公布在心理咨询机构的网站上，供来访者对要不要选择网络心理咨询做出判断，还有一些信息需要咨询师与来访者做更具体的讨论，以使来访者更清楚接下来的网络心理咨询中可能涉及自己利益的或者自己要特别遵守的事项。需要特别加以告知的内容大体如下：

（1）网络心理咨询师要充分了解网络心理咨询的优势与不足，告知来访者网络心理咨询本身存在的益处和可能的安全风险，以及对于安全性等特殊风险的规避方法，在来访者知情同意的情况下才可以开始网络心理咨询。

（2）对于不适合网络心理咨询的来访者，咨询师有责任与来访者讨论其他求助方式，并提出专业建议。美国咨询师职业资格委员会（National Board for Certified Counselor，NBCC）在专门制定的通过互联网开展心理咨询的有关规定里提出，涉及性虐待、暴力关系、患有严重精神疾病及处于危机状况的求助者，不适合使用网络心理咨询。

（3）在网络心理咨询最初阶段，咨询师要告知来访者关于网络心理咨询的收费方式等专业设置问题。咨询师应与来访者讨论在咨询时间以外出现紧急或突发事件应如何联络等事宜，要告知来访者具体的联系方式以及需要等待的期限，同时还要告诉来访者出现紧急状况时线下联络的方式，提供来访者所在地可寻求协助的咨询师信息及危机干预热线电话。

（4）如果咨询师提供的是电子邮件心理咨询，也要告知通常情况下咨询师回复电子邮件的期限以及来访者回复电子邮件的期限，同时有必要让来访者知道在一定的时限内得不到回复的处理方法。

（5）为了确保来访者的权益，咨询师有义务告诉来访者验证咨询师从业资格的途径，遇到问题时反映问题及投诉的有效渠道。应提供有关协会或部门办公室的电话号码和地址，供来访者随时投诉未达到要求的心理服务（Regusea & Vandecreek，2003）。

（二）知情同意过程的实施

《知情同意书》的签署同样是网络心理咨询正式开始之前必需的环节，虽然在网络心理咨询中操作起来有困难但还是值得做，无论对来访者的福祉还是咨询师的权益都是重要保障。

1. 网络心理咨询知情同意的重要意义

在网络心理咨询中知情同意更加重要，特别是《知情同意书》的签署这一工作程序使咨询师和求助者双方都区别于网络社交行为，会对自己的角色加深认识，更加明确权利和责任。

其一，签署《知情同意书》标志着咨询关系的正式建立，这是一种专业关系，区别于网络社交行为，咨询师和来访者只在专业关系的框架内互动；其二，对《知情同意书》的讨论可以帮助咨询师和来访者更明确各自的权利和责任，特别是可以帮助来访者进入来访者的角色，有利于取得咨询效果；其三，《知情同意书》作为一种留档文本，虽不具有法律效力但却是双方的工作协议，是发生纠纷时判断双方责任的重要依据。

2. 网络心理咨询知情同意的重要内容

网络心理咨询的《知情同意书》除了常规的知情同意内容以外，还应针对网络心理咨询的特殊性包括以下主要内容：

（1）关于网络心理咨询的特殊性。明确网络心理咨询的专业属性，在介绍网络心理咨询优势的同时也承认网络心理咨询的局限性，包括网络安全性的潜在风险等，同时向来访者提出网络安全性的具体建议。美国咨询心理协会要求咨询师告知来访者网络心理咨询不能够保证心理咨询工作的保密性。一项调查发现仅有33％的网站要求上网寻求帮助者签署保密有限性的《知情同意书》，仅35％的网站申明没有法律监护人的知情同意不向未成年人提供网络心理咨询（Shaw & Shaw，2006）。

（2）关于提供网络心理咨询的咨询师。由于在网络心理咨询中来访者没有机会进入咨询机构现场对咨询服务的品质以及咨询师的资质有实地的了解，在网络心理咨询中要帮助来访者了解这些信息，来访者有知情同意的权利。因此，通常在心理咨询机构的网站上会公示网络心理咨询师的学位证明或执业资格，提供可以查阅咨询师认证或注册资格的电子链接。

（3）关于网络心理咨询对来访者的要求。对参加网络心理咨询的来访者通常是要求实名的，为了确保真实信息有些咨询机构要求来访者提供身份和住址证明。来访者实名并提供身份证明，便于辨认具体情况。如果发现来访者是未成年人，则会要求监护人签署《知情同意书》文件。

（4）关于网络心理咨询的专业设置。在《知情同意书》中必须明确网络心理咨询的保密性以及保密例外情况。由于对网络安全的顾虑，美国咨询心理协会的做法是请来访者签署保密限制弃权书（ACA，1999）。也就是说，来访者对网络心理咨询中信息安全性隐患充分知情，且愿意承担风险。

（5）警示保密性方面的局限和例外。当来访者出现自我伤害或伤害他人的危险时，咨询的保密原则同样会被突破，网络心理咨询师有预警与保护的责任。考虑到网络心理咨询对来访者出现危机情况的应对，一些网络心理咨询机构在《知情同意书》文件里要求来访者提供紧急联络人的联系方式，并告知这样做的原因以及在什么情况下可能会使用。

3. 网络心理咨询《知情同意书》的签署

在初次咨询前，网络心理咨询师有责任澄清来访者与咨询有关的疑惑，在此基础上请来访者签署《知情同意书》。总的来说，《知情同意书》的签署有以下几种形式：

（1）如果有可能，网络心理咨询的首次咨询宜采取面询形式，可以签署《知情同意书》，同时也有利于确认来访者身份并对来访者进行评估。

（2）如果因地域、身体等原因不便于面询，请来访者签署文件后将扫描件或照片发回，或签名后邮寄到咨询机构存档，也有专业人士提出为确保万无一失可将签字过程拍摄短视频为证。

（3）一些网络心理咨询机构在网络心理咨询预约平台设置有签署协议环节，在页面上说明来访者勾选相关知情同意选项或电子签名视为签署协议。来访者如果不签署协议，则无法进入后面的预约步骤。

即使签署《知情同意书》对于网络心理咨询是一件非常不方便的工作，但仍然是一件值得做且必须做的事情。无论对咨询师还是对来访者来说，《知情同意书》文件都是具有保护效力的。来访者如果同意进入网络心理咨询，就必须签署《知情同意书》文件。如果来访者不签署文件，咨询师就不能开始咨询。

四、网络心理咨询中的保密

从某种角度来讲，相信在咨询中隐私能够得到保护是来访者前来求助的基础。作为提供网络心理咨询的咨询师，为了保护来访者的利益，对于网络安全的风险以及如何对来访者的信息保密是需要考虑的重要问题。

（一）关于网络安全问题

网络安全问题是网络心理咨询无法回避的难题。美国要求咨询师在加密网站上开展咨询活动，没有使用加密网络则只能进行一般心理健康指导（斯佩里，2012）。我国尚缺乏安全性、私密性相对较高的心理咨询专用平台，要求咨询师尽最大可能规避潜在的安全风险，以保证来访者避免受到伤害。

除了在《知情同意书》中说明网络本身的保密劣势以及由此可能带来的影响，还要和来访者讨论网络心理咨询中保密性的局限，确保没有被来访者忽略并引起高度重视。来访者有权利充分知情，当来访者选择接受网络心理咨询时，其在一定程度上要承担因网络安全带来的潜在风险。如果来访者涉及特别私密的议题，或来访者对泄密隐患极度焦虑，咨询师有必要再次提醒来访者网络的安全性问题，来访者有权利决定是否继续进行网络心理咨询。

咨询师有责任客观告知来访者有关网络安全隐患，还有责任采取适当的安全措施以保护来访者的隐私。

（二）对来访者保密责任的指导和教育

咨询师和来访者对网络心理咨询的保密性都有责任，网络心理咨询师除了自己应严守保密原则之外，作为专业人员还有责任对来访者进行保密教育。

咨询师要警示来访者网络心理咨询的保密原则，预警来访者也要注意保护隐私，包括告知网络安全的重要性及应对措施，例如如何确认双方身份、设定密码以及加密资料等，还要特别提醒来访者不要在他人电脑或公共电脑上接受网络心理咨询。提醒来访者不录音、录像，如果咨询师或来访者有录音录像的需要，都要提出来讨论，直到双方达成共识。

咨询师还要提醒来访者发生技术性失误的可能性，并告知保密失败的潜在风险以及应对措施，在必要时指导来访者下载相关软件，最大限度地保护来访者的隐私。

（三）对网络心理咨询记录的保护措施

对网络心理咨询相关资料要进行加密。文件如果不是通过安全网站传送或加密，就很可能会被第三方截获，即使是加密或安全网站上的通信也有可能会被电脑黑客解码，对于网络途径的交流包括电子邮件、网站等信息有可能被系统管理员看到。因此，要求网络心理咨询机构及咨询师通过缜密的考虑和细致的工作最大限度地保护来访者的利益。

为应对网络的保密性与数据的安全性隐患，解决策略包括系统管理和工作程序两方面（牛格正，王智弘，2018）。为确保计算机系统管理与网络安全性，咨询师应使用相对安全的咨询网站和加密软件，绝对避免使用一些不安全的商业性互联网站点，要使用专用计算机进行咨询，并对计算机设置密码，避免使用移动电话进行网络心理咨询。同时应注意保护工作使用的计算机免受病毒侵害，对计算机加设防火墙，定期检测病毒，可通过密码保护计算机、硬盘、存储的文件等。

网络心理咨询机构要有咨询资料的保管制度和相关人员工作条例。咨询机构对咨询资料如何保存、保存多久以及处理方式等要有明确的操作规定，对相关人员接触咨询资料的权限有相关说明，咨询师有伦理责任不泄露来访者的咨询信息。在确实需要与其他网络心理咨询机构分享来访者的有关资料时，必须遵循符合专业伦理的信息透露程序，同时必须采取必要的措施以确保咨询资料的安全。

第三节　网络心理咨询相关的常见伦理议题

网络心理咨询领域的发展受到技术发展、社会文化等因素的影响，选择网络心理咨询服务与咨询师和来访者双方经验和潜意识动机等有关，有诸多的复杂性和个体差异，咨询师对这些问题同样要保持伦理敏感性。

一、关于网络心理咨询的选择

选择网络心理咨询比较常见的有两种情况：一种是在咨询双方同意的情况下，将原来面对面心理咨询暂时或长期转变成网络心理咨询；另一种是来访者从寻求专业服务开始就进入网络心理咨询。

如果是从面对面心理咨询调整为网络心理咨询，要澄清和讨论这个决定是怎么发生的。咨询师应以来访者的利益为首要考虑因素，同时也要结合咨询师是否具备提供网络心理咨询的专业胜任力。如果咨询师以自己的利益为首要考虑因素忽略了来访者的利益，是不符合伦理的。例如咨询师一直为来访者提供面对面心理咨询，突然提出仅提供网络心理咨询，不与来访者讨论是否愿意调整，这就忽略了来访者的利益。一般来说，从面对面心理咨询转为网络心理咨询主要包括以下情况：

第一，因居住地和工作地点搬迁。由于人口流动性越来越大，近年时有发生这样的情况，即来访者在咨询期间被单位派驻到其他地区工作或者选择去另一个城市生活，但来访者仍然希望和咨询师继续咨询。当然，有时是咨询师发生了变动，一般来说咨询师有责任针对这种情况做好规划。

第二，因个人身体疾病等原因。来访者在咨询期间因疾病等原因行动不便导致面对面咨询困难，希望改为网络心理咨询。咨询师要与来访者就是否适合继续咨询，要不要调整咨询目标，什么情况下可以继续之前的咨询等进行充分讨论。

第三，因客观不可抗力因素，例如发生严重疫情等突发状况。如果遇到了不可抗拒的客观因素，为确保心理咨询过程不中断或来访者希望延续咨询服务，从而选择转为网络心理咨询形式。

无论是哪种情况进入网络心理咨询，咨询师都有责任向来访者说明网络心理咨询的特殊性，对来访者的整体情况进行评估，判断来访者是否适合网络心理咨询，帮助来访者适应咨询环境的转变，尽最大可能保证来访者获益并且避免伤害，这是咨询师重要的伦理责任。一般来讲，越是帮助来访者适应网络心理咨询，来访者越有机会从网络心理咨询中获益。对于由面询改为网络心理咨询，有利的因素是前期已经有面对面咨询经验，咨询师与来访者已经建立了一定的联结，对来访者的整体状况已有了初步评估结果，网络心理咨询是之前咨询过程的延续。不利的因素是来访者需要对咨询方式的改变有一个熟悉和适应的过程，咨询师要帮助来访者适应网络心理咨询。如果来访者最初开始预约就选择网络心理咨询，咨询师要注意辨识来访者是否适合网络心理咨询，了解来访者选择网络心理咨询的动机。由于网络心理咨询的便捷性和相对低成本，有些来访者抱着试试看的心态进入网络心理咨询，还有些来访者抗拒在现实的咨询机构里求助。如果来访者是出于抗拒去现实的心理咨询机构而求助网络心理咨询，那么网络心理咨询也不容易取得效果。

二、关于网络心理咨询中的危机干预

心理咨询与心理治疗中的危机干预一直是个难题，如果是在网络心理咨询中遇到危机个案就更难应对，因为如果来访者身处异地预警和干预工作执行起来会相当困难。因此，提供网络心理咨询的咨询师在接案前要仔细进行危险性评估，如果发现来访者可能伤害自己或伤害他人且危险性等级比较高，则不适宜进行网络心理咨询。

在咨询过程中咨询师要注意保持敏感性，当察觉到来访者有出现危机的潜在可能时，应努力搜集尽量完整的资料以评估危机发生的风险程度。咨询师应严肃对待来访者的求救信号，敏锐地察觉来访者是否有自杀倾向，一旦确认可能发生危机，咨询师要在第一时间与紧急联系人及相关专业组织取得联系，应至少联系到一位来访者所在地的咨询师，取得其同意必要时担任来访者的就近求援对象，同时也要为来访者提供其附近地区的危机干预热线电话号码。

咨询师如果发现来访者使用的是虚拟身份，以隐蔽的方式求助，那么根据善行原则不能置之不理，有责任联系警方和网络供应商以追踪到来访者的 IP 地址，尽最大力量阻止危机的发生。这也说明，对那些不愿意暴露个人身份信息或问题比较敏感的来访者而言，不暴露自己的真实身份是重要的安全保障与鼓励情境，可以增强其自我表露的安全性，如果一定要实名其很可能会放弃求助。同样根据善行原则，如果不属于危机情况且适合进行网络心理咨询，则可以考虑为其提供网络心理咨询，但这种做法在行业里是有争议的。

综上所述，咨询师要保持伦理敏感性，对于来访者为什么选择网络心理咨询要有充分的认识。咨询师如果提供网络心理咨询服务就要评估来访者是否适合这种咨询形式，与来访者进行充分讨论帮助其认识到网络心理咨询的优势和劣势，同时要遵守相应的专业伦理规范。

● 基本概念

网络心理咨询指咨询师与求助者运用电子邮件或网络文字、音频及视频等沟通方式，以特定专业咨询关系为基础的网络心理服务，帮助求助者解决心理困扰，促进自我成长。

● 本章要点

1. 网络心理咨询是专业工作，应具有面对面心理咨询的一切属性，要遵守严格的专业设置，同时还要解决和适应网络媒介这一新形式对专业实践带来的新问题。如果咨询师没有觉察这些变化并做出应对，就有可能对来访者构成潜在的伤害。

2. 咨询师在提供网络心理咨询服务的实践中仍然要遵守心理咨询与心理治疗专业伦理规范，以善行、责任、诚信、公正和尊重为根本原则。在网络心理咨询中，保证善行是基础，使来访者获益是专业要求，坚持科学化和专业化是网络心理咨询最基本的原则。

3. 网络心理咨询是一种专业实践，不仅要遵守心理咨询的专业伦理规范，同时还要考虑网络心理咨询的特殊性，遵守网络心理咨询特有的伦理规范。

4. 是否选择网络心理咨询来访者有知情同意的权利，咨询师应以来访者的利益为首要考虑因素，同时也要考虑自己是否具备提供网络心理咨询的专业胜任力。如果咨询师以自己的利益为首要考虑因素忽略了来访者的利益，是不符合伦理的。

5. 网络心理咨询师应具备心理咨询师所具备的一切专业胜任力，在此基础上还要具备网络心理咨询所独有的专业胜任力，对不适合进行网络心理咨询的个案要做好转介工作。

● 复习思考题

1. 胜任面对面心理咨询的咨询师一定可以胜任网络心理咨询吗？
2. 网络心理咨询的知情同意应包括哪些内容？
3. 咨询师因交通不便考虑将面询调整为网络心理咨询，其做法合适吗？

第十章

督导的伦理议题

1. 理解督导师保持伦理敏感性的重要意义。
2. 掌握督导关系中多重关系的判断方法。
3. 掌握与被督导者讨论知情同意的过程。
4. 掌握督导师的专业胜任力构成。
5. 掌握提高被督导者伦理辨识和判断能力的督导方法。

本章导读

　　督导是一种专业实践，在心理咨询与心理治疗专业工作中占有相当重要的比例。一方面，接受督导成为咨询师经验式学习的必经途径，督导师指导下的实践被认为是咨询师获得并发展专业胜任力的必备条件；另一方面，随着专业经验的积累，作为督导师为实习生或新手咨询师提供督导逐渐发展为专业实践中重要的工作内容。

　　督导师在心理咨询与心理治疗领域具有相当的影响力。督导师是帮助实习生及新手咨询师提升专业胜任力的教师，不仅是伦理榜样而且是伦理教师，有责任遵守专业伦理规范，发挥专业示范作用，在提供督导的过程中不仅提升被督导者运用专业知识对来访者及其问题进行个案概念化的能力，指导专业技能在个案中的具体运用，同时还要培养被督导者的伦理敏感性，加强其对临床工作中伦理议题的辨识，提升其在复杂咨询情境下的伦理决策能力。督导师作为培养心理咨询与心理治疗领域专业人员的师资力量，担负评估并审核专业服务品质的职能，是心理咨询与心理治疗领域的专业守门人。

　　临床督导是一种独特的专业工作，督导实践需要专门的督导理论及督导技能，在督导过程中遵循专门的督导伦理规范。督导师是经验丰富的咨询师，督导师所做的督导工作不仅仅像师傅带徒弟一样，并不是只要具有丰富经验的资深咨询师就可以成为督导师。督导师的任务是帮助被督导者成为具有专业胜任力的咨询师。成为督导师要系统学习督导理论，经过专门训练，了解相关的督导伦理。督导伦理是专业伦理的重要组成部分，包括督导关系、督导中的知情同意以及专业胜任力等议题。在督导进程中存在多重关系或者督导师不具有专业胜任力，都会直接影响督导的效果。

第一节　督导伦理概述

　　督导师指从事临床与咨询心理学相关教学、培训、督导等心理师培养工作、达到中国心理学会督导师注册条件并有效注册的资深心理师（中国心理学会，2018）。督导师被视为专业榜样，如果督导师不遵守专业伦理，那么不仅会给咨询师带来不良示范，而且会给整个行业带来很大的负面影响，因此要求督导师具有高水平的伦理意识。

一、督导师的专业责任

　　督导师作为培养心理咨询与心理治疗领域专业人员的师资力量，对被督导者、行业、公众都有一定的专业责任。

（一）督导师对被督导者的专业责任

　　督导师是承担临床与咨询心理学相关教学、培训和督导工作的资深专业人员，在专业人员培养中承担重要责任。督导师是帮助被督导者将专业理论运用于专业实践的桥梁或熔炉（伯纳德，古德伊尔，2005）。实习生或新手咨询师咨询经验不足，不能熟练地将所学的专业知识和专业技能运用于来访者，特别是当遇到一些复杂的个案时常常感到束手无策。为了保证来访者的福祉，同时也为了被督导者提升其专业胜任力，要求实习生或新手咨询师在专业实践的最初阶段接受督导。

　　如果实习生或新手咨询师只是单纯积累个案实践量，尚不足以提升专业胜任力，对此，需要其具有督导下的实践经验。很多国家对心理咨询和心理治疗的从业人员都提出明确要求，必须具有相应的被督导经历才能从业（姚萍，钱铭怡，2008；高隽，钱铭怡，2008；赵艳丽 等，2008）。督导师的专业责任是通过督导过程引导被督导者更好地将理论和技术应用于实际的来访者，促进被督导者对干扰心理咨询实践的个人议题的自我觉察，提升其专业胜任力，从而成为可以独立工作的咨询师。陈发展和张洁（2008）调查显示，经过临床督导的心理咨询师在职业伦理意识上优于未经督导的心理咨询师，那些未经督导的心理咨询师在咨询和督导关系建立、保密原则方面的伦理意识薄弱。临床督导对心理咨询师伦理意识的培养和加强具有一定的作用。

督导师对被督导者的专业责任不仅体现于提升其专业胜任力，同时还表现在对被督导者的来访者的福祉负有一定的伦理责任上。尽管是被督导者寻求专业督导，但要特别强调，保障被督导者提供咨询的来访者的福祉也是督导师的专业责任。作为专业人员要谨记来访者的权利，来访者同意接受正在接受督导的咨询师的服务，并不意味着其同意接受未达到专业水准的服务。为来访者提供足以获益的专业服务是专业人员的责任，也是督导师为被督导者提供督导的目标之一。

（二）督导师对行业的专业责任

督导师最重要的角色责任是心理咨询与心理治疗领域的专业守门人，通过督导提升被督导者的专业胜任力，共同维护职业团体的专业水准。督导师作为经验丰富的专业人员，在维持职业标准过程中发挥着非常重要的作用（Holloway & Neufeldt，1995）。督导师在行业自我管理中起到重要的引领作用，其通常会提出心理咨询与心理治疗职业领域的职业规范，包括制定行业标准，规定被允许从业的专业人员资质和资格，监督并约束从业人员的专业行为，这对于一个行业的健康发展是至关重要的。

之所以要求实习生和新手咨询师接受督导，也是为了保障来访者的福祉，即使实习生和新手咨询师还处在专业训练阶段，专业胜任力不足，通过督导也能保证其所提供咨询的专业水准。评价是督导师重要的工作任务，督导师有责任评估、监督被督导者的专业胜任力。尽管在我国目前督导师尚无权阻止不具备专业胜任力的人员进入职业团体，但督导师提供督导就是为了保障行业服务的专业水准，这是督导师对于行业的专业责任。如果在督导过程中发现咨询个案超出了被督导者的专业胜任力，督导师应明确向被督导者反馈这种情况需要转介。如果发现被督导者未经训练就使用某种技术方法，或者使用的技术方法未经研究证实其效果，督导师要明确与被督导者讨论可能出现的问题。如果发现被督导者自身有较严重的情绪困扰或者近期有应激事件，督导师应明确建议被督导者暂停心理咨询实践。

（三）督导师对公众的专业责任

督导师作为资深咨询师，有能力处理更加复杂的咨询个案，可以满足公众不断提升的心理服务需求。同时，督导师为被督导者提供有目的、有反馈的督导，在保障被督导者的来访者福祉的同时，经由为被督导者提供督导以提升其专业胜任力和伦理水平，最终提升整个行业的专业水准，这是对公众负责的专业态度。

督导师无论在专业内部还是外界都被认为是心理咨询和心理治疗领域的专家，经常有机会被电台、电视、报纸、网媒等大众媒体邀请参加相关活动。当督导师以专业身份开展讲座、演示、访谈、问答等心理服务时要注意遵守专业伦理规范，避免给公众造成误导（中国心理学会，2018）。督导师有责任帮助公众对心理咨询与心理治疗行业形成科学的认知，推广并普及行业的专业价值观，提升心理咨询与心理治疗行业的社会声誉以及公信力，这本身就是对社会公众负责的专业态度。

二、督导师与专业伦理

督导师首先是咨询师，在面对来访者提供咨询时有责任遵守伦理规范，具有示范作用，在督导过程中面对被督导者时也要遵守伦理规范，而且督导师对被督导者的伦理监督和指导是督导工作的重要内容。

(一) 督导师是伦理榜样

督导师被视为被督导者的伦理榜样。督导师自身应有更高水平的专业伦理素养，更严格地遵守专业伦理。赵静波、季建林和程文红等（2009）调查证实，督导师与咨询师相比有较高的资质，在专业能力、知情同意、遵守专业设置等方面的伦理行为多数较好。如果督导师有违背专业伦理的行为，不仅损害来访者的福祉，还可能在专业人员内部成为不良示范，产生更广泛的负面影响，损害职业声誉，影响行业公信力。

(二) 督导师是伦理教师

督导最直接的目的是促进被督导者的专业发展，最终目的是帮助被督导者成为有效能的咨询师。督导师是被督导者的伦理教师，对被督导者的专业实践应保持足够的伦理敏感性，指导被督导者以伦理视角思考遇到的咨询困境，提高对不确定情境的应对能力。发展被督导者的伦理决策能力，是督导工作的重要组成部分。督导师要监控被督导者的专业表现，特别是在被督导者专业胜任力不足或专业胜任力受损时，促进被督导者的专业胜任力提升，必要时进行恰当工作以保护被督导者的来访者的福祉。

(三) 督导师遵守督导伦理

督导是专业实践的重要组成部分，督导关系也是一种专业关系，既有责任保障被督导者的福祉，同时又有责任保障被督导者的来访者的福祉。督导伦理规范是督导师必须遵守的职业伦理操守。当督导师的所作所为出现不符合伦理规范或不专业的情况时，有一半以上的被督导者都认为会对督导联盟产生消极影响，将近一半的被督导者认为会影响自己的情绪和对来访者咨询的质量（林令瑜 等，2017）。研究表明，督导师的专业实践表现会影响被督导者的专业表现（Barnett & Molzon，2014；Johnson，2007）。

专栏

实证研究：督导师的伦理水平现状

一项关于国内心理咨询一对一督导的伦理实践情况调查（林令瑜 等，2017）表明，假设被督导者碰到督导师的所作所为不符合伦理规范或不专业时，59.7%的受调查者认为会影响被督导者对督导师的信任，56.7%的受调查者认为会影响被督导者对督导联盟的看法，56.7％的受调查者认为会消极地影响被督导者暴露信息的意愿，46.2％的受调查者认为会消极地影响被督导者的情绪，43.3％的受调查者认为会消极地影响被督导者对来访者帮助的质量，26.9％的受调查者认为会消极地影响被督导者从事这一领域工作的动机。

同时该调查还显示，在提供现场督导、定期查看被督导者咨询的录音录像及在督导师面对经验很少的案例时让被督导者请教他人等题项，受调查者对督导师给出的评价分数普遍偏低。可见，督导师的专业表现对被督导者的影响非常大，从短期影响来看会影响当下督导过程中的督导关系、被督导者对接受督导的投入。如果被督导者不愿意如实汇报在咨询过程中的困惑以及难点，督导的效果可想而知，关键是无法保障被督导者的来访者的福祉，从长期影响来看甚至影响被督导者的职业选择。

三、督导师的伦理水平与督导

督导师的伦理敏感性和伦理判断能力非常重要，对伦理议题的认识以及对伦理困境的应对是督导师专业水平的重要表现。斯佩里（2012）提出，不同督导水平的督导师在伦理认知以及督导工作中的伦理指导方面表现出差异性。

（一）新手督导师

新手督导师对督导工作还比较生疏，对督导师的多种角色感到较高水平的焦虑，在督导中更倾向于采用结构化的工作框架。在督导关系中倾向于充当专家角色，在督导过程中对被督导者偏重于做正确的指导，对提供反馈和评价感到焦虑。

新手督导师尽管对提供督导比较焦虑，但通常与新手咨询师是匹配的。这就是说，如果是为实习生或新手咨询师提供督导，新手督导师给予明确的具体指导恰好可以呼应被督导者寻求指导的需求，他们对督导效果通常会感到满意。

（二）初步发展的督导师

随着督导经验的积累，督导师逐渐认识到督导工作的复杂性，发现督导过程中需要关注多个维度，觉察到影响督导进展的多种因素。当督导师发现了这些多样化因素时，会给督导工作带来一定的不确定感，这时是发展为更有经验的督导师的过渡阶段。

这个阶段督导师的焦虑水平下降，做督导时更松弛也更开放，甚至可能持放任态度，督导师还有可能因过度关注被督导者而卷入咨询。被督导者在接受督导以后可能仍然对来访者的工作感到没有进展，对督导效果不满意，反而造成匹配困难。

（三）更有经验的督导师

随着督导经验的继续积累，督导师的专业胜任力水平提高。因为能够帮助被督导者更好地整合咨询理论与实践，督导师有能力帮助被督导者更专业地服务于来访者，使其更认可督导的意义。这个督导水平的督导师能恰当评价被督导者的优势与不足。

这个阶段的督导师更有督导经验，可以根据被督导者的专业表现对督导的角色做出弹性调整，促进被督导者的自我觉察，发展并维持专业胜任力，因此在督导工作中可以匹配各个水平的咨询师。

（四）专家级督导师

专家级督导师更善于整合咨询理论与实践，无论是在咨询实践中还是在督导实践中，都有能力处理更复杂的个案，应对更复杂的问题情境。他们能够有效地监测及评估被督导者的专业表现，根据被督导者的需求提出恰当的专业提升路径。

专家级督导师在督导工作中更加游刃有余，可以匹配任何水平的咨询师，特别是在帮助进展困难的被督导者时能突显其督导能力。同时，专家级督导师还可以做督导师的督导师，即指导督导师的专业进阶。

专家级督导师对行业发展有一定的带动作用，通过示范和对被督导者的督导可以促进在行业内发展积极的伦理文化或者伦理意识，使专业伦理成为主导职业行为的重要依据，无论对行业发展还是对社会公众都负有一定的伦理责任。

第二节　督导师专业胜任力相关的伦理议题

督导师的专业胜任力不是指资深咨询师的更高标准的专业胜任力。与误以为经验丰富的咨询师就可以成为督导师一样，人们可能误以为督导师的专业胜任力是高阶咨询师的专业胜任力，其实咨询师的专业胜任力只是督导师专业胜任力的很小一部分。

一、督导师的专业胜任力

在心理咨询与心理治疗领域，督导师是更高级别的咨询师，但督导也是一种专门工作，督导师的专业胜任力远大于咨询师所需的专业胜任力。

首先，督导师应具备咨询师的专业胜任力。如果督导师自身不具备咨询师的专业胜任力，不具备咨询师从事专业工作所必备的专业知识、技术以及实践经验，就不可能有能力为被督导者提供督导，无法保障被督导者的来访者的福祉。

其次，督导师应具备提供督导所需的专业胜任力。督导师的职责不是为被督导者或被督导者的来访者提供咨询。督导师要具备督导所需要的专业知识、技术以及实践经验。这样才可能保障被督导者的福祉，促进被督导者的专业发展。

最后，督导师需要经过专门的督导训练。经验丰富的咨询师在提供心理咨询服务时具有更高水准的专业胜任力，但这并不等同于督导师的专业胜任力，不是说资深的咨询师就可以晋升为督导师。督导师提供督导的能力不是咨询经验的直接迁移，不是潜移默化就可以获得的专业能力，而是需要专门的督导理论、技术以及督导师指导下的督导实践经验。

二、督导师专业胜任力的构成

专业人员依靠专业胜任力提供服务。专业人员的胜任力包括知识、技能和态度三个方面，从这三个方面来看督导师的专业胜任力包含以下具体内容（见图 10-1）。

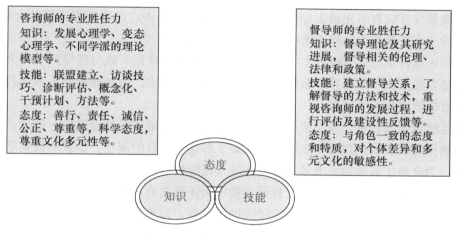

咨询师的专业胜任力
知识：发展心理学、变态心理学、不同学派的理论模型等。
技能：联盟建立、访谈技巧、诊断评估、概念化、干预计划、方法等。
态度：善行、责任、诚信、公正、尊重等，科学态度，尊重文化多元性等。

督导师的专业胜任力
知识：督导理论及其研究进展，督导相关的伦理、法律和政策。
技能：建立督导关系，了解督导的方法和技术，重视咨询师的发展过程，进行评估及建设性反馈等。
态度：与角色一致的态度和特质，对个体差异和多元文化的敏感性。

态度
知识　技能

图 10-1　督导师的专业胜任力

（一）督导知识

督导师需要掌握迅速发展的督导理论及其研究进展，同时还包括督导相关的伦理、法律和政策。作为督导师需要全面了解该领域的最新理论，如果不了解就可能会遇到很多挑战，有时可能在用一些过时的理论，或者对被督导者使用的理论不熟悉。因此，督导师要不断提升专业胜任力，和被督导者一起在这个领域不断探究新的知识。

（二）督导技能

督导师必须了解督导的方法和技术。督导师熟悉督导关系的知识，了解督导对被督导者专业发展的重要作用。督导师要重视咨询师的专业发展阶段，根据咨询师所处的专业发展阶段提供恰当的督导，从发展角度、用发展眼光看咨询师的专业表现，同时还要有能力对被督导者的表现进行公正的评估，给予建设性的反馈，这是提升被督导者专业胜任力的必需环节。

（三）督导态度

督导师要特别审视从事督导的动机。督导师有责任使被督导者及其来访者的福祉优先于自己，这是督导师的专业责任。在不同的督导情境下，督导师承担教师、指导者、建议者、顾问、评价者等不同的角色，督导师对不同角色所伴随的权威感到舒适，对个体差异和多元文化保持足够的敏感性。

三、关于督导师的评价责任

督导师的重要职责之一是对被督导者的专业表现进行评价。督导师有责任评估被督导者是否能够胜任专业工作。没有接受过训练的督导师常常对评价责任感到有压力，同时督导师在给出评价时也应遵守专业伦理。

（一）被督导者对被评价及其后果有知情权

在有些情况下督导师做出的评价是有一定影响的，督导师以合适的程序做出评价的结论，被督导者应有事先被告知的权利。从法律术语来讲，这属于程序性的合法程序，即在解除一个重要权力之前给予必要的告知和听诉程序。

在临床或咨询心理学研究生学历教育里，如果心理咨询实践与督导环节作为一门课程，被督导者应该了解督导师会根据其专业表现予以评价。假如被督导者未达到专业要求，有可能该课程不予通过。

在连续培训项目里，如果接受督导的要求及评价是培训项目设置的一部分，被督导者应明确作为学员需达到的专业要求，还要了解训练项目的规则。如果项目规定只有督导师评价为合格才有培训证书或者才可能进入高阶培训，那么被督导者应事先知情。

在督导过程中，督导师在对被督导者做负面评价之前，有责任提前在督导过程中告知并与被督导者讨论，给予其足够的时间进行改善。如果被督导者在最后得到负面评价通知之前，没有接到任何预先警告，督导师就忽视了被督导者知情的权利。

（二）督导师负责任地履行评价职责

督导师最基本的职责是评估。对于督导师来说，给出积极的评价是容易的。然而，当被督导者没有达到专业标准时督导师常常感到有压力，但负责任地给出评价是督导师的责任。

1. 在专业胜任力范围内提供督导

督导师要根据自己的受训经历以及实践经验提供督导。督导师在自己胜任、擅长的领域提供督导，如果需要对自己不太熟悉的领域进行督导，应注意采取合理的措施。例如督导师坦诚说明该领域不是自己擅长的，以更开放的态度与被督导者讨论案例，或者在聚焦的范围内提供督导，同时建议被督导者考虑寻求其他督导师督导或与同行讨论的机会，以保障被督导者的专业胜任力，最终目的是保障被督导者的来访者不受到伤害。

2. 与被督导者进行知情同意讨论

督导关系是一种专业关系，应在被督导者知情同意的前提下建立督导关系。相比较而言，被督导者在督导关系中情感卷入程度更高，在督导过程中探讨以及考察指向的是被督导者，督导师与被督导者双方的权利是不对等的。在督导正式开始前，督导师可以在知情同意的讨论部分加入有关评价的内容，明确告知被督导者的相关权利，包括被督导者有获得督导阶段评估反馈的权利，同时还要告知督导师的评价结果对被督导者可能产生的影响。

3. 认真对待评价过程

无论个体督导还是团体督导，通常有连续督导和单次督导两种设置。可以想见，如果是连续督导，督导师更有机会持续地与被督导者一起工作，了解其在接案、建立关系、收集资料、个案概念化以及干预过程中的专业表现。督导师在此过程中要细心持续地观察、评估、指导，负责任地给出评价和反馈。如果是单次督导，督导师仅能就本次工作提供反馈，要避免因为不完全了解情况而对被督导者评价武断。

4. 注重阶段性反馈

督导师有责任在督导过程中定期与被督导者沟通，对其表现给予阶段性反馈。如果被督导者最终得到负面评估，但之前没有得到表现不佳的警告，督导师也没有对被督导者提出补救促进计划，那么督导师是负有一定责任的。督导师对被督导者的评价反馈要根据其专业表现，并不意味着必须给予积极评价，但必须保证负面判断是公平合理的。

5. 做好督导记录

对咨询过程进行记录以及将咨询记录进行保存在专业内部已经达成共识，但对督导过程进行记录并没有引起督导师足够的重视。为了确保督导效果以及督导工作的持续推进，做好督导记录是督导师的责任。督导记录的内容包括督导时间、督导讨论的内容、被督导者的来访者的进步、给被督导者的建议，以及被督导者根据督导建议所做的跟进事宜，同时还应该包括根据督导工作发现的问题，提出的被督导者的弥补计划等。

此外，督导师应注意将督导工作限定于可以管理的水平，这样才能确保督导师掌握被督导个案的信息，促进连续进程，保障督导师以良好的状态提供督导。对于督导师在同一时期为几位咨询师提供督导是合适的，这取决于具体情况，有学者建议同时提供督导的人数是 3～5 人（维尔福，2010）。总的来说，可以给多少人同时提供督导主要考虑的因素包括以下三个方面：其一取决于督导师，例如督导师的督导经验、可以用来做督导的时间等；其二取决于被督导者的需求，如果被督导者是实习生或新手咨询师，显然需要督导师更多的关注；其三还取决于被督导者的来访者的状况，如果所督导的个案都是处于危机状态的，势必给督导师带来很大的压力。

第三节　督导关系相关的伦理议题

如同咨询关系在心理咨询实践中的重要性一样，督导关系在督导实践中同样是最基本的问题。督导师是通过与被督导者一起工作提升其专业胜任力的，旨在使被督导者有能力更好地帮助其来访者，因此督导过程中涉及督导师、被督导者和来访者三方的关系（见图 10 - 2）。

一、督导关系的重要性

督导是一种专业工作，督导关系是一种专业关系，但督导关系一直没有像咨询关系一样被重视。因为督导师与被督导者双方都是专业人员，督导关系的重要性极易被忽视。督导师是帮助被督导者提升专业胜任力的，和教学培训中的教师角色有何区别？督导师如果在督导过程中发现了被督导者的个人议题，则与咨询师角色又有何区别？可见，如果没有明晰的督导关系作为基础，督导师既难以担当其角色，更难以承担其责任。

督导师是心理咨询与心理治疗职业领域的最后守门员，有责任阻止没有能力和不能胜任工作的人进入职业团体（维尔福，2010）。尽管督导师还没有被赋予如此大的权力和责任，但督导师对被督导者的专业表现有评价、反馈以及审核职能。例如在咨询师的学历教育培养体系里，通常设置有实习与督导教学环节，要求督导师对被督导实习生的专业表现进行评价。督导师的重要职能是提升被督导者的专业胜任力以保障其来访者的福祉。负责任的督导师对被督导者有反馈的责任，应告知被督导者的优势与不足，并与被督导者讨论可能的提升方案。因此，保持督导关系的边界非常重要，这样有利于督导师做出客观的评价和反馈。

督导师可以从一个更有利的角度审视整个咨询过程（伯纳德，古德伊尔，2005）。在督导过程中，督导师可以站在相对客观的视角理解来访者，观察咨询师与来访者的关系，加之拥有较为丰富的咨询经验，与咨询师在咨询中容易陷入困惑、迷茫和烦躁的状态相比，督导师通常可以获得比咨询师更高水平的抽象认识，因此在督导时往往能够帮助被督导者的咨询进程变得更加清晰。

无论基于对被督导者的客观评价，还是帮助被督导者更好地服务来访者，都需要被督导者在督导关系里感到安全和信任，尽可能降低防御水平，原原本本地呈现心理咨询的过程，这是督导师提供督导的前提条件。如果未能对督导关系的性质给予充分理解，就很容易突破督导关系的边界，当督导关系出现问题时势必影响督导效果。

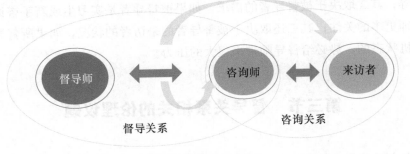

图 10 - 2　督导关系

督导师必须理解来访者、被督导者以及自己的价值观可能不同，注意个体差异，避免性别、种族、年龄、宗教或性取向偏见，同时对多元文化具有敏感性。督导关系不仅更复杂，而且督导关系的边界更容易被破坏。在督导关系中涉及很多与伦理相关的议题，督导师应注意保持对多样性的敏感。

二、督导关系的性质

督导关系是一种独特的专业关系。虽然督导师不是为被督导者提供咨询，但是在督导过程中会讨论被督导者的来访者案例，同时也会探讨被督导者个人因素对咨询过程的影响和卷入，因此明确督导关系的专业属性非常重要。

（一）督导关系的专业属性

1. 知情同意且遵守设置

督导关系是专业关系，督导师与被督导者应明确两者之间是督导与被督导的关系。督导可以是单次的，也可以是连续的，双方应明确是督导。遵守专业设置非常重要，如同心理咨询一样，督导不是随时随地都可以开展的专业工作。

有时新手咨询师在咨询过程中遇到困难，结束咨询后见到督导师或资深咨询师就想请教个案问题，或者同一机构的咨询师可能会针对困难的个案交流，但这都不是督导。督导是在双方知情同意的情况下建立督导关系，不同于案例讨论或案例管理，也不是咨询师遇到了咨询难题就随时可以和督导师讨论，当然如果是危机个案需要紧急督导则要特别交代清楚。

2. 信任、安全且保密

督导过程通常由被督导者口头报告案例，或辅以文字案例报告，或提供录音、录像资料，有条件时可以进行现场督导。在督导过程中，督导师会与被督导者具体讨论咨询过程，督导师有对被督导者的来访者信息共同保密的责任。同时，督导师如果发现被督导者个人议题对咨询过程造成干扰也会提出来。督导师不一定跟进干预但有责任指出问题，也可以提示被督导者接受自我体验，同时要注意保护被督导者的隐私。可见，督导要考虑环境的安全性，需要在专业环境中进行。

在督导关系里，被督导者越是信任督导师，越是会感受到安全，自我防御水平会越低，不会因为被评价导致的焦虑而有所保留。被督导者越是能够还原咨询过程，如实报告自己在咨询过程中的表现、困惑和情绪，越能保障督导效果。

3. 开放、真诚但有边界

虽然在督导关系中有督导师对被督导者的评价，但支持性成分仍然是最重要的。如果督导师没有对被督导者表达足够的肯定，被督导者就会认为督导师忽略了自己的想法和感受，认为督导师不关怀自己而产生负面情绪。特别是在督导师没有意识到的情况下，被督导者可能会调整自己在督导过程中的表现，例如不报告自己在咨询过程中的困惑或者情绪，督导师无法掌握全部情况时极有可能使被督导者的来访者的福祉受到损害。

督导关系的边界也是非常重要的。督导师必须保持警惕并规范行为，设置清晰界限，以免对被督导者形成不良的示范。当督导关系出现问题时，咨询关系很可能出现类似的状况。

（二）对督导关系的澄清

1. 督导关系不是咨询关系

在督导过程中发现被督导者个人议题对咨询过程的干扰是督导工作的重要内容之一，但是督导师不为被督导者提供咨询。如果督导师为被督导者同时提供咨询，就会干扰督导师对咨询师的客观评价，同时督导师也容易陷入伦理困境，即是咨询师的福祉优先还是其来访者的福祉优先。此外，咨询师在当下对督导师引导自己的探索可能是充满感激的，但随后极有可能因为担心影响督导师对自己的评价而焦虑，甚至可能选择性地报告咨询情况以及自己在咨询过程中的感受和困惑。

督导师与被督导者的来访者不是咨询关系。在督导过程中，督导师关注被督导者的来访者的福祉，来访者对自己的咨询师接受督导是知情同意的，即来访者了解除了咨询师以外，还有督导师也了解自己的情况以及咨询过程。但除非督导师与被督导者同属于咨询机构，例如督导师提供的是现场督导，可能会在来访者处于危机状态等咨询师难以处理的紧急情境下出场工作。如果只关注到个案而没有提升被督导者的专业胜任力，则不是具有专业胜任力的督导师。

2. 督导关系不是教育关系

督导的目的是帮助被督导者获得并发展专业胜任力，而且督导关系的本质是评价，但督导师与被督导者的关系仍然不是教育关系。为了达到督导的目标，督导师在督导过程中主要是帮助被督导者将专业理论运用于专业实践，指导被督导者采取方法应对某些咨询困境，但会特别考虑咨询师的专业发展阶段及其个人风格，同时还会关注咨询师个人议题对咨询个案可能造成的干扰，并与被督导者探讨咨询师的优势和不足，以及进一步的专业发展提升策略。可见，督导关系的专业属性不同于教育关系，更契合促进被督导者专业化水平的职能。

与教育关系尤为突出的差异是，在督导中除了促进被督导者的专业能力提升以外，以保障被督导者的来访者的福祉为首要任务。也就是说，督导师在专业人员培养中还承担着保障被督导者服务对象福祉的责任。

三、健康的督导关系

良好的督导关系是督导质量的保障。督导师的任务是帮助被督导者发展专业能力，使其成为可以独立提供专业服务的咨询师。一方面，督导师要负责任地使用影响力，在评估、审核及督导中发挥作用；另一方面，督导师要避免滥用影响力，避免被督导者产生不健康的依赖心理。

督导的目标是提升被督导者的专业技能，培养其专业自信，使其有能力判断和准确区分在哪些情境下是可以自己独立应对的，又在哪些情境下需要寻求督导师的帮助，不是让被督导者一直服从督导师的所有判断。咨询师判定独立应对或者寻求督导的重要依据是能否保障来访者的福祉，既不能为了挑战自我而忽视来访者的利益，也不能事事请教督导师以求万全而回避责任。

督导师避免滥用影响力的另一个重要表现是避免对被督导者产生控制行为。督导师既不是直接为被督导者的来访者提供咨询，也不是经由被督导者的传递为其来访者提供咨询，而是通过促进被督导者对来访者的工作提升被督导者的专业胜任力，保证被督导者为来访者的心理咨询达到一定的专业水准。可见，督导师不是作为权威提供督导要求被督导者服从，而是根据被督导者的专业发展阶段，帮助被督导者看到为来访者提供咨询的多种可能性，同时也帮助被督导者觉察其个人议题可能对咨询过程的干扰，提高其形成伦理决策的能力。

帮助被督导者发展自我评估的能力是非常重要的督导任务。督导师的评价旨在发展被督导者自我评估的能力，在督导过程中指导被督导者对自己的表现进行评估，提高被督导者的觉察能力和反思能力，这些都有助于提升其专业胜任力。当然，如果被督导者是实习生或新手咨询师，在专业实践初期缺乏实践经验，可能对督导师有依赖心理，或者更需要督导师的直接指导，但最终目的是帮助被督导者发展独立提供咨询的能力。

四、督导关系中的多重关系

督导关系与咨询关系一样，其中的多重关系通常包括非性或亲密的多重关系和性或亲密的多重关系两大类。涉及性或亲密的多重关系是严格禁止的，禁止督导师与被督导者之间的性接触。如果在督导关系中掺杂了亲密关系性质，就容易导致督导师在督导过程中失去客观性。一旦在关系中涉及性或亲密，督导关系即失效。非性或亲密的多重关系更常见也比较复杂，包括咨询关系、一般的社交关系、涉及经济往来的商业关系等。督导关系中的多重关系并不是总能避免的，也不一定就是有害的，然而如何处理却常常成为专业人员纠结的问题。

（一）督导关系与咨询关系

由于咨询师的自我探索与个人觉察非常重要，所以咨询师寻求心理咨询相当普遍，也就是咨询师做个人体验。就本质而言，咨询师做个人体验就是在接受咨询。在督导过程中，督导师会针对被督导者个人因素对来访者咨询的干扰开展工作，于是会产生督导师可不可以向被督导者提供咨询的困惑。

专栏

问题讨论

督导师发现了被督导者的个人议题，可以为被督导者提供咨询吗？因为督导师已经和被督导者建立了良好的关系，对被督导者已经有一定了解，提供咨询岂不是顺理成章？同时因为在咨询中对被督导者有更深入的了解，再为其提供督导岂不是更高效？

督导师为什么容易成为咨询师

当督导师发现被督导者的个人议题时，其成为咨询师是一种容易出现的情况。督导师提供咨询看起来没有什么不妥，从督导师与被督导者双方来看似乎都是水到渠成的事情。

作为督导师，转变为咨询师最习惯，因为这是督导师惯常的职业角色，同时也是在向被督导者展现自己的专业能力，而这些专业表现往往是被督导者目前还无法达成的。督导师虽然不一定在意识层面想去与被督导者竞争，但通常乐于向被督导者展示自己的专业实力。

作为被督导者，当在督导中感到对自己有新的洞察时，这种感觉通常至少在当时是受欢迎的，因为被督导者感到自己在内心层面得到了督导师的回应，促进了自我探索和个人成长，甚至感到自己在督导中"赚到了"。

督导师为什么不能成为咨询师

尽管督导师成为被督导者的咨询师可以理解，但是是有违伦理规范的。美国咨询心理协会的伦理守则规定，如果被督导者要求进行咨询可以为其安排适当的转介，但督导师本人不能为其提供咨询服务（ACA，2014）。因为一旦成为被督导者的咨询师，督导师就很难对被督导者的专业表现进行客观评估，进而妨碍督导师专业守门人的责任。例如当督导师发现了被督导者的个人议题时可能对被督导者在心理咨询过程中的卷入或回避有了一定的理解，同时看到被督导者个人的情绪与努力，在顾及被督导者个人福祉时很可能影响对被督导者的来访者的关注。

对于被督导者来说，其虽然因为个人困扰以及对成长的渴望急于展开对自己的咨询，但事后或许会感到恐慌。由于担心督导师的评价结果及其对自己的职业发展可能造成的影响，被督导者变得不情愿暴露个人信息，不愿意报告自己在咨询过程中做得不好的方面，从而引发更为严重的后果。督导师对被督导者的来访者的福祉是负有责任的，但倘若被督导者有意或无意地隐瞒咨询中的问题，就会阻碍督导师完成最重要的任务。

当督导师发现被督导者的个人议题时，如果只是告知被督导者需要自己去咨询，那么被督导者可能因为感到没有被督导师接纳和理解而不满，很容易与督导师疏离。另外，有时被督导者也会以自己在做自我体验为理由拒绝督导师的探询，督导师会认为被督导者是在防御，这样的互动同样会破坏督导关系。督导师可以参考以下三个原则：

第一，要明确督导的目的。督导师首先要明确督导的任务，有责任指出被督导者的个人议题对咨询造成的干扰，促进被督导者的自我觉察，而不是帮助被督导者解决这些问题。一方面，督导中关于被督导者个人问题的讨论，只聚焦于与专业工作的关系；另一方面，如果与被督导者的专业功能无关，那么即使督导师看到了被督导者的个人问题，在督导中也没必要涉及。

第二，督导前的知情同意。在督导正式开始以前，督导师与被督导者要有知情同意的讨论，针对督导的专业设置以及工作进展达成一致，其中包括督导关系的边界、督导师与咨询师效能的区别及工作重点的差异等。督导双方在开始督导前就此问题达成共识是非常重要的，可以减少被督导者对督导工作不切实际的期待，避免对督导关系不必要的影响。

第三，督导师的专业态度。当督导师发现了被督导者个人议题对咨询过程的干扰，或者被督导者暴露了与所讨论案例相关的个人问题时，尽管督导师不为被督导者提供咨询，但是对被督导者的自我表露要表达温暖和接纳，也需要给予适度的心理支持，这本身对被督导者而言就是一种专业示范，可以促进被督导者的专业认同感。当然，督导师也要避免过度共情，不要引导被督导者就个人议题展开深入探索。

（二）督导关系与师生关系

教师或导师给自己的学生做督导占有一定的比例，既因为督导师资源极其匮乏是确实存在的现状，也因为教师或导师从人才培养的立场出发，在学生尚无经济条件支付督导费用时总是希望尽己所能帮助学生。虽然存在双重关系的风险，但还是有相当比例的学生接受过导师督导，而且学生普遍对导师提供督导非常满意。

 专栏

问题讨论

教师或导师可以给自己的学生做督导吗？如果给自己的学生做督导会出现什么问题？

教师或导师和学生之间的权力不对等。相比较而言，教师明显属于更有权力的一方，在师生关系中表达更自由。有时教师也会过度控制，而学生更倾向于满足教师的要求。当把不均衡的关系带入督导关系时，学生更容易服从教师的指导，产生依赖心理，而在督导关系里，督导师倾向于对被督导者提供对个案思考的不同视角。

在不对等的关系里，权力大的一方要注意关系里潜在的剥削风险。例如督导师可能请被督导者帮忙做些查阅文献、校对文稿等方面的工作，而被督导者也因为接受了督导觉得自己理应回报，这些微妙的互动可能会出现在督导过程中。于是督导师的客观性变得模糊，导致评价标准混乱而无法掌握合适的尺度。同时这样有可能导致其他学生的嫉妒或误解，例如当教师组织学生进行主题讨论时，因为与被督导者更熟悉，讨论的内容及反馈可能更倾向于被督导者。

尽管教师或导师给自己的学生做督导很受师生双方的欢迎，但是在督导过程中可能引发的问题值得督导师慎重考虑采取这种方式。因此，如果难以避免督导过程中的双重关系，为保证督导效果需要注意以下问题：

首先，对不同角色定位清晰。教师或导师的主要职能是教育，而督导师的主要职能是督导。如果双重关系不可避免，要有能力对不同角色进行清晰定位，能够胜任不同角色，在不同的关系情境下表现出相应的角色行为，可以在不同角色之间进行转换，而且相对而言不会彼此影响。

其次，督导前的知情同意。在进入督导关系以前，教师或导师要和学生充分讨论进入督导关系可能产生的影响，明确告知学生在督导过程中可能会促进咨询师对干扰咨询的个人议题的觉察，会尽可能客观地对督导过程进行评价。

最后，督导关系的边界清晰。督导师要遵守专业设置，只在规定的督导时间内讨论被督导者的情况，不会在督导时间以外谈论有关督导的话题。除非学生所接个案处于危机状态需要紧急督导，这种情况可以临时加约紧急督导。

（三）对督导关系中多重关系的判断

伦理守则对督导关系中涉及性或亲密关系的多重关系是严令禁止的，对非性或亲密关系的多重关系没有明确禁止但也是强烈建议避免的，督导师与被督导者要注意明确界限。

判断督导师与被督导者之间的多重关系是否可以存在，主要取决于是否因为多重角色对被督导者产生不恰当的影响，是否能确保完成督导任务。除了督导关系以外，进入另一种人际关系是必要的吗？如果已经有其他的人际关系再进入督导关系，是否有扰乱督导关系的风险，对被督导者是有益的还是可能造成伤害？督导师能够对被督导者的专业表现进行客观评估吗？对以上问题的思考，可以帮助督导师和被督导者判断多重关系对督导关系的影响。

五、督导关系中的分层督导关系

（一）分层督导的界定

所谓分层督导，是指由实习督导师直接为被督导者督导，再由督导师为实习督导师提供督导的督导。在分层督导里，尽管直接提供督导的督导师尚不具有督导师的资质，但是他们的督导工作是由高一层级督导师的督导保障的。

目前分层督导是由实习督导师即经验丰富的咨询师为被督导者提供督导，然后由督导师再为实习督导师提供督导。贾晓明、安芹和赵静等（2015）称之为 NSS 督导模式，成员组成与构架包括新手咨询师（novice）、新手督导师（supervisee）、督导师（supervisor）组成的金字塔式督导模式，其中新手咨询师为实习生，新手督导师为具有 3～5 年心理咨询从业经验且开始学习督导的专业人员，督导师为经验丰富的中国心理学会临床心理注册系统注册督导师，为实习督导师做督导的督导师。

在分层督导里，王建平（2020）提出师徒式督导模式。即在临床或咨询心理学的学历教育里，由博士研究生为硕士研究生督导，然后导师再为博士研究生所做的督导提供督导。这样的安排与临床或咨询心理学研究生培养方案是一致的，对硕士研究生开设心理咨询实践及督导课程，对博士研究生开设临床督导实践课程，师徒式督导模式与其培养方案里所要求的实践训练是一致的。

（二）分层督导的形式

分层督导的优势在于弥补了督导师资源短缺的劣势，被督导者可以有更多接受督导的机会，而且经由督导的督导可以保证督导效果，不仅培养了咨询师同时还可以培养督导师。

当然分层督导也有弊端，因为来访者的信息不仅由被督导者报告给自己的督导师，督导师还要继续再接受督导，破坏保密性的潜在风险有可能扩大。同时谁最终对来访者负有责任将成为问题，原因在于涉及人员多有可能造成对来访者福祉的责任分散。另外，需要注意的是分层督导会引起多重关系问题，这一问题在师徒式督导模式里尤其突出。

（三）分层督导需要注意的问题

我国目前处于心理咨询师专业人员队伍迅速成长而督导资源相对匮乏的阶段，分层督导受到普遍的欢迎。

为了更好发挥分层督导的优势，高层级督导师是总负责人，总督导师或者导师在整个设置里呈现的关系直接影响分层督导的效果，有必要在督导开始时进行伦理教育。督导前的知情同意讨论非常重要，既包括高层级督导师与实习督导师充分讨论，也包括实习督导师与被督导者充分讨论，明确督导目标，设立关系边界，对保密等议题提出明确要求，同时还要制定特殊情况下的工作机制等。

第四节　督导知情同意相关的伦理议题

与来访者接受咨询一样，被督导者接受督导也有知情同意的权利，但就如同督导关系没有被重视一样，对被督导者的知情同意过程也常常被忽视。督导过程包括两个层面的知情同意：其一是来访者对咨询师接受督导的知情同意；其二是被督导者对接受督导的知情同意。

一、来访者对咨询师接受督导的知情同意

（一）对咨询师接受督导的知情同意是来访者的权利

关于咨询师接受督导要不要告知来访者，是颇有争议的，但这是来访者的基本权利。来访者有权利知悉目前为自己提供咨询的咨询师正在接受督导，并在此基础上决定是否接受被督导者的咨询。

如果咨询师正在接受督导，则在督导过程中咨询师需要向督导师报告来访者的情况。尽管督导师有对来访者隐私共同保密的责任，但因为咨询师接受督导使来访者的隐私增加了泄密的风险，咨询师对来访者的保密承诺超出了咨询关系的边界，来访者有知情同意的权利。作为接受心理咨询服务的消费者，在所接受的专业服务中有所获益是来访者的权利。如果提供服务的咨询师正在接受督导，可能与其所处专业受训阶段有关，例如有可能是实习生或者新手咨询师，来访者对是否接受其服务有自我决定的权利。

特别要强调的是，来访者有权拒绝正在接受督导的咨询师提供服务。然而通常情况是来访者同意咨询师接受督导，甚至希望咨询师这样做，因为来访者会认为自己可以得到更高水准的专业服务，但也不排除有些来访者拒绝接受这样的服务。如果来访者拒绝，咨询师可以解释、说明，澄清来访者的疑问，但最后还是要尊重来访者的自主决定。如果来访者提出愿意继续接受咨询师的咨询但不同意自己的个案被督导，在这种情况下督导师有责任根据被督导者现有的专业水平做出评估，即被督导者是否可以独立为来访者提供服务。

(二) 对咨询师接受督导知情同意的实施

从严格的伦理标准来讲，无论在什么条件下接受督导，被督导者都要将来访者的情况报告给督导师。与此同时，只要来访者的隐私超越了咨询师和来访者关系的范围，来访者都有知情同意的权利。

一般来讲，比较常见的是实习生或新手咨询师接受督导。在咨询机构的介绍里就可以明确标明在岗咨询师的资质以及受训经历，也就是说来访者在选择接受服务前已经知悉咨询师是否在接受督导，如果对咨询过程进行全部录音、录像则要明确说明，如果来访者不同意就可以不选择这种服务。来访者在开始咨询前应该理解并同意将要进行的咨询过程，包括其中的督导部分。来访者有权对督导程序进行全面了解，例如咨询师接受的是个体督导还是团体督导，团体督导的规模、人数，并有权获知接受正在督导的咨询师咨询的风险以及潜在益处。

但也有一些情况，咨询师一般不做知情同意。这些情况具体如下：（1）被督导者在接受督导的过程中，为了说明自己的咨询困境，即在不同个案处理过程中遇到的一致性问题，只是谈及了某个个案的片段；（2）被督导者在谈到个人议题对咨询过程的干扰时，涉及在不同个案咨询过程中的相关表现；（3）在团体督导中只是单次接受督导，或者在机构的案例管理中汇报疑难个案。因为有些情况是在督导过程中发生的，也有些情况属于机构工作的设置安排，所以一般不单独与来访者做知情同意讨论。同时强调，被督导者要注意隐去来访者的基本信息，如果是团体工作则要确保参与人员都是专业人员，都能承担共同保密的专业责任。

二、被督导者对接受督导的知情同意

督导是一种专业工作，督导师与被督导者也是一种专业工作关系，被督导者对所接受的督导同样需要知情同意。

(一) 对督导的知情同意是被督导者的权利

督导前的知情同意是保证督导效果的前提。保证被督导者理解并自由同意督导的条件，这是尊重被督导者的自主权。

督导师重要的职能是专业守门人，有责任评估和评价被督导者的专业表现，应确保被督导者充分的知情同意。例如在一个培训项目里，督导师的评价在受训者进程中具有关键作用，只有督导师评价合格的被督导者才有资格顺利完成项目或者进入高阶培训。又如在学历教育里，如果督导师是某课程的评价者，评价不予通过被督导者将无法拿到该课程学分。因此，被督导者从开始就应该知道这一程序。

（二）督导知情同意的内容

1. 明确督导的目的和任务

督导有两个目的，其一是提升被督导者的专业胜任力，促进专业发展，其二是保护来访者的福祉。ACA 伦理守则明确阐述了双方都很重要，但督导师的首要责任对象是来访者，促进被督导者发展的责任是次要的（维尔福，2010）。

2. 明确督导师的理论取向以及个人风格

被督导者有权了解督导师的从业资格、理论取向以及个人风格。督导师的专业资格是前提，通常督导师依自己擅长的理论取向提供督导，即督导师基于自己的受训背景以及实践经验在专业胜任力范围内提供督导，这本身就是一种伦理行为。此外，督导师的个人风格也对督导过程产生一定的影响。

3. 明确督导的过程以及专业设置

督导师帮助被督导者基本了解督导的逻辑，了解督导的工作重点以及关注焦点，明确督导的过程和程序，包括每个人的角色、期望以及责任，有助于督导师期待被督导者对于个案相关个人问题反思的程度与被督导者期望对个案相关个人问题探索的程度达成一致。同时，还要明确督导的专业设置，例如收费等。

（三）被督导者知情同意的实施

与被督导者进行知情同意讨论是督导工作的重要环节，容易因为双方都是专业人员而被忽视。但一旦在督导关系中出现纠纷，在督导双方的知情同意书里是如何规定的，常常成为最优先考虑的证据，可见被督导者对督导的知情同意应该引起足够的重视。

督导双方签署《督导知情同意协议书》文件，是最正规的知情同意形式。文件明确说明督导双方的责任、权利和义务，明确督导工作的目标和任务，列出督导工作的设置，包括涉及的法律相关事宜等。

除了签署文件以外，越来越多的督导师认为在开始正式督导以前督导双方进行充分的讨论是非常有必要的。讨论知情同意相关事宜，有利于建立督导关系，特别是督导双方对督导工作的重点达成共识，不但尊重被督导者的自主性和选择自由，同时也可以促进双方对督导的投入，对于取得良好的督导效果是极为重要的。

第五节 督导保密相关的伦理议题

来访者虽然同意咨询师在接受督导时报告自己的情况，但不代表放弃自己的隐私权。咨询师的督导师有和咨询师共同为来访者保密的责任。

一、督导中的保密

督导的目的是通过对被督导者咨询个案的讨论保障来访者的福祉，同时提高被督导者的专业胜任力，因此在督导中被督导者不但要汇报个案，而且只有真实呈现个案才有可能达到督导的目的，督导师有责任监督被督导者的保密意识。

第一，来访者对咨询师接受督导的知情同意。因为督导过程超出了咨询师与来访者之间保密的约定，所以被督导者在接受督导前要与来访者进行知情同意的讨论。督导师在与被督导者开始督导以前，应检查被督导者对来访者是否已做知情同意工作。

第二，督导材料的安全传输和保管。如果督导师要求被督导者在接受督导前提交个案报告或文字稿，要注意在材料中隐去来访者的基本信息，给文件加设密码，并注意保证文件传输过程的安全性，如果是录音录像材料则应更小心。督导师与被督导者都要注意对文件的妥善保管。

第三，督导时要注意环境的安全性。在专业环境里讨论专业的问题，是帮助被督导者建立专业边界、培养伦理敏感性的重要环节，可以强化被督导者的保密责任。如果是网络督导，督导双方都要在独立的空间中以保证保密原则的有效执行。

第四，督导过程中的伦理提醒。督导师作为专业人员不但有共同为来访者保密的责任，同时还是被督导者的伦理教师。督导师如果发现被督导者涉及了来访者的基本信息，要注意保持足够强的敏感性，及时阻止，提醒被督导者加强保密意识。

督导师自身要加强伦理敏感性。尤其是对于连续督导的个案，督导师对来访者的情况非常熟悉，有为来访者共同保密的责任，对督导过程中被督导者报告的来访者信息保密，尊重和保护来访者的隐私。因为在督导过程中可能会涉及被督导者干扰咨询过程的个人议题，督导师也要对被督导者的信息保密。督导师以专业态度对待专业工作，本身对被督导者就是专业示范，同时也有利于建立督导联盟，保证督导效果。

如果在团体督导中，督导师要特别提醒团体成员的保密责任，严禁督导过程中团体成员有私自录音、拍照等行为。如果为了提高督导工作的效率发放督导案例的纸质材料，通常在团体督导结束后会将案例材料及时收回。督导师有责任提醒并监控保密工作的执行情况。

专栏

案例讨论

督导师发现被督导者对咨询记录不够重视，在督导过程中被督导者会提及出现拖延整理咨询记录的情况，在提交的督导案例材料中几次出现来访者的名字，被提醒以后还是没有引起足够重视，同时督导师感到被督导者有些抗拒。

督导师还要继续与被督导者讨论吗？

在这个案例中，督导师发现了被督导者的问题及时进行了伦理提醒，并对被督导者的抗拒情绪有所觉察，表明了督导师负责任的专业态度，有必要进一步与被督导者充分讨论。

督导师及时发现被督导者的问题，没有因为问题不严重而忽略，督导师的提醒和讨论有助于加强被督导者的伦理意识，在一定程度上可以避免出现更严重的问题。试想如果发生诸如咨询记录丢失、来访者信息泄露等严重问题，那么不仅违背伦理还可能触犯法律。

二、督导中的保密突破

被督导者在督导中提出的个案通常是他们在实践中感到难以应对的，其中涉及危机干预的个案占有相当重要的比例。如果被督导者不确定是否需要保密突破，不知道如何和来访者沟通，不确定在决定保密突破以后如何和相关人员沟通，往往需要督导师给予具体指导。

（一）指导被督导者对来访者做保密突破的评估

咨询师应首先具有对来访者危机状况评估判断的专业能力。如果被督导者在判断是否需要保密突破上有困难，督导师首先要了解被督导者是否接受过危机干预工作的相关训练，如果缺乏危机干预知识和技能应建议被督导者通过接受继续教育等方式提升专业能力。如果被督导者具有相关的专业能力但缺乏经验，或者对个案缺乏判断力，督导师可以结合个案指导被督导者提升对危机状况的评估能力，以加强其对危机情境的应对能力，帮助被督导者根据评估结果检视可能包含的伦理议题，提升对复杂情境进行伦理决策的能力。

（二）指导被督导者对来访者做保密突破的知情同意

督导师可以向被督导者传授有关保密突破知情同意的技巧。被督导者常常对来访者不同意保密突破感到左右为难。一方面，如果不顾及来访者的拒绝强行进行保密突破，容易破坏与来访者好不容易建立起来的咨询关系，失去来访者的信任；另一方面，对来访者的危机状况感到不确定，如果不进行保密突破又担心来访者出现意外情况。督导师要与被督导者澄清危机干预与常规咨询的关系，厘清保密突破的真正意义是保障来访者的安全和福祉，而不是咨询机构及咨询师推脱责任。

在此基础上，督导师告知被督导者危机来访者知情同意工作的技巧，包括向来访者说明保密突破的意义，澄清具体的担忧，就这种担忧与来访者共情，巩固咨询关系。如果需要通知监护人，则可以与来访者讨论可以告知谁，比如说是父亲、母亲还是亲属里的其他人，或者是紧急联络人，通常要求被告知人足够可靠，可以为来访者提供必要的支持。让来访者参与保密突破的过程可以增强来访者的掌控感。

（三）指导被督导者对来访者实施保密突破

督导师还要提醒被督导者在保密突破的实施过程中，加强伦理意识。虽然属于保密例外情况，咨询师实施保密突破后启动危机干预工作机制，但并不意味着将来访者的隐私全部披露，在危机干预中仍然要坚持有限披露原则。

具体来说，在实施保密突破时需要注意很多细节。督导师要指导被督导者具体情况具体分析，但是始终把保障来访者的福祉放在首位。因为危机干预工作涉及相关人员的团队合作，督导师还要指导被督导者与团队成员加强沟通，注意只向团队成员沟通来访者有关危机的状况，同时向团队成员宣教心理咨询专业工作的性质，争取相互支持以配合工作。

第六节　督导中法律相关的议题

正如在概述中讲到的，咨询师不但要遵守专业伦理规范，同时要了解与专业实践密切相关的法律法规及政策，督导师作为伦理教师更应主动学习相关法律法规，如《中华人民共和国精神卫生法》《中华人民共和国民法典》《中华人民共和国未成年人保护法》《中华人民共和国妇女权益保障法》以及《关于建立侵害未成年人案件强制报告制度的意见》等。特别要引起督导师注意的是，如果被督导者在督导关系范围内发生了疏忽行为，在有些情况下督导师要负一定的法律责任。根据不同的情况，督导师承担的责任不同，可以分为直接责任和连带责任。因此，做好督导记录是非常重要的。

一、督导师的直接责任

督导师的直接责任是指督导师由于其错误行动或疏忽导致伤害而承担的法律责任。如果是督导活动本身导致伤害则属于督导师的问题，在这种情况下督导师应负直接责任。例如督导师违反了保密原则、与被督导者有不恰当的双重关系等。如果督导师被判定违规，就可以认定督导师应负直接责任（伯纳德，古德伊尔，2005）。如果违规行为涉及法律，督导师就要承担直接的法律责任。

关于咨询师与专业胜任力相关的法律问题，有些学者提出了疏忽和玩忽职守的 4D 因素（Behnke et al.，2000）。一是职责（duty），建立咨询关系，咨询师对来访者明确负有责任；二是忽视（dereliction），咨询师没有负担起对来访者的责任，没有提供恰当的服务；三是伤害（damages），来访者受到伤害且确实造成了破坏性后果；四是直接导致（directly causing），来访者受到的伤害是由咨询师的错误导致的。该描述也适用于对督导师的责任认定，例如督导师与被督导者存在明确督导关系，督导师没有为被督导者提供适当的督导，被督导者受到伤害且所受伤害与督导师直接相关。

当然，无论是咨询工作还是督导工作，就提供专业服务的品质而言并不是指能提供的最好服务，并不是绝对不允许判断出错，但需要有可接受的标准，如果所犯的错误是其他胜任的专业人员都不会出现的就需要承担责任。

二、督导师的连带责任

督导师的连带责任是指督导师由于与被督导者之间有督导关系而承担的法律责任。也就是说，来访者受到伤害是被督导者的工作导致的，属于咨询师的问题，虽然督导师与错误行为没有直接关系，但其要为被督导者的错误行为承担连带责任。

当然，督导师承担这样的责任是有条件的，包括被督导者是自愿在督导师的指导和监控下工作，而且被督导者是在督导师许可的任务界定范围内工作，同时督导师必须有权指导和控制被督导者的工作（伯纳德，古德伊尔，2021）。

督导师承担的连带责任通常指来访者受到伤害至少部分原因是督导师没有按伦理和法律标准督导，例如督导师疏忽大意，忽略了被督导者所提及的来访者的重要信息，给被督导者不恰当的建议，导致被督导者执行后对来访者造成伤害。如果是督导师提供了适当的建议，但被督导者没有执行而产生的后果，督导师承担的连带责任是不同的。

专栏

问题讨论

一般情况下，督导师相关的责任问题最容易出现在为实习生提供督导的情境下。因为实习生还处在受训阶段尚不能独立工作，需要在督导师的指导下实践。督导师在为实习生进行督导的过程中应注意哪些问题？

在明确的督导关系下，督导师要跟进被督导实习生所咨询个案的进展情况。因为实习生不具有独立提供咨询的资格，所以督导师对实习生的服务承担一定的责任。

督导师为实习生提供督导的过程中要做好以下工作：督导师在实习生开始提供咨询之前，要彻底评估其技能，考察实习生以目前的专业水准是否可以开始实习。督导师监督实习生最开始咨询的个案不宜太困难，个案的复杂程度与实习生先前的培训、经验相匹配。来访者对实习生接受督导知情同意，如果不同意实习生接受督导则可以寻求其他资源。如果判断实习生要提供咨询录音来接受督导而来访者不同意录音，督导师则要判断实习生是否在不提供录音的情况下接受督导就可以胜任咨询工作，如果实习生无法胜任则要帮助实习生与来访者沟通以寻找其他服务形式。督导师要注意与实习生建立良好的督导关系，如果实习生因为体验到压力而在督导过程中不报告自己咨询过程中的困难，势必会损害他们在专业角色中的功能。

督导师有责任对实习生认真督导，帮助实习生克服困难，避免错误或将错误最小化，保护来访者的福祉，同时促进实习生的专业发展。

因此，督导师要了解职业领域相关的法律问题，熟悉相关的法律法规以及政策，必要时聘请法律顾问。同时，督导师也可以寻求督导的督导。

● 基本概念

1. 督导师：指从事临床与咨询心理学相关教学、培训、督导等心理师培养工作，达到中国心理学会督导师注册条件并有效注册的资深心理师。

2. 分层督导：指由实习督导师直接为被督导者督导，再由督导师为实习督导师提供督导的督导。在分层督导里尽管直接提供督导的督导师尚不具有督导师的资质，但是他们的督导工作是由高一层级督导师的督导保障的。

● 本章要点

1. 督导师通过与被督导者一起工作提升其专业胜任力，旨在使被督导者有能力更好地帮助来访者，保护被督导咨询师的来访者的福祉是督导工作的重要任务。

2. 督导师在维护职业标准方面具有重要作用，督导师的专业责任不仅包括对被督导者的专业责任，还包括对行业的专业责任以及对公众的专业责任。

3. 督导师是专业榜样，在从事专业实践时更要遵守伦理规范，其专业行为本身具有示范作用。

4. 督导过程包括两个层面的知情同意，其一是来访者对咨询师接受督导的知情同意，其二是被督导者对接受督导的知情同意。

5. 督导师有与被督导者共同为被督导者的来访者保密的责任，如果被督导者不确定是否需要进行保密突破，不知道如何和来访者沟通，不确定在决定进行保密突破以后如何和相关人员沟通，就需要督导师给予具体指导。

6. 督导师在专业胜任力范围内提供督导，督导师的重要任务是评价，应负责任地发挥影响力，避免被督导者产生不健康的依赖心理。

7. 督导师是被督导者的伦理教师，伦理督导是督导工作的重要内容，督导师有责任对被督导者在咨询过程中的表现进行伦理监督，避免引发对被督导者的来访者的伤害或导致更严重的违背伦理的行为。

● 复习思考题

1. 为什么在督导关系里要避免多重关系？如果涉及多重关系要考虑哪些因素？

2. 如果所督导的对象是实习生，作为督导师在督导过程中应注意哪些问题？

3. 被督导者认为通过督导自己在专业上成长很快，最近想同时接受个人体验，因为非常信任督导师，所以希望督导师给自己做个人体验。你觉得可以吗？为什么？

4. 督导师是精神分析取向的，接到一名新手咨询师的督导申请。该咨询师目前接受的训练是认知行为取向的，与督导师的咨询理论取向不同，但因参加过一次督导师的工作坊，对该督导师印象非常好，所以向该督导师提出督导申请。你觉得督导师如何处理合适？

1. 培养学校咨询师对角色伦理困境的敏感性和辨识能力。
2. 学校咨询师要掌握对学生提供心理辅导的基本原则。
3. 了解在心理咨询专业实践中对来访者送礼物的专业应对方法。
4. 掌握转介中可能出现的伦理问题。

　　近二三十年来我国心理咨询与心理治疗行业飞速发展。在整个社会对心理健康服务巨大需求的推动下，心理咨询师的执业情境更加多样化。除了在医疗系统的精神科或心理科提供心理咨询与心理治疗专业服务以外，在高校设置学生心理健康教育与咨询中心为大学生提供心理咨询服务、在企事业单位人力资源部门为员工提供心理支持等逐渐成为主要的专业实践领域。

　　继中共中央、国务院印发《"健康中国 2030"规划纲要》以来，党在十九大报告中提出了加强社会心理服务体系建设的战略部署，目前全国各地都在开展对社会心理服务建设的试点以及推广工作，咨询师工作的范围得到极大扩展。国家对于心理健康促进服务的高度重视以及社会对心理咨询专业服务的巨大需求，给心理咨询专业领域带来难得的发展契机，但也在诸多方面迎来亟待研究和探索的挑战。

　　未成年人的心理健康发展历来是教育工作的重点，以往大多是其他教师兼管学生的心理健康工作，可能是负责学生工作的行政人员，也可能是思想品德课教师或班主任。随着国家对中小学心理健康教育工作的高度重视，在学校里开始设置心理教师岗位。相比较而言，在中小学里为未成年人群体提供服务时情境更加复杂，既要保护学生的权益又要考虑监护人的权利，还要承担学校的教育责任，而且有些情境还与法律有关，咨询师常常面对更为复杂的伦理挑战。本章第一节将专门讨论学校咨询师角色的伦理困境。

我国社会心理咨询服务体系和规范还处于建设和发展阶段。由于我国缺乏统一的咨询师执业资格认证以及行业监管，社会心理咨询服务良莠不齐的现象较为严重。在咨询师个人宣传、专业关系及来访者转介等方面常会出现问题，很多情境都可能与伦理议题有关。鉴于此，本章第二节将讨论相关的伦理问题。

第一节　学校咨询师角色的伦理困境

在学校教育体系下，学校咨询师的另一个身份或者说更重要的身份是教师。教师担负着培养学生的教育任务，其中道德教育是重要的组成部分，这种双重角色在对学生的心理咨询服务中可能带来伦理冲突。

一、关于价值中立：与德育教育责任的冲突

心理咨询师要保持价值中立（中国心理学会，2007，2018）。这就是说，咨询师在心理咨询中是不做判断的，但是如果来访学生提出的咨询问题与学校的教育理念不一致，或者学生找咨询师诉说的问题违反了校规校纪，这会与咨询师作为教师的德育教育责任发生冲突，咨询师应如何处理就变成一个两难选择。

专栏

> **案例讨论**
>
> 某学生因考试作弊后的懊恼来找咨询师。该学生在阶段考试中作弊，当时老师没有发现，考试结果出来成绩非常好，老师和同学都觉得他是超常发挥。这位学生原本是抱着侥幸心理，没想到老师还表扬他一定是自己回家努力学习才取得了这么好的成绩，这让他非常不安，怕被老师发现事情真相，想找老师承认错误但又觉得很没有面子。
>
> 在这种情况下，咨询师是否要向班主任或学校举报学生作弊的情况呢？
>
> 该学生的作弊行为明显违反了校规校纪，理应做出处理，从教师教书育人的责任来讲要对学生进行德育教育。当学生来找心理教师时，作为咨询师工作的方式是不一样的。咨询师要询问来访者求助心理咨询的目的，澄清具体情况后有针对性地开展工

作。咨询师需要做的工作包括以下方面：

首先，坚持个别化原则了解情况。例如来访者可能是一时冲动作弊，事后对自己的作弊行为感到羞愧，也非常后悔，也可能出于自己每次辛苦复习成绩却不如同学而感到不公平等，来访者通过倾诉可以帮助自己梳理问题。

其次，帮助来访者缓解焦虑。来访者在作弊前后的心情是复杂的，求助以后可能更加复杂，包括不安全感、羞耻感等。咨询师要与来访者共情，促进来访者情绪宣泄，让来访者感受到被理解和接纳是重要的。

再次，探索来访者作弊行为背后的动机。来访者作弊的动机可能非常复杂，例如期待高分带来的荣誉感，或者是避免因考试失败被父母批评，还有可能是不接纳自己考试失败等，了解清楚这个问题是进一步工作的基础。

最后，帮助来访者发展解决问题的策略。一方面来访者对于这次的作弊行为准备如何处理，另一方面如何避免以后考试中的作弊行为。显然，前者是来访者目前感到最为焦虑的部分，也是咨询师觉得尤其应该进行紧急干预的部分。

如果来访者自己认识到不应该作弊，决定自己向老师承认错误，或者决定了要向老师承认错误但有些胆怯，这通常是咨询师希望看到的结果。在这种情况下，咨询师要肯定来访者为自己做出的重要决定，接下来可以和来访者讨论向老师承认错误以后可能出现的问题以及应对方法，可以帮助来访者有效采取行动。

如果来访者不愿意向老师承认错误，就会使咨询师陷入困境，咨询师要不要向相关老师或学校报告来访者的作弊行为成为一个两难的问题。咨询师如果不报告，可能会觉得与自己教师的角色不相符合。咨询师如果报告，可能也会犹豫，因为这不属于《中国心理学会临床与咨询心理学工作伦理守则》3.3 列出的保密例外情况。表面上看起来这是保密问题，但咨询师在处理这类问题的过程中所表现出来的困惑并非保密原则所能够解决的。

如果来访者自己没有向老师报告的想法，但咨询师认为不能容忍来访者的作弊行为，咨询师应与来访者讨论，让来访者自己决定是否跟老师说出真相，同时也要让来访者知道，如果来访者自己不向老师报告，咨询师就会将此事告诉有关老师，来访者有知情权。如果咨询师表面接受来访者的行为，但又在来访者不知情的情况下将来访者的事情公布出去，就可能对来访者造成伤害。

另一种情况是，来访者自己没有向老师报告的想法，咨询师认为通过咨询来访者已经认识到错误，保证以后不会再犯此类错误，而且这次阶段考试成绩并不影响其他同学的利益，于是决定不将来访者的这次作弊行为报告给学校，咨询师这样做也是可以接受的。但是，如果咨询师与来访者讨论如何掩盖错误行为则是违反伦理原则的。可见，有些情境下对于咨询难题的处理并不一定能够在专业伦理守则中找到明确的答案，有时也与咨询师的个人行为模式有关。因此，咨询师需要不断深化对自我的探索和了解。当然，对类似问题的处理也和严重程度有关，例如是否会影响他人的福祉和利益。无论做出哪种选择，咨询师都要承担选择的责任，同时来访者也要承担自己在事件中的责任。

二、关于保密：与父母知情权的冲突

促进学生心理健康是学校育人的工作内容之一。由于未成年人没有能力行使知情同意权利，所以为学生提供咨询从伦理上而言要同时取得学生和家长的知情同意。学校取得家长的知情同意可以分为不同的情况：一种是在学生入学时提供家长告知书，请家长同意学生接受学校提供的各项服务，包括团体主题活动、一般个别辅导等；另一种是学校利用家长会、校园开放日等机会介绍开展的相关活动，包括为学生提供的心理服务等，告知家长如果孩子需要可以自愿参加。这都是学校获得家长知情同意的过程。

在学校里，当学生主动向学校咨询师求助时，学校咨询师可以为学生提供一般的心理支持，通常是单次或有限次数的咨询，目的是帮助学生缓解压力，提高应对能力。学校咨询师如果发现学生心理问题严重，要继续为学生提供咨询则需要与家长单独沟通获得知情同意。学校咨询师与家长沟通，除了获得知情同意以外，还有一个目的是争取家长的配合，为未成年人咨询需要与家长一起工作，以促进学生的调整和改变。

咨询师向未成年人提供咨询，有关咨询的情况哪些需要在咨询师与来访者之间保密，哪些又必须告知监护人，一直是困扰咨询师的难题。有的未成年来访者明确提出，咨询师必须同意对咨询中讨论的问题保密，否则就拒绝接受咨询。于是咨询师为了避免学生因为得不到保密承诺遇到问题不来求助，就对学生承诺一定会保密，但是当发现学生有自残等高风险行为时又会陷入进退两难的困境。一个比较好的做法是在咨询开始前与未成年来访者进行充分的事先讨论，使来访者知道什么情况是必须打破保密原则的（Heflinger et al.，1996）。未成年来访者若能事先清楚地了解到咨询中哪些信息是其监护人或学校方面可能获悉的，就可以自己选择透露的内容及程度。尽管来访者可能会因此对向咨询师透露的信息有所保留，但体现了对来访者的自我决定权和隐私权的尊重。

另外，咨询师在初次与家长做知情同意讨论时也要与家长讨论关于保密的界限。咨询师要争取家长同意不询问有关孩子咨询的情况，因为如果咨询师告知了就会影响孩子对咨询师的信任感，但同时也要告诉家长如果发现学生有伤害自己或他人的重大情况，一定会尽早告知他们。

对来访者隐私权的尊重与来访者的年龄无关。咨询师应尊重未成年来访者，未成年来访者与成年来访者一样，咨询师应和对待成年人一样尊重未成年人的隐私权，不可以因为来访者是未成年人而随意谈论他们的信息，同样要保管好未成年来访者的咨询记录，咨询师对未成年来访者的心理咨询同样负有保密责任。

由于未成年人与成年人的法律权利和责任不同，所以对心理咨询的保密问题有所区别，对于未成年人心理咨询的保密还涉及其监护人的知情权和监护权。在对未成年人提供心理咨询的过程中，咨询师需要明确其法律责任人是父母或者其他法定监护人。学校咨询师保密的首要职责是针对学生的，但是履行这种职责要遵守法律法规，考虑父母或其他法定监护人固有的知道孩子生活情况的权利，这不仅是伦理问题还涉及法律问题。林家兴（2018）指出，虽然儿童在伦理上享有保密的权利，但是在法律上家长的权利仍然超越了子女的权利。

专栏

案例讨论

某小学心理老师发现，有位一年级女生总来找老师聊天，提到在幼儿园被欺负等经历。心理老师结合对该同学情绪状态的观察，觉得可能曾有"事情"发生。该心理老师最近在学习儿童精神分析相关知识，特别想尝试一下，也很想帮助这位学生。

你觉得这位心理老师的做法合适吗？

首先，要考虑需要取得监护人的知情同意。心理老师针对学生的情绪问题、人际冲突进行一般的心理辅导是可以的，因为在学校里对学生进行心理教育也是德育教育的组成部分。但是，心理教师如果希望对学生提供心理咨询，则需要征得学生父母作为监护人的知情同意。

其次，要考虑心理老师是不是具有足够的专业胜任力。如果心理老师还在受训阶段，或者对儿童精神分析专业知识的应用不具有足够的专业经验，在没有督导的情况下不建议单独提供咨询服务。咨询师要将学生的福祉放在个人利益之前，同时考虑学校承担的教育职能，包括学生的个人因素等。

因此，作为学校的心理老师关注学生的心理健康是非常好的，但要考虑适当的处理方式。例如与家长沟通，告知学生在学校的表现，请家长密切关注孩子的情绪状况并在必要时寻求更专业的服务，这样可能更合适。

另一种常见的情况是家长表现出过度的关切，非常希望从咨询师处得知孩子的状态和想法，而孩子又不愿意让家长知道他们所说的内容，甚至表示如果咨询师告知家长自己就拒绝咨询。在这种情况下，咨询师应告知学生父母或其他法定监护人咨询师的角色，并强调咨询师与学生之间咨询关系的保密性，要尊重孩子在咨询过程中的隐私权，同意孩子需要一个空间能够让他们讨论关注的问题。咨询师有必要跟家长保持沟通，也建议家长应直接与孩子沟通，让孩子知道他们理解孩子保密的需求，并且尽最大可能尊重这一需求。

美国学校心理咨询协会伦理守则（ASCA，2010）第 A.2.e 条指出，"尽量提升学生的自主性与独立性的程度，并用最合适及最少入侵性的方式来突破保密。生理年龄和突破保密的环境需细致考虑，最好能纳入学生一起讨论突破保密的方式及时间"。第 A.2.d 条指出，"认清保密原则的基本义务对象主要是学生，但同时须平衡父母或其他法定监护人在法律层面或本有的监护权，尤其是在处理价值偏向的事件上，须平衡学生权益的需求来做出决策；专业人员应注意学生对知情同意的理解能力、家长或家庭的法律权与保障学生，具有以学生的利益为决策前提的责任"。

当然，未成年人的父母对保密原则的理解和态度也常常与咨询师不同。有研究表明，对于未成年人出现抽烟、喝酒、吸毒、打架、偷窃、恋爱及性关系等问题时是否应告知其父母，多数未成年人家长更倾向于认为咨询师应该告诉来访者的父母，这个比例明显高于认为应将这个问题告知来访者父母的咨询师的比例，而且未成年人家长更多认为咨询师将这个问题告知父母是符合伦理要求的（Rodriguez 等，2011）。

可见，咨询师遇到此类情况时要根据具体情况做出恰当的应对。如果并非属于必须告知的情况，可向监护人说明保密原则的重要性，希望他们谅解和放弃获取咨询信息的要求，尊重未成年人的个人意愿。但是未成年人的意愿并不具有任何法律效力，当家长还是一再要求获得咨询信息时，咨询中的内容仍需告知未成年人的监护人。

目前在专业领域达成的共识是，未成年人的年龄和成熟水平是决定保密程度最直接的因素，来访者越接近成年，被赋予保密权的可能性越高（维尔福，2010）。如果咨询师出于好心，觉得自己得到了学生特别的信任，特别想帮助学生解决问题以避免被父母惩罚，则是值得咨询师自我反思的问题，因为一旦发生问题甚至会导致学校卷入法律纠纷。总体来说，对于未成年人，咨询师可以根据其认知能力水平、对咨询的需求、目前暴露的问题、父母的情况以及相关的法律法规来决定合适的保密程度，做出更准确、完善的判断。

三、关于保密例外：与学校管理的冲突

近些年，校园霸凌是比较突出的问题。无论是施暴者还是受害者，在一定程度上都与其心理问题有关，如果处理不好就会引发更加严重的后果。如果咨询师知道了校园中的霸凌事件，特别是来访者是性虐待的受害者，并且依然处于危险之中，则要更加谨慎。

面对保密突破的议题，学校咨询师可行的应对策略是先评估学生的危险性，若情况危险就立刻通报，若暂时没有危险则先与学生会谈，了解当事人意愿、评估家庭功能与资源，咨询社工人员了解通报后的处理流程，评估通报对学生的利弊影响，与值得信任的同行讨论处理方式等（洪莉竹，2008）。针对未成年来访者的后续情况，再行决定是否需要突破保密原则而不再为未成年来访者保密。

如果施暴者是学校老师或者高年级学生，而且受害学生依然处于危险之中，咨询师有必要向学校有关领导举报或提醒有关方面注意。如果来访者是年龄小于14岁遭受性暴力的儿童，且该儿童仍然处于暴力危险中，咨询师除通知学生家长外，还应该向公安机关举报。在中国，强奸案件属于公诉案件，不要求受害人出庭作证。如果受害学生的父母出于各种考虑不愿意报案，咨询师可以尊重他们的选择。

对于举报的学生和父母乃至他们的家庭，咨询师都要给予情感支持，并转介学生及其父母进行心理咨询。面对遭遇暴力的来访者，咨询师自己也很需要有关的支持，因此此时寻求同行的帮助或其他人员的督导非常重要。

学校或其他老师只有在基于"教育上必须知道"的情况下，才可获得某个学生来访者的治疗信息（王智弘，1996）。学校或老师要求学生提供在校外进行的心理治疗信息或者心理测验的结果时，必须先获得当事人父母或其他法定监护人的同意，并且最好能得到当事人父母或其他法定监护人签署的《知情同意书》。

当治疗师面临未成年来访者透露有自杀、伤人等伦理守则规定的必须突破保密原则的情况时，治疗师亦需做审慎的评估，以确定其危险性和突破保密原则的必要性。即使真的遇到了必须突破保密原则的严重情况，治疗师仍然需要考虑突破保密原则的具体措施，披露内容以及涉及人员的范围。此举仍然是以来访者的最大福祉为依据。做到这一点，亦需治疗师具有相当水准的专业服务能力。

四、关于保密责任：与同事交流文化的冲突

学校的心理教师既是咨询师，更是学校的教师。作为共同承担育人目标的教师团队成员应该与班主任等相关教师交流学生的情况，共同商讨应对策略，作为下级应该服从学校领导检查工作的指令，但作为咨询师是否要将学生的情况做汇报，是否应该同意班主任或学校领导查看学生心理档案的要求，如果严格遵守保密专业伦理是否会破坏与同事的关系和与领导的关系，是让学校咨询师很伤脑筋的问题。

在学校教育体系下，为了更好地达成育人目标，对于"问题学生"在教师之间提倡公开交流。例如任课教师发现某同学最近上课注意力不集中会反映给班主任，如果班主任发现某学生情绪问题比较严重，也会向校级领导反映情况。咨询师作为学校的心理教师常会被邀请参与进来，例如班主任会建议情绪低落的学生找心理老师聊聊，对于有危机倾向的学生班主任以及学校领导处理起来也非常棘手，希望咨询师找学生沟通。接下来，班主任也希望能够跟进来帮助学生，也找咨询师了解学生咨询的情况，学校领导甚至可能提出翻阅咨询师的咨询记录以检查工作。

教师之间公开交流的出发点是加强对学生的关注，通过彼此交换信息希望可以及时发现问题更好地帮助学生。无论是教师、班主任还是学校领导都期待可以公开交流学生的情况，并且认为这样做是基于学生的最大利益。但是，教师之间的公开交流模式与咨询师职业的保密模式之间是冲突的。如果咨询师在班主任或学校领导希望了解学生情况的时候，以专业保密原则为由不分享学生在咨询中所透露的事情，同事们常常会感到困惑，甚至是抵触。赫尔曼（Hermann，2002）研究发现，51%的学校咨询师报告感到他人希望自己公开学生保密信息的压力，19%的学校咨询师被要求上交学生的咨询记录。

如果为了搞好同事关系和与领导的关系，咨询师顺从同事和领导的要求，就违背了专业伦理保密原则，破坏了来访者对咨询师的信任，同时也是将咨询师个人利益置于来

访者利益之上，违背了善行原则。如果咨询师以专业伦理为由拒绝与同事合作，则可能会使同事将咨询师排除在外，甚至不再向学生介绍咨询师，还是会使学生失去被帮助的机会。学校咨询师可以对同事进行学校咨询师角色和职责的教育，与班主任和领导积极沟通，帮助他们认识到心理咨询工作的专业属性。

如果来访者处于危机状况，咨询师则需要向班主任以及学校领导报告并取得支持。当然，来访者事先应该有知情权，咨询师可以和来访者解释为什么会和班主任沟通，可以和班主任分享信息的程度和范围。如果来访者知道自己的有些信息被班主任了解的潜在价值，例如可以获得更多理解，他们常常是同意的。咨询师需要谨慎考虑，披露什么信息以及如何披露信息才可能给来访者的教育带来价值，同时尽可能地降低信息被滥用的风险。

此外，学校咨询师要加强伦理敏感性。可能其他教师在办公室闲聊时会说到学生的情况，但咨询师应该以专业规范要求自己，既不在办公室里主动谈论学生的个人情况，也不加入其他教师之间的闲聊，这对强化咨询师角色的认识有促进作用。

第二节　其他常见的伦理议题

在心理咨询与心理治疗领域还有很多问题，例如咨询师如何宣传和推广自己的工作，在专业服务中能否保持价值中立，能不能接受来访者赠送的礼物，什么情况下转介以及在转介过程中要注意哪些问题等。虽然在伦理守则中有相关条款，但咨询师执行时还是会遇到一些实际问题，如何应对将影响来访者的福祉，是关乎专业伦理的议题。

一、关于工作推广

心理咨询是心理社会服务工作的重要组成部分。关于心理咨询的宣传可以看作一种教育手段，科学宣传让大众对心理咨询专业服务更加尊重。让大众知晓获得心理咨询专业服务的途径和资源，确实很重要。

专栏

现象讨论

某咨询师，有近十年的咨询经验，在社区里新开了一个个人工作室。他发布广告提供免费的首次咨询。一方面想宣传心理咨询专业服务，让百姓认识和体验心理咨询；另一方面作为营销策略，想推广工作室的工作。后来，前来免费体验心理咨询的来访者多数都决定继续咨询。你认为该咨询师的做法合适吗？

表面看起来，咨询师提供免费心理咨询体验是一种公益服务，但是首次咨询免费可能是一个隐患。来访者在接受首次咨询以后很可能会产生一种承诺感，难以拒绝继续接受咨询，这样也许会被看作利用来访者，导致"不当影响"（Zuckerman，2003）。在这种情况下，咨询师在如何为来访者提供单次咨询服务上应更加谨慎，不应勉强来访者继续付费咨询。

稳定的来访者群体对于咨询师的经济利益以及工作室的运行是非常重要的，咨询师作为专业人员在介绍自己以及推销服务时要符合专业伦理。维尔福（2010）提出，咨询师在做宣传时应该考虑以下问题：关于服务的描述是否公平、诚实和全面？所呈现的资格和培训是否准确？这些宣传是否能帮助公众获得服务并让公众信任这个职业？同事是否会认为这个宣传符合专业标准？我是否尽我所能保证所有参与宣传的其他人员将会遵守所宣传的伦理标准？

咨询师在进行个人宣传以及机构宣传时要做到诚实守信。其一，不能做不实的广告宣传，要如实介绍机构及咨询师的身份；其二，不能保证咨询绝对有效，要客观评价心理咨询的效果；其三，不能宣称自己具有独特的咨询能力，例如夸大自己而贬损其他咨询师；其四，不能使用来访者及其经验作为宣传。总之，咨询师不能只考虑自己的宣传目的，不能忽略来访者的福祉。

二、关于价值中立

保持价值中立是对咨询师的基本要求。在心理咨询与心理治疗中，是否可能完全回避价值影响？咨询师能够做到价值中立吗？如果来访者的价值观确实对其有伤害性，咨询师应不应该进行价值干预？这些问题都值得探讨。

（一）价值中立原则

尽管我们不常提到自己的价值，但价值无时无刻不在影响着我们的生活。价值指对于人们来说什么是好的、什么是不好的，什么是值得追求的、什么是不值得追求的，每个人都会根据个人内心的尺度进行衡量、评价，区分出好与坏、善与恶，这些标准可以归属于价值观。

每个人都有自己的价值观，反映了自己的认知和需求状况，因为具有动机导向作用所以影响着人们的理想信念和生活追求。价值是相对的，虽然社会上有约定俗成的价值标准，即多数人普遍认为什么是对的、什么是好的，但都无法证明其绝对性。可见，只有相对的、约定俗成的价值标准和价值法则，没有绝对的价值标准和价值法则（江光荣，2005）。

在心理咨询与心理治疗领域强调价值中立原则，即咨询师应辨识并尊重来访者的价值观，同时充分觉察自己的价值观以及自己的价值观对来访者可能产生的影响，避免将自己的价值观强加给来访者，更不能代替来访者做重要决定。价值中立原则背后的基础是尊重来访者的自主性，尊重来访者自我决定的权利。每个人都有自由选择和自主决定的需要与权利，来访者也是一样的。无论来访者目前带着怎样的现实压力和情绪困扰前来求助，作为一个自我独立和自我负责的人都有权利过自己想要的生活。

（二）心理咨询与价值干预

没有完全排除了价值干预的心理咨询（江光荣，2005）。就心理咨询理论来说，有些心理咨询理论学派的作用机制就包含了价值干预的部分。以合理情绪疗法为例，该理论认为情绪不是由某一诱发性事件引起的，而是对这一事件的解释和评价引起了情绪和行为结果，心理咨询过程就是发现、识别来访者的非理性信念，通过辩论发现非理性信念的不合理之处，以理性信念替代非理性信念。可见，合理情绪疗法的咨询目标是改变来访者的非理性信念，通过改变来访者的认知产生咨询效果，而认知本身就是价值，所以说包含了价值干预。

就咨询过程而言，咨询师要做到完全不表达自己的价值倾向几乎是不可能的。尽管咨询师经过专业训练，但训练再好的咨询师也不可能完全悬置个人价值倾向。在我们的成长经历中，从小就被教育什么是对的、什么是好的，应该怎样、不可以怎样，我们遇到问题、讨论事情已习惯先进行价值判断。即使是接受过专业训练的咨询师也很难完全没有自我判断，难免会透过话题的选择、非言语行为等方式将自己的价值倾向流露出来。从来访者角度来讲，前来咨询的重要目的之一是希望得到专家的评估，告知自己究竟有没有问题，所以来访者通常为了得到答案会努力搜寻线索。例如咨询师对什么话题有兴趣，咨询师眼神、声调、姿势的变化等都可能成为来访者验证自己观点的证据。有些来访者还会直接询问咨询师的看法，这种询问往往是咨询师无法回避的问题。

（三）关于价值的伦理应对

当涉及价值问题时咨询师要保持高度敏感，咨询师越是有能力清晰地觉察，越能够避免对来访者有意或无意的影响，才可能与来访者建立关系，促进来访者更充分地表达，有机会与来访者共同探讨和应对。

1. 咨询师对自己的价值观高度自觉

咨询师的自我探索是专业训练的重要内容之一，包括对心理咨询实务中最常涉及的价值观问题。来访者求助的问题常常也是咨询师在生活中容易遇到的问题，对于一些重要的生命议题如性别意识、种族观念、生命意义、性取向、丧失、死亡、金钱，以及社会族群、社会经济地位等社会现象，咨询师有必要进行自我探索。咨询师越是有能力觉察自己的价值观，就越有能力在心理咨询实务中避免自己的价值观对来访者的潜在影响。

2. 咨询师对自己与来访者价值观的差异高度敏感

不评判是咨询师的基本专业态度。咨询师在心理咨询中要善于辨识来访者的价值观，对自己价值观与来访者价值观的差异高度敏感，不要想当然地以为自己的价值观就是来访者的价值观，更不要根据自己的价值观判断来访者的选择是否有价值。咨询师能接纳来访者与自己不同的价值观，是可以与来访者一起工作的前提，试图理解来访者的价值观并将自己的理解传达给来访者，是与来访者建立关系的基础。在来访者感受到咨询师接纳的基础上，才有可能建立安全信任的咨询关系。

3. 咨询师与来访者探索其价值观的形成及影响

与来访者公开地探索其价值观的形成及影响是咨询中重要的工作内容。心理咨询的焦点不是评判，咨询师不是判断来访者的价值观对不对，而是和来访者聚焦于探讨心理机制的动力学问题（江光荣，2005）。首先，帮助来访者澄清其价值观，有时来访者对自己的价值观也是模糊的，要帮助来访者认识到自己有什么样的价值观。其次，引导来访者探索个人选择与需要之间的关系，帮助来访者明确自己的真实需要是什么，帮助来访者认识价值观与需要之间有无不一致。最后，帮助来访者领悟价值观和行为情感冲突，做出相应的改变。咨询经验表明，来访者对其所选择行为导致的结果不一定是满意的，有时来访者没有察觉自己价值观的影响，或者没有看到自己价值观改变的可能性，所以一直处在自我挫败的生活状态中。

4. 咨询师与来访者一起发现替代性选择

咨询师要尊重来访者的权利和选择，允许他们由自己的价值观主导生活。尊重来访者的自我决定，与帮助来访者看到其他选择、发现其他替代性选择的可能性并不冲突。咨询师有责任与来访者讨论不同选择的利弊得失，挖掘并帮助来访者体认到自己的潜能，然后将最后决策的权利留给来访者。

尽管尊重来访者的自我决定是被高度强调的专业价值观，但并不意味着当咨询师发现来访者做出明显不利于自己的选择时不能有任何举动。如果是处于危机状态的来访者，有自杀、自残或伤害他人的计划和行动，其自主权应让位于生命权，咨询师有责任保护来访者或相关人员的生命安全。如果来访者不具备自我决定的能力，例如来访者是未成年人尚缺乏足够的认知水平和判断能力，也属于例外情况。

 专栏

案例讨论

来访者是大四女生。该女生与男朋友交往一年了，觉得自己在恋爱关系中爱对方更多一些，而男朋友对这段亲密关系并不那么确定。来访者非常希望能够延续这段亲密关系，所以对男朋友非常顺从。在上周约会时，男朋友提出想发生性关系，来访者觉得如果自己拒绝男朋友会不高兴，于是就答应了。但这几天来访者一直感觉不好，前来咨询。

来访者说话吞吞吐吐让咨询师感到紧张，好不容易才听懂了她要表达的意思。

咨询师轻舒了一口气，身体由前倾往后倚靠在沙发上。可是，咨询师发现来访者表达更迟疑了。

显然，这位来访者对自己与男朋友发生性关系特别矛盾。一方面她觉得自己要维持亲密关系，所以要满足男朋友提出的所有要求；另一方面自己虽然同意与男朋友发生性关系，但又懊恼自己不应该这样做。所以，在咨询时表现得犹豫不决，担心咨询师对自己有不好的印象。来访者在这样一种心情下看到咨询师的坐姿由前倾转变为倚靠在沙发上，便将咨询师的身体语言解读为对自己行为的否定，即对来访者行为进行了价值判断。

从咨询师的角度来讲，对来访者求助的问题究竟持有什么观点是需要反省的。咨询师认为自己有一定咨询经验，不会评判来访者的行为，但不代表没有自己的态度，可能无意间已经通过身体语言将自己的态度传递出来。可以想见，接下来的咨询过程会变得艰难，咨询师需要修复咨询关系获得来访者的信任。

在心理咨询过程中，咨询师与来访者的互动常常是非常微妙的。因此，咨询师要对自己的价值观高度敏感，这样才能更好地觉察与来访者价值观的差异，和来访者开放讨论来访者价值观的形成以及对其生活的影响，在咨询过程中是非常重要的。

三、关于礼物

我国礼尚往来的文化由来已久。求人帮忙、希望得到很好的照顾，或者得到别人帮助后表达感激之情等，采取的重要方式都是请客送礼。在咨询关系中，请客是不可能的，于是要不要送礼可能成为来访者纠结的问题。当然礼物可大可小，对于贵重的礼物咨询师都清楚不能收，然而如果拒绝一般的礼物似乎又不合人情，但收了礼物会产生什么影响成为行业里值得探讨的问题。

（一）来访者送礼的动机

来访者送礼的动机有很多，同时也和文化因素密切相关。总体来讲，如果在咨询关系中出现送礼和收礼，很可能对咨询过程产生影响。

1. 文化因素

有时来访者送礼是为了表示感激之情。在一段长程咨询以后，来访者在咨询师的陪伴下度过了一段艰难时光，经过共同的努力来访者有了很大的进步，而咨询师见证了来访者的成长。来访者的这种送礼行为与文化因素有关。

2. 暗含期待

有时来访者给咨询师送礼是有企图的。有的来访者是希望获得特别地位，例如希望可以得到更好的服务，又如提出安排在更好的时段可以确保咨询师在最佳状态下为自己提供服务等。如果咨询师因此对来访者做出了特别安排，来访者送礼就成为获得特别服务的交换物，咨询师其实是被来访者操纵了，有可能没有做到公正地对待其他来访者，这就违背了伦理守则中的公正原则。当然，来访者提出这样的要求可能与其个人有关，而保证在咨询的所有时段提供具有胜任力的专业服务是咨询师的责任。

3. 关乎议题

有些来访者给咨询师送礼关乎其咨询中需要讨论的问题。例如低自尊来访者在咨询过程中被咨询师无条件地接纳、关注以及充分理解时，会觉得这并不是自己值得得到的，认为自己应该有额外的付出。如果咨询师收了来访者的礼物，虽然让来访者感到心安，但同时也可能使来访者验证了自己的假设，即不值得被很好地对待，是来访者个人议题的重现。再如来访者在现实生活中不认为有真诚的、平等的人际关系，如果咨询师收了来访者的礼物，就会在来访者的非理性认知中又增加一个证据。从这个角度而言，来访者送礼是其障碍的表现，咨询师收礼相当于认可了来访者消极的自我评价。

4. 涉嫌受贿

在有些情况下来访者送礼和希望达到某些特殊目的有关。例如，在学校里来访者送礼，希望达成休学或者复学目的。再如，用人单位要求获悉抑郁的来访者情绪状态是否已恢复良好，需要咨询师出具评估报告，而被评估者送礼，希望评估报告于己有利。在一些西方国家，来访者是否可以收养孩子、拥有枪支或者购买保险，可能都需要咨询师的评估报告。如果咨询师因为获得某些特别好处而出具了与实际情况不符的报告，则有受贿之嫌。

(二) 要不要接受礼物的参考依据

关于咨询师可否接收来访者的礼物，涉及的因素很多。一项对高校咨询师的调查发现，虽然收受价值超过 50 元礼物的咨询师不多，但曾经接受过来访者亲手制作或价值低于 10 元小礼物的咨询师比率都超过了 30％，而且他们倾向于认为收受这些价值不高而情谊重的象征性礼物是不违背伦理的（刘慧，高旭，2013）。

咨询师是否接受礼物取决于当时的具体情况，包括来访者送礼的动机、时机、经济价值以及可能对咨询产生的影响。例如一位青少年来访者在咨询结束时，画张卡片送给咨询师，既是表达感谢也是作为自己成长的纪念。咨询师如果简单拒绝，就很有可能影响来访者为了改变而需要继续做出的努力。咨询师接受来访者的礼物并不总是违背伦理的，需要考量的重要且唯一的依据是促进来访者的福祉。咨询师可以综合考虑以下因素：

1. 不会影响咨询师的客观性

最主要的考虑因素是不影响咨询师的客观判断，不影响咨询师的专业表现。当遇到来访者送礼时，咨询师要特别重视来访者送礼的动机，结合在咨询的什么阶段以及当时正在讨论的咨询议题是什么进行考虑。咨询师经由这些问题的思考以及与来访者的讨论，常常可以成为推进咨询进展的契机。反过来如果咨询师对这方面缺乏觉察，就可能会阻碍后续的咨询过程。

2. 与文化一致且经济价值不高

礼物的经济价值也是重要的判断依据。如果来访者确实是在表达与文化因素一致的感谢，在咨询结束时送咨询师经济价值不高的礼物，这时咨询师接收礼物有可能被认为是认可来访者在咨询中的努力，并对来访者在结束咨询以后应对挑战是一种鼓励。但如果咨询师接受来访者经济价值过高的礼物，还是有伦理问题的。

3. 不是经常发生而是很少发生

如果来访者的送礼行为很少发生而不是经常发生，咨询师可以考虑接受；但如果来访者经常给咨询师送礼，就值得咨询师高度关注。例如来访者每次来咨询都会带一些饮品或者零食，这些东西虽然经济价值不高甚至不能称其为礼物，但这种看似合情合理的行为，其实是在破坏咨询师与来访者之间的专业边界，在咨询关系中加入社交因素会使得心理咨询专业帮助的效果大打折扣。

（三）来访者送礼的专业应对

对于来访者的礼物，咨询师收与不收的背后要看到咨询师与来访者之间的关系。咨询师要有能力发现来访者赠送礼物对咨询关系产生的影响。来访者是想建立专业关系以外的社交关系，还是在做与他人关系发生改变的尝试？如果咨询师在来访者送礼的当下不仅针对送礼行为做符合专业伦理的判断，同时也将之视为促进来访者自我探索的契机，会是咨询师更具专业胜任力的表现。

与来访者送礼相关联的，是有时会看到咨询师在微信朋友圈等社交媒体表达自己在咨询中的感悟，分享见证来访者成长的感动。诚然，陪伴来访者的成长值得纪念，但如果咨询师这样做，其实还是有泄露来访者隐私的潜在风险，这是咨询师特别需要注意的问题。

因此，咨询师是否可以接受来访者的礼物是一个看似简单实则复杂的问题。咨询师要充分考虑来访者的福祉，同时又不得不考虑文化因素。

四、关于转介

所谓转介，通常是指咨询师认为自己的专业能力不能胜任咨询工作，或不适合与来访者维持专业关系时，本着负责的态度将其转介给合适的专业人士或机构。转介的基本出发点是保障来访者的福祉。

（一）转介的常见情形

1. 超出了心理咨询的服务范畴

如果咨询师发现来访者有精神科的症状而不只是抑郁情绪，也就是说，当来访者不属于心理咨询的范畴时，需要对其进行转介，因为按照《中华人民共和国精神卫生法》咨询师不具有诊断的资质、不能做心理治疗。

2. 超出了咨询师的专业胜任力

是否需要转介在有些情况下容易判断。例如咨询师得知来访者是性心理障碍，由于性心理咨询是更具特殊性的议题，如果咨询师没有经过专门训练不具备专业胜任力就需要转介。有些情况下也不容易判断。例如咨询师得知来访者早年有依恋创伤，确实感到这对自己的专业胜任力是极大的考验。咨询师一方面觉得超出了自己的专业胜任力应将来访者转介给更有经验的同行，另一方面又希望自己应对挑战以提升专业胜任力。为了保证来访者的福祉，在督导师的指导下继续提供咨询也是可以的。

3. 基于咨询师个人局限性的考虑

咨询师对超出专业胜任力的咨询个案进行转介，有相对较为一致的判断，但对于咨询师基于价值观、反移情等个人因素对咨询个案进行转介的判断还比较模糊。美国咨询心理协会认为，咨询师应避免因个人价值观、态度、信仰等因素转介个案，强调咨询师应通过咨询、督导或接受继续教育等方式处理其在个案工作中的不适，并将转介视为咨询中不得已而为之的干预手段（ACA，2014）。对此我国伦理守则没有明确规定，但通常认为如果咨询师因为个人的局限性可能损害来访者的福祉，比较适当的处理方式是予以转介。当然，咨询师有责任提升自己的专业胜任力，促进自我觉察。

（二）关于转介的判断依据

判断是否转介的依据是能否保障来访者的福祉。例如新手咨询师常会遇到一些感到困难的个案，但对于咨询师而言接待困难个案也是专业成长最迅速的阶段。在这种情况下建议新手咨询师寻求督导，其可以和督导师一起评估在督导指导下的实践是否能保障来访者的福祉。如果新手咨询师遇到困难个案就转介，可能不利于其职业生涯的发展，但如果为了自己专业进步在专业胜任力不足时仍然坚持独立接案是不符合伦理的。

（三）关于转介伦理

在转介中来访者从接受目前咨询师的咨询转为接受其他咨询师的咨询，必然涉及咨询关系的中断。咨询师以保障来访者福祉为首要原则判断来访者是否需要转介，同时还要对来访者进行解释。不同的来访者对转介的反应不一样。有的来访者认可咨询师做出转介安排的决定，认为是对自己负责，让更有能力的咨询师为自己提供咨询；有的来访者可能对咨询师表现出不满甚至愤怒。咨询师有责任对来访者在转介过程中引发的情绪进行疏导，既要与来访者共情，同时也要从咨询师角色出发做出恰当的反应。

咨询师应禁止转介中的图利行为（赵燕，桑志芹，2020）。个案转介费是指咨询师依人头支付转介者一笔费用，或者转介个案给其他专业人员时向对方收取费用（林家兴，2018）。《中国心理学会临床与咨询心理学工作伦理守则》（中国心理学会，2018）明确指出，咨询师不得因转介收取任何费用，也不得向第三方支付与转介相关的任何费用。之所以禁止咨询师在转介中有获利行为，是因为其中蕴含着损害来访者福祉的风险，咨询师在做出转介决定时有可能出于自己的利益而非来访者的最大福祉。除非是咨询师提供了具体的服务，例如提供咨询场所或者管理等服务，在没有提供服务的情况下收取转介费用是违背伦理的。

咨询师还有必要考虑如何就来访者的转介做好交接。首先要明确，咨询师是否为来访者介绍新的咨询师，以及是否向新的咨询师介绍之前与来访者的工作，这些需要与来访者进行知情同意讨论。如果来访者同意咨询师向新的咨询师介绍自己情况，咨询师可以通过面谈、电话与网络沟通、撰写咨询概要报告等方式交接，而将原咨询记录保存于原咨询机构。

　　来访者转介涉及同行之间的关系伦理。任何贬损其他专业人员的能力、暗示来访者其他专业人员不如自己以及出于自我利益进行转介等行为都是不适宜的，这也与专业伦理守则所倡导的价值观和标准相矛盾（维尔福，2010）。还有一种特殊情况，不属于转介但略有关联。有的来访者坚持同时接受两位咨询师的咨询，征得来访者同意后，为了能够更好地帮助来访者，两位咨询师可以进行交流（Glosoff，2001）。如果来访者不同意这种交流形式，咨询师应将可能对来访者造成的潜在伤害告知来访者，并考虑与来访者重新讨论咨询目标，如果不能达成一致则可以让来访者接受其他咨询师的咨询（维尔福，2010）。

（四）转介中的机构纠纷

　　近年来由于咨询师执业的形式更加多样化，比如个人工作室、联合工作室以及咨询机构等。当咨询师执业地点发生变动时，如果有正在咨询的来访者就会给来访者带来一些不安定因素。咨询师如果不处理好与咨询机构的关系，就可能出现以下案例中的纠纷。

 专栏

> **案例讨论**
>
> 　　某咨询师原为某咨询机构的咨询师，前不久决定个人执业，不再继续在原咨询机构提供咨询。咨询师觉得应该将来访者带到其个人执业场所继续提供咨询，可咨询机构不同意。来访者不愿意更换咨询师，可又联系不上咨询师，于是和咨询机构发生冲突。来访者的问题陷入了僵局，咨询师和咨询机构到底谁错了？如何避免这种情况发生？
>
> 　　从来访者的角度讲，除非对目前的咨询师不满意，继续接受咨询师的咨询通常是最合适的安排，也是来访者的权利。咨询师不能随意中断对来访者的服务。但从咨询机构的角度讲，因为存在经济利益，要求一直在机构接受咨询的来访者留在原咨询机构也不是说不通的。
>
> 　　如果出现了案例中的情形，显然会影响到来访者的福祉。因此，咨询师应做好相关工作，努力避免这种情况发生。

　　为避免出现转介相关的问题，建议咨询师做好工作规划。其一，咨询师如果有可能出现工作变动，应提前做好工作预案，例如不再接长程个案，以避免在工作变动时未结案；其二，咨询师如果确定要变动工作，应对正在进行的个案提前做好安排，例如与来访者进行知情同意的讨论，可否适当调整咨询目标；其三，尽管已经做了努力，但中止对来访者的咨询仍然是不可避免的，建议咨询师与咨询机构做好协商，最大限度地保障来访者的福祉。

　　与此相关联的是，咨询师如果有出差、休假等工作计划也要尽早做好预案，向来访者进行解释说明，而且要及时向咨询机构做好报备，以便机构适当调整工作安排。

基本概念

1. 价值中立原则：即咨询师应充分觉察自己的价值观，以及自己的价值观对来访者可能产生的影响，辨识并尊重来访者的价值观，避免将自己的价值观强加给来访者，更不能代替来访者做重要决定。

2. 转介：通常是指咨询师认为自己的专业能力不能胜任咨询工作，或不适合与来访者维持专业关系时，本着负责的态度将其转介给合适的专业人士或机构。转介的基本出发点是保障来访者的福祉。

本章要点

1. 在学校教育体系下，学校咨询师的另一个身份或者说更重要的身份是教师。学校教师担负着培养学生的教育任务，其中道德教育是重要的组成部分，这种双重角色在对学生的心理咨询服务中可能带来伦理冲突。

2. 当涉及价值问题时咨询师要保持高度敏感，咨询师越是有能力清晰地觉察，越是能够避免对来访者有意或无意的影响，基本原则是侧重价值的功能性干预，避免价值内容上的干预，让来访者享有选择和决定的自由。

3. 来访者送礼的动机有很多，同时也和文化因素密切相关。咨询师接受来访者的礼物并不总是违背伦理的，咨询师是否接受礼物取决于当时的具体情况，包括来访者送礼的动机、时机、经济价值以及可能对咨询产生的影响，需要考量的重要且唯一的依据是促进来访者的福祉。

4. 咨询师以保障来访者福祉为首要原则判断来访者是否需要转介，同时还要对来访者进行解释说明。

复习思考题

1. 一位临床心理学方向的硕士研究生毕业后准备到中学做咨询师，可能会遇到哪些挑战？

2. 咨询师发现来访者求助的问题和自己的价值观相冲突，准备如何处理？

3. 咨询师发现来访者过来咨询时，时不时地给自己带瓶饮料，该如何处理？

4. 新手咨询师遇到一个有挑战性的个案，有点兴奋，觉得接困难个案会促进自己专业能力的提升，但也有些焦虑，担心自己帮不到来访者，作为同行你建议新手咨询师如何处理更合适？

第十二章

伦理决策

学习目标

1. 掌握伦理决策的特点。
2. 理解伦理决策的重要性。
3. 了解伦理决策考量因素的优先次序。
4. 掌握伦理决策的基本步骤。

本章导读

　　咨询师对专业伦理的认知和态度通常都有一个转变的过程。开始入行时，咨询师对伦理规范的态度大多比较"疏离"甚至"拒绝"，感到专业伦理是限制、牵绊，学习伦理守则时往往是因为被要求这么做，例如申请成为注册人员的基本要求，或者是为了防范被投诉的风险，而不是自己觉得需要学习专业伦理。随着专业实践经验的积累，咨询师与专业伦理的关系慢慢地会变得"亲近"和"融合"，认识到专业伦理不仅仅是约束，而且使咨询师提供的服务更加专业，越来越发现专业实践与专业伦理原本是密不可分的，了解专业伦理是成为咨询师最重要、最根本的基础。

　　从本质上说，伦理问题常常是非常复杂的。如果请咨询师对一些心理咨询情境提出应对方法，那么很多咨询师都可以给出符合专业伦理的回答，但是咨询师给出了正确答案并不意味着他们在咨询实践中遇到相关情境时一定能做出恰当的应对。例如咨询师是以来访者的福祉还是自己的利益为首要考虑因素？专业关系的界限可不可以突破？咨询目标是使来访者获益，有没有对来访者造成伤害的可能？对于这些问题答案是确定的，当然首要考虑来访者的福祉，当然不能突破专业界限，当然不能伤害来访者。然而，熟知专业伦理是一回事，在复杂咨询情境中始终表现出符合专业伦理的行为却是另一回事，有时这样或那样的现实因素导致咨询师陷入困境。

咨询师在咨询过程中容易遇到一些不确定情境，牵涉的因素很多。一方面，伦理守则里不一定都有明确的答案；另一方面，绝对地执行伦理守则也不一定是可行的。在这种情况下，咨询师常常处于两难情境，当涉及更多需要考虑的因素时就需要伦理决策。对伦理问题的澄清以及对模糊咨询情境中的伦理判断是一个不断提升的过程，始终把来访者利益放在首位是咨询师的伦理责任，在复杂情境中做出最能保障来访者福祉的决策本身就是一种符合伦理的态度。

第一节　伦理决策的重要性

专业伦理规范是专业人员的行动指南。当咨询师遇到咨询困境寻找行动依据时并不是总能找到确定的答案，除了来访者以外可能还牵扯到其他相关人员，对来访者而言有时也有相互冲突的需要，似乎咨询师无论怎么做都无法周全。

一、伦理决策的界定和特征

（一）伦理决策的概念

显然，需要咨询师伦理决策的情境通常不是简单的问题，咨询师遇到的咨询情境常常不是简单的。咨询师之所以需要伦理决策，是因为遇到了伦理困境，陷入了两难选择的境地。

所谓伦理困境，指咨询师在一方面遵从了伦理，可能在另一方面又与伦理不符。例如一位 16 岁来访者因情绪困扰求助心理咨询，根据专业伦理规范，咨询师为未成年人提供心理咨询须由其监护人签署《知情同意书》。但来访者说父母不相信心理咨询，也不同意自己接受心理咨询，自己正是因为父母的强势控制情绪非常压抑。这种情况下咨询师应怎样做？一种可能，咨询师拒绝提供咨询服务，因为没有得到未成年来访者父母的知情同意，这是符合伦理的；另一种可能，咨询师如果直接拒绝提供咨询，又违背了心理咨询中的善行原则。可见，咨询师在心理咨询实践中遇到了不同责任与义务之间相互冲突的状况。咨询师在遇到这样涉及不同选择的情境时，为了最大可能地保障来访者的福祉，需要进行伦理思考，做出伦理判断，这是形成伦理决策的过程。

所谓伦理决策，是指当咨询师做出影响他人生活的伦理决定时，是建立在谨慎考虑各种行为的伦理公正性基础上的（维尔福，2010）。伦理决策是咨询师在心理咨询过程中针对特定的伦理问题，依据相应的伦理准则和道德规范所做的决策（Cooper，1990）。伦理决策常常是复杂的，咨询师不能仅凭直觉或经验，而要综合考虑各种因素，不同选择可能导致不同结果，经过审慎思考进行判断，从中选出一种最合适的方法，以求解决面临的伦理问题。

（二）伦理决策的特征

在心理咨询与心理治疗领域，咨询师在决策过程中涉及对别人产生影响，涉及平等、正义和权利等有关伦理问题。伦理决策不仅对来访者产生重大影响，还可能涉及与来访者密切相关的他人，这些都是关乎伦理的问题。

伦理决策必须满足三个条件：其一，决策对象涉及伦理问题，即具有伦理内涵，而且受人类基本伦理规范的调节和制约；其二，决策者是具有自由意志的伦理主体，既能意识到伦理问题的存在，还可以做出判断并行动；其三，决策结果以是否符合伦理为判断依据，可以做出是否符合伦理的判定。还是以上述 16 岁来访者因情绪困扰求助心理咨询为例，接下来咨询师在这个案例中还可能遇到更复杂的情境。例如考虑到来访者已经 16 岁，综合评估来访者的心智发展水平，咨询师同意提供咨询。可是，在咨询过程中发现来访者在情绪极度痛苦时有自残行为，经判断属于高风险等级需要保密突破，这样咨询师又一次遇到需要监护人知情的问题。因为之前对该未成年来访者咨询未能执行监护人知情同意程序，所以咨询师发现来访者的危机状况需要向监护人预警时又遇到阻碍。此时，如果咨询师出于好心和强烈的助人动机，考虑到来访者父母的实际情况仍然将来访者的危机问题保密在咨询关系中，那么一旦来访者出现意外，咨询师不仅可能因违背专业伦理而被来访者父母投诉，甚至可能卷入法律纠纷。

在该案例一系列的发展演变中可以看出，在伦理决策中通常不是只有一种方案，一定是有备选方案的，或者说至少还有另外一种方案可以选择，如果只有一种路径就不需要咨询师进行伦理决策。无论是决策的对象还是涉及的情境都充满了不确定性，如果是具体、明确的，咨询师往往可以根据已知条件进行伦理判断，正是因为涉及多种不确定性所以才需要伦理决策。例如在这个案例中，尽管据来访者主诉其父母不相信心理咨询、不同意来访者寻求咨询服务，但是咨询师与来访者讨论父母如果知道其已出现高风险自残行为，是否有可能发生态度的转变？咨询师如果之前对未成年来访者咨询须取得监护人知情同意程序执行得更加坚决，即使其父母不同意，仍与来访者探讨将可以提供支持的亲属作为紧急联络人，进而再与其父母沟通，或许在后续来访者出现危机状况时，咨询师不会感到这么困难，从而避免导致更严重的后果。

伦理决策必须含有确定的目标和可执行的步骤，这样伦理决策才具有有效性，并且有实质意义。伦理困境是有关价值冲突抉择的困境，不仅决策行为本身与价值相关，而且由决策选择导致的结果在一定程度上是具有伦理意义的，影响到来访者及其相关人员的福祉。伦理决策是一个连续选择的过程，前期选择会影响后续决策，再成为以后选择的影响因素。因为在伦理决策过程中会做出不同的选择，所以结果具有不确定性。

因此，伦理决策常常是非常复杂的，需要咨询师考虑各种相关因素，例如涉及哪些伦理因素，对于每一个伦理因素相关的原则、权利、义务各包括哪些内容。咨询师要利用各种资源包括工具资源和人力资源，形成最终决定。

二、伦理决策的重要性

对于咨询师来说，熟知伦理守则至关重要，但是咨询师仅仅知道伦理守则是不够的。伦理守则只为我们提供了一个原则性的指引，从伦理守则到实践之间仍有一段模糊地带（康家华，2008）。咨询师遇到相对复杂的咨询情境时，往往很难从伦理守则中找到直接的行动依据，或者咨询师执行了伦理守则仍然会存在困惑，可能与其他伦理规则不一致，也可能与个人价值观相冲突。因此，掌握伦理守则并不总是能够简化伦理决策过程的。

第一，伦理守则不一定有明确答案。如果将伦理守则作为解决所有伦理问题的工具，不一定能够找到明确答案。当然，伦理守则是专业人员最重要、最可依靠的工具，但伦理守则只对很少问题提供了明确的具体要求，例如不得与来访者发生亲密关系，这属于咨询关系的底线问题，在各国伦理守则里一般都对咨询师与来访者发生性关系做出最严格的除名处罚规定。对于更多方面的伦理规范，在伦理守则里都只是有所表述，需要咨询师对专业伦理规范进行理解并恰当使用。

第二，伦理守则不一定适用于具体情境。例如伦理守则规定尽可能避免发生多重关系，咨询师不给自己的学生做咨询，因为已存在师生关系，但是如果学生突发紧急状况而且其他咨询师不在现场，身为咨询师的教师若以双重关系为由不提供干预，就违背了善行原则。当然，该学生可能后续需要继续接受咨询，咨询师为避免师生关系对咨询的影响，将该学生转介给其他咨询师更合适。可见，咨询师在做出决定时不仅要遵守伦理守则，还要综合考虑具体情境。

第三，伦理守则不一定涵盖所有内容。制定伦理守则时通常要考虑宽泛的背景，但有时过于宽泛可能在具体的专业实践中不具有指导作用，有时出于条件限制选择了现实标准而非理想标准，或者反过来选择了理想标准但在现实环境下受到限制。例如网络心理咨询因为巨大的社会需求而被广泛应用，但受现实条件所限我国尚缺乏提供网络心理咨询足够安全的专业平台。与此同时，提供网络心理咨询的咨询师除了具有面对面咨询的能力外，还应接受网络心理咨询的专门训练，但我国缺乏网络心理咨询的专业培训。在这种情况下，能否提供网络心理咨询或如何尽可能地避免网络平台安全性低导致的风险，都要以保障来访者的福祉作为首要考虑因素。

第四，伦理守则不一定能跟上快速变化的形势。伦理守则是专业人员的行动指南，其严谨性决定了伦理守则的出台以及每一次修订都需要一个过程。每一版伦理守则从修订、定稿到执行需要周期，开始执行时会发现在相关领域的工作又有了迅猛的发展，写进伦理守则的相关条款是远远不够用的，无法很快地适应行业的迅速发展。例如第二版《中国心理学会临床与咨询心理学工作伦理守则》（中国心理学会，2018）相比第一版增加了远程专业工作（网络/电话咨询），虽然涉及通过电话提供的服务，但是在具体实践中会发现对热线心理咨询的专业伦理规范缺乏针对性。

　　伦理困境的解决常常是困难的。如果试图从伦理守则中找到解决所有问题的答案是不现实的。有些情况下咨询师明明知道专业伦理规范，还是有很多现实压力可能导致咨询师的决定偏离伦理规范的要求，而且在当下有的咨询师对此并未觉察。因此，面对伦理困境做出适当的伦理决策并不容易，不仅是智力上的挑战还带来情绪上的困扰。伦理决策是心理学工作者负责任地进行心理工作必不可少的条件（Rogerson et al.，2011）。

专栏

案例讨论

　　某咨询师有位非常要好的闺蜜，闺蜜说自己从小和姨妈关系特别好，姨妈现在生活特别难，离婚后自己带着女儿生活。14 岁的女儿到了青春期挺叛逆的，姨妈不知道该怎么和女儿相处，闺蜜想请咨询师和姨妈通电话提些建议。

　　咨询师觉得应该给闺蜜帮忙，和闺蜜的姨妈通电话后发现，母女冲突特别激烈，女儿根本不和母亲讲话。于是闺蜜的姨妈提出想请咨询师给她女儿做网络心理咨询，说女儿常玩手机，喜欢网络交流。咨询师犹豫再三，考虑到和闺蜜的关系，也非常想帮助这个家庭，于是同意试着向她女儿提供每周一次的网络心理咨询。

　　在咨询过程中咨询师慢慢取得了孩子的信任，孩子谈起母亲对自己确实倾尽全力照顾，但母亲比较强势，而且总是对自己抱怨父亲，自己对母亲越来越容易产生愤怒情绪，与母亲发生冲突后情绪不稳定，甚至有用刀片划伤胳膊的行为，对此母亲并不知情。每次咨询结束后这位母亲都会给咨询师发来留言询问孩子的情况，咨询师还会纠结要不要把这一情况告诉闺蜜。咨询师越来越无奈，也会感到生气，自己又没有收费，怎么就卷入这些混乱之中？！

　　这里涉及的问题比较多，咨询师从一开始进入网络心理咨询就存在多重关系问题。先是咨询师的闺蜜请其帮忙，希望咨询师给自己的姨妈提一些与女儿相处的建议；接下来在咨询师与闺蜜姨妈的沟通过程中，姨妈希望咨询师给她女儿提供网络心理咨询。虽然咨询师在进入咨询关系时是犹豫的，但进入多重关系又没有进行明确的专业设置，直接导致后续工作的混乱。

　　这个案例还涉及多项伦理议题。首先，咨询师是否具备足够的专业胜任力。如果咨询师不具有为青少年工作的能力、不擅长网络心理咨询，那么超出专业胜任力提供网络心理咨询是不符合专业伦理的。其次，咨询师是否与孩子及其母亲进行了知情同意讨论。要确定咨询关系必须遵守专业设置，例如孩子是否知情同意，咨询师是否与孩子母亲明确说明边界，包括对保密及保密例外的解释，这些都很重要。最后，咨询师发现孩子出现自伤行为如何实施保密突破。与青少年工作时，并不是所有在咨询中讲到的事情都要告诉监护人，但现在涉及了危机情况，要进行充分的危险性评估以做出专业应对。当然，还有最重要的，对未成年人来说，网络心理咨询是不是最适合的服务形式也是值得探讨的问题。

这位咨询师有必要反思自己的角色，如果提供专业服务会不会因为服务对象是闺蜜的亲人而影响价值中立。作为咨询师要确定自己的服务对象是母亲还是孩子，应建议母亲与孩子讨论接受面对面咨询。咨询师明确专业界限才能够保障服务对象的福祉，同时也维护自己的权益。

在这个案例中其实不难看出，咨询师从一开始进入咨询关系就有问题，但咨询师出于好心助人的愿望并未觉察其中涉及的伦理议题。如果咨询师对此问题加以厘清，强化对自己咨询师角色的认识，基于伦理视角进行伦理思考和伦理决策，可能就不会卷入最后的混乱状态了。

三、伦理决策考量的因素

谢悦和贾晓明（2018）采用质性研究对 17 名在高校从事心理咨询工作五年以上的咨询师进行了深度访谈，探索其对高校多重关系情境的伦理意识及决策类型，结果发现他们的伦理意识较为模糊，在伦理情境决策过程中多参照社会经验或理论流派经验进行决策，参照伦理规范和寻求督导的行为较少。可见，在实际工作情境中咨询师容易根据经验开展工作，还缺乏伦理决策的意识和方法。

伦理决策通常以伦理原则和义务的优先次序作为参考依据。在有些情况下，一个具体的实践情形涉及两个或多个伦理原则和义务，而且它们之间可能存在冲突。例如对危机来访者的心理干预，咨询师是保护来访者的隐私重要还是进行保密突破，联系紧急联络人以保护来访者的生命安全重要？如果来访者不同意保密突破，咨询师坚持保密原则是尊重来访者的自主性和自决权，但有可能对来访者的生命构成威胁，是来访者的自主权重要还是生命安全优先？可见，咨询师进行伦理决策时要遵循伦理价值和原则优先次序。

第一，生命优先原则。保护生命应被置于最优先考虑的地位，无论是来访者的生命安全还是他人的生命安全。因此，当判断来访者有严重伤害自己或他人的风险时，当得知未成年人被性侵或失智老人没有得到基本生活照顾时，当发现公共安全受到威胁时，咨询师都有保护或预警的责任。这一原则适用于所有人，而且高于所有其他义务。

第二，机会平等原则。所有人在同等情况下有权得到平等的对待。如果不平等与有待解决的问题有关，不同情况的人应该有权得到区别对待。当不平等对待的益处大于平等对待的益处时采用差别对待原则就是恰当的。例如来访者本应按机构的专业设置预约咨询，如果求助者处于危机状态，应及时安排专业人员开展工作进行评估。

第三，自主和自由原则。尊重个人的自由、自主、独立和自决。来访者接受心理咨询是自主的选择，有知情同意的权利，同时有权利结束咨询。个人的自由重要，但不能超越个人自己或其他人的生命权和自决权，一个人无权基于自己有自主权而决定伤害自己和他人。

第四，最小伤害原则。当面临的困境有造成来访者伤害的可能性时，咨询师应当避免或防止这样的伤害。当不可避免造成伤害时，或牵连到与问题相关的一方或多方时，选择造成伤害最小、带来永久性伤害最少、伤害最容易弥补的方案。

第五，保密原则。保护来访者的隐私是咨询师的伦理责任。咨询师有责任在与专业伦理规范、法律要求、来访者意愿一致的情况下，保护来访者的隐私。但如果属于保密例外的情况，咨询师应做好保密突破的相关工作。

当然，这并不是排列优先次序的唯一模式。咨询师应负责任地使用咨询师角色中固有的权利，重要保障之一是保持伦理敏感性，遇到问题时善于从伦理视角思考，尊重来访者的尊严和自由，保障来访者的福祉，行事方式致力于提升公众对咨询的信心。咨询师需要具备一定伦理决策能力，才能在复杂而模糊的实践情境中对伦理困境做出较好的决策。

第二节　伦理判断与伦理决策

一、伦理判断的模式

在具体实践情况下对适用伦理原则的选择既不是清楚的，也不是自明的。伦理判断是一个伦理推理的过程。

（一）两分法的伦理推理方式

基钦纳（Kitchener，1984，2000）认为，咨询师在专业实践中有两种截然不同的伦理推理方式，即直觉型和批判-评估型。已有伦理决策模型大多是理性的批判-评估型，而实践中直觉型伦理决策更为普遍。

直觉型伦理推理即在直觉水平上进行道德或伦理判断。伦理判断经常是自发的，由人的情绪或日常的道德感激发。直觉型伦理决策，指咨询师根据情境触发的情绪和来自过去经验及个性特点的日常道德感，在直觉水平上进行的决策。

批判-评估型伦理推理即为了能够做出有据可依的恰当的伦理决策，要有依据、有评估和判断。批判-评估型伦理决策，指咨询师在每个具体情境中对其中的伦理问题有意识地进行分析，包括参考专业准则、查阅伦理知识、基于伦理守则进行判断并做出决定。

（二）伦理推理五级层级模型

著名的伦理推理五级层级模型是西方学者基于科尔伯格的道德发展理论提出来的，

认为人们的伦理推理倾向都建立在一个逐步复杂的连续体上（Van Hoose & Paradise，1979）。这个判断模式有助于咨询师作为专业助人者反省自己的伦理导向。

第一级：奖惩导向。助人专业人员严格遵守既有规定与标准，其伦理决定端视其行为给自己带来的后果，行为后果的赏罚是其做出伦理判断的主要考虑原则。个体主要关心的是伦理行为带来的奖赏或惩罚，依据盛行的规则和标准来评判行为。

第二级：机构导向。严格遵守团体或机构的规定和政策，以服务机构的政策、规定和期望作为判断伦理行为对错的标准。个体主要关心的是上级的期望或机构的方针，依据机构的规定和政策来评判行为。

第三级：社会导向。衡量社会标准的维持、他人的认可以及法律和社会舆论的要求，判断的重点是基于关切社会的责任与福祉。因此，会以遵守法律、社会规范及众议作为伦理行为的判断原则。个体主要关心的是社会的整体福祉，维持社会规范，获得大众认可。

第四级：个人导向。在避免触犯法律及侵犯他人权益的情况下，关切当事人的福祉，以合乎助人专业伦理与遵守伦理守则所看重的当事人权益为主要判断的参考。个体主要关心的是来访者的福祉，以来访者福祉优先，同时兼顾法律、职业和社会的规范。

第五级：原则和良心导向。主要考虑到当事人而非法律、专业和社会的后果，专业助人工作者以关切良心的自我选择与内在的伦理衡量为判断的重点。根据道德原则及良知做伦理的最后判断。个体用自主选择的、内化的伦理原则来指导伦理行为，而非依赖于法律和社会的规范。

其实，五级思考都要顾及，而且可能在判断过程中五级思考同时进行，权衡轻重，以做出伦理决策。伦理推理五级层级模型无论在学术研究上还是在实务应用上都是非常重要的伦理判断模式。

二、伦理决策的模型

科里等（Corey et al.，1998）最初提出了伦理决策的七阶段模型，七阶段模型包括以下步骤：

（1）澄清问题与困难所在。

（2）考虑可能牵涉的问题。

（3）参考相关的伦理准则。

（4）寻求其他专业人员的意见。

（5）收集可能采取的行动。

（6）评估不同决定和行为可能造成的结果。

（7）选择最适当的行动。

维尔福（2010）在基钦纳（Kitchener，1984，2000）伦理决策判断方法的基础上，提出十阶段模型。该模型包括以下步骤：

（1）对咨询过程中的伦理问题变得敏感。

（2）确定相关事实和当事人。

（3）确定伦理难题中的关键问题以及可能的选择。

（4）参阅专业伦理标准和相关法律法规。

（5）查阅相关伦理文献。

（6）在具体情境中贯彻基本伦理原则和理论。

（7）就伦理难题与同事进行探讨。

（8）独立思考并决定。

（9）通知相关当事人并执行决定。

（10）反思执行过程。

对于咨询师来讲，面临伦理困境是一个非常有压力的情境，而且通常并不是总有充分的时间。结合已有的伦理决策模型和实践经验，本书试图简化以利于咨询师的思考过程，提出五阶段伦理决策模型。该模型包括以下步骤：

第一步，保持伦理敏感性，形成先行伦理审查的职业意识。

第二步，收集资料，确定相关事实和关键问题，列出可能的选择。

第三步，寻找依据，查找专业伦理标准和相关法律法规以及文献，或者请教督导师和同行。

第四步，形成决定，在具体情境中贯彻基本伦理原则和理论。

第五步，执行决定，并反思执行过程。

 专栏

案例讨论

某职业学校女学生，17岁。该女生在自愿情况下与男朋友发生了性关系，发现自己怀孕后不知道怎么处理，担心被老师、学校知道而受处分，也害怕父母知道而惩罚自己。父母已离异，自己判归父亲抚养，父亲本来就有暴力倾向。在这种情况下，咨询师怎么处理合适？

第一步，保持伦理敏感性，形成先行伦理审查的职业意识。

咨询师要强化对自己专业角色的认识。来访者带着现实问题求助心理咨询，极易激发咨询师的悲悯之心，将咨询关系带入急于帮助来访者解决问题或摆脱痛苦的路径。咨询师首先要有伦理敏感性，从专业立场理解来访者及其问题。

咨询师要改变对专业伦理的认识，不是在最后基于防范风险的目的检查助人行为有没有违背专业伦理，而是在开始接触个案时从专业伦理视角使咨询过程更加规范。有时咨询情境牵涉的因素比较复杂，不仅是为了促进来访者的福祉，还涉及相关人员的利益，容易出现伦理问题，而且有时是非常微妙的。咨询师遇到个案要形成先行伦理审查的职业意识。

就该个案而言，咨询师应思考对个案最初的认知和情绪反应是什么，与来访者工作会影响哪些人的利益等，包括来访者是未成年人有哪些特殊问题。有时某位来访者或某个议题会引发咨询师尤其强烈的情绪，可能对咨询过程造成影响。咨询师如果预先对这些问题进行伦理思考，就有可能避免发生潜在的伦理问题。

第二步，收集资料，确定相关事实和关键问题，列出可能的选择。

找出事实真相是最根本的前提。咨询师要考虑来访者是什么样的人，遇到什么问题，特别是这是一个什么样的来访者遇到了这个难题，与此相关的有哪些人员，关键问题是什么，不同的需求又是什么。咨询师在咨询中要以来访者利益优先，同时兼顾其他相关人员，尽可能保护所有人的权益。

充分了解来访者及其问题非常重要。咨询师要倾听来访者的困难，越是在复杂的情况下咨询师越是要与来访者建立信任的关系。遇到困难来找咨询师的未成年来访者，常常缺乏家庭系统支持，咨询师更要倾听来访者的诉说，从而可能澄清并真正了解来访者的问题。

在这个案例中，来访者是17岁的女生，自愿与男朋友发生性关系，发现怀孕后不知如何处理。来访者不希望学校知道因为担心被开除，不希望抚养自己的父亲知道因为担心被打。尽管来访者希望保密，但咨询师知道对未成年人这类关乎生命的问题，属于保密例外，还是有责任告知监护人。

澄清问题本质后，咨询师进行头脑风暴列出所有可能采取的行动，作为备选方案记录下来。咨询师知道不能替来访者做决定，应尊重来访者的决定，于是提出四种备选方案：方案一，咨询师保持沉默，请来访者决定接下来如何解决问题；方案二，咨询师认为这件事非常严重，自己要直接把这些情况告诉来访者父母；方案三，咨询师告知来访者必须让其监护人即父亲知情，与来访者讨论如何与父亲沟通这件事；方案四，知道来访者父亲有暴力倾向，虽然监护人是父亲，但与来访者商量可否和来访者母亲沟通。

第三步，寻找依据，查找专业伦理标准和相关法律法规以及文献，或者请教督导师和同行。

为了更好地做出伦理判断，咨询师要更严谨地寻找依据，这对于新手咨询师尤其重要。例如咨询师对其中的方案三和方案四不确定。方案三是尝试与来访者父亲沟通，但知道来访者父亲有暴力倾向，可能在来访者身上会有阻力。方案四是尝试与来访者母亲沟通，但来访者在父母离异后判归父亲抚养，母亲不是监护人，与母亲沟通是否可行。咨询师若有疑惑则可以查阅资料或者向相关专业人士请教。

咨询师寻求伦理决策依据的途径包括以下几种：其一，咨询师可以查阅专业伦理规范以及相关法律法规，如果出现矛盾咨询师应放弃伦理守则遵守法律法规；其二，咨询师还可以检索相关文献，可能对某些伦理问题有相关研究或者经验交流，可以帮助咨询师提供依据；其三，咨询师还可以寻求督导或者向资深专家请教，专家角度有助于咨询师获得丰富的经验，有可能对自己的卷入有所觉察；其四，与同行讨论，有助于咨询师开阔思路，注意到自己的盲区，同行提供的观点、经验和支持都非常重要。

在该案例中，由于是未成年来访者，其自主权是受到限制的，来访者的监护人有知情权。咨询师通过查找资料和利用各种资源获得帮助，可以确认对于伦理守则的解释是否准确，伦理守则中还有哪些没有注意到，还有哪些与处理此类问题相关的书籍或文献，有哪些专家经验值得借鉴，从而对各种备选方案有更全面的理解和分析。

第四步，形成决定，在具体情境中贯彻基本伦理原则和理论。

基于对相关事实的厘清以及寻找各种依据，咨询师对咨询情境有了更全面的把握，会根据专业伦理、相关法律法规以及专家指导和同行经验，形成个人化的思考，在备选方案中确定最符合伦理的方案作为伦理决策。

在该个案中，经进一步了解发现还是与来访者父亲沟通更现实，因为其父亲是监护人，也因为其母亲不在本地生活且一直缺少联系。于是，咨询师做出最后决定，并列出会谈方案。

第五步，执行决定，并反思执行过程。

从知晓伦理守则到在具体的咨询情境中应用伦理守则，有一个伦理思考和抉择的过程。一方面，找到伦理依据有助于咨询师在处理特殊的案例时有确定感，是有理有据地执行伦理规范；另一方面，从伦理规范到实务应用过程有不确定因素，涉及方方面面的考量，有专家或同行的指导和支持，可以帮助咨询师获得专业经验。在形成伦理决定以后，还有一个执行决定的过程，在执行过程中会有很多压力。在工作结束以后的反思，有助于咨询师积累专业经验。

首先，咨询师要明确向来访者说明需要告知监护人。要让来访者知道，遇到这样大的问题，不仅需要咨询师的帮助也需要父母的帮助，还要告诉来访者不及时告诉父母自己解决问题存在的危险性。咨询师如果在这种情况下仍然遵循保密原则，甚至帮助学生去医院堕胎，一旦发生意外，父母或其他法定监护人就会追究咨询师和学校的责任。

其次，可以和来访者讨论如何与家长沟通，怎样可以得到家长的支持。咨询师要帮助来访者面对可能不被父母理解甚至惩罚的现实，与来访者讨论怎样和父母沟通的问题。通常情况下，咨询师不需要自己亲自向家长报告，而是帮助和鼓励来访者自己告诉家长，咨询师要做的是给来访者情感支持。

最后，如果来访者一再坚持不告诉父母，咨询师要向来访者明确说明自己必须将此事向有关人员汇报，让来访者有知情权。咨询师这样做既不是推卸责任也不是泄密，而是出于对来访者生命的关怀。因为咨询师承诺自己的行为是出于对来访者的关心，与来访者一起面对困难，通常情况下来访者是能够理解咨询师的。

咨询师处理问题的过程也是积累专业经验的过程。在专业工作后的反思是非常有价值的。工作结束后，咨询师可以对自己的伦理决策过程结合效果进行反思，包括自己的伦理敏感性、对伦理守则的掌握和应用情况、寻求资源的情况等，甚至在个案处理过程中对个人的扰动等，都可以促进咨询师的专业成长。

对于咨询师来说，越是在不确定的复杂情境中，越是要保持清醒的头脑。咨询师注意保持伦理的敏感性，无论对伦理标准的理解，对相关文献的熟知，还是请教资深专家或者与其他有相关难题处理经验的同行讨论，都有助于咨询师更好地做出伦理决策以保障来访者的福祉。

基本概念

1. 伦理困境：指咨询师在一方面遵从了伦理，可能在另一方面又与伦理不符。
2. 伦理决策：指当咨询师做出影响他人生活的伦理决定时，是建立在谨慎考虑各种行为的伦理公正性基础上的。

本章要点

1. 伦理决策必须满足三个条件：其一，决策对象涉及伦理问题，即具有伦理内涵，而且受人类基本伦理规范的调节和制约；其二，决策者是具有自由意志的伦理主体，既能意识到伦理问题的存在，还可以做出判断并行动；其三，决策结果以是否符合伦理为判断依据，可以做出是否符合伦理的判定。

2. 伦理决策是一个连续选择的过程，前期选择会影响后续决策，再成为以后选择的影响因素。因为在伦理决策过程中会做出不同的选择，所以结果具有不确定性。

3. 伦理决策的过程包括以下步骤：第一步，保持伦理敏感性，形成先行伦理审查的职业意识；第二步，收集资料，确定相关事实和关键问题，列出可能的选择；第三步，寻找依据，查找专业伦理标准和相关法律法规以及文献，或者请教督导师和同行；第四步，形成决定，在具体情境中贯彻基本伦理原则和理论；第五步，执行决定，并反思执行过程。

4. 熟知伦理守则至关重要，但是咨询师仅仅知道伦理守则是不够的。伦理守则只为我们提供了一个原则性的指引，从伦理守则到实践之间仍有一段模糊地带。面对伦理困境做出适当的伦理决策并不容易，不仅是智力挑战还有可能带来情绪困扰。伦理决策是心理学工作者负责任地进行心理工作必不可少的组成部分。

复习思考题

1. 为什么需要伦理决策？
2. 咨询师进行伦理决策，通常需要考虑哪些相关因素？
3. 为了做好伦理决策，咨询师一般要经过哪些必要的思考步骤？

第十三章

伦理投诉与处理

1. 提高咨询师伦理自觉和伦理监控的意识。
2. 掌握发现同行违反专业伦理的应对方法。
3. 了解专业组织对伦理投诉案件处理的工作原则。

本章导读

伦理规定了人与人之间的关系准则，而专业伦理从本质上规定了在专业服务的范畴内咨询师与来访者之间、咨询师与咨询师之间、咨询师与社会之间的关系准则。专业人员应加强伦理自觉和伦理自律，始终把来访者利益放在首位。咨询师有责任了解并遵守专业伦理规范，任何不知晓或误解专业伦理规范相关条款的理由都不能成为违反专业伦理规范的借口。

在专业实践中，符合伦理并不是要求专业人员表现完美。咨询师作为专业人员有义务遵守专业伦理，这是对专业人员最基本的职业要求，同时当咨询师发现在专业内部有不符合专业伦理的现象时，其有责任采取措施做出恰当应对，共同维护职业声誉是心理咨询与心理治疗行业健康发展的保障。咨询师在咨询实务中加强伦理辨识和伦理思考，不仅是为了防范被投诉的风险，更是为了更专业地提供服务以保障来访者的福祉。对伦理问题做出符合伦理的反应，是咨询师应该有的专业态度。

在咨询关系里，来访者通常是在不知所措甚至无能为力的情境下求助的，咨询师被赋予高度的信任，在提供咨询服务的过程中也会获得一些需求的满足，如被尊重、控制、被信赖、被崇拜和被肯定等。咨询师满足个人需求不一定有问题，但是如果牺牲来访者的福祉满足自己的需求就是违背伦理的。伦理问题的处理事关每一位咨询师。一方面，咨询师有时遇到复杂的咨询情境，在伦理守则中不一定能找到对应的参考依据来应对，也可能属于伦理两难困境而无法做出伦理决策；另一方面，咨询师在发现同行出现违反伦理的行为时如何应对，例如是视而不见还是及时提醒，是不是一定要上报专业组织。这些都是对咨询师极大的考验。

伦理是相对的，不是绝对的，伦理有文化和情境的敏感性。每一个案例都是独一无二的，法律法规和专业伦理也存在局限性。伦理守则需要不断得到更新和补充，关键是咨询师有伦理意识，增强伦理敏感，对伦理困境的决策有明确的思考，以来访者的利益为中心实践伦理行为，负起专业责任。

第一节　咨询师的伦理自觉和自我监控

心理咨询与心理治疗专业伦理是根据行业内部共同认同的专业价值观建立的专业准则与行为规范，阐述了专业实践最根本的专业要求和行业规定，对于心理咨询与心理治疗从业人员来说是最基本的专业行动指南。

一、咨询师的伦理自觉

专业伦理规范代表了专业领域共同价值观的最好判断，有助于保证和提升专业服务的水准，从整体上促进专业组织的职业化（Swanson，1983）。专业伦理是专业组织内部达成的专业共识，有助于增强职业内部的稳定性（Van Hoose & Kottler，1985）。专业伦理规范不仅为从业人员提供行为指南，而且提供了心理咨询与心理治疗实务常见问题的专业应对方式，确定了符合伦理的专业活动以及违反伦理的禁止行为，为应对伦理问题提供重要参考，有利于咨询师规避风险，为个人的职业发展保驾护航。

专业伦理规范和指导咨询师的专业行为，为咨询师的专业实践提供基本指导，从根本上保障了来访者的福祉，在一定程度上可以减少损害来访者福祉的潜在可能性。通过专业伦理规范，心理咨询与心理治疗行业向社会公众传达专业立场，增强社会公众对行业的信任感。咨询师作为从专业身份中获益的从业人员，遵守专业伦理规范不仅是一种伦理态度，更是一种伦理自觉行为。《中国心理学会临床与咨询心理学工作伦理守则》（中国心理学会，2018）10.1 规定，心理师应当认真学习并遵守伦理守则，缺乏相关知识、误解伦理条款都不能成为违反伦理规范的理由。

二、咨询师的自我监控

咨询师在专业实践中常常遇到一些困境，应对起来并不是严格执行伦理守则的规定那么简单。伦理守则只针对很少问题提供具体明确的答案，对于一些复杂的咨询情境没有给出具有可操作性的行动指导。例如关于保密例外情境常常给咨询师带来很大压力，如果来访者经风险等级评估为有严重自残或自杀倾向，符合保密例外，咨询师进行保密突破是否一定要来访者知情同意？如果来访者坚持不同意保密突破，咨询师要如何处理？又如向未成年人提供咨询，有多少信息可以为来访者保密，又有多少信息需要父母或其他法定监护人知情？可见，伦理守则无法涵盖咨询师在专业实践中遇到的所有问题，也因为现实情况往往十分复杂，在实践过程中都需要咨询师加强伦理的敏感性，提升伦理辨识和伦理判断的能力。

咨询师基于伦理视角的自我觉察和自我监督非常重要。从某种意义上说，几乎所有的咨询师都可能违反过伦理守则，只是程度不同而已。这在一定程度上说明了咨询情境的复杂性，也反映了咨询师的伦理敏感性。一些不太严重的违反伦理行为不一定被来访者投诉，或者被同行提醒，例如和家人讨论个案的信息。有的咨询师自己会有伦理觉察和伦理思考。一旦觉察到自己有违反伦理的行为，咨询师应尽快采取措施改正。因此，咨询师是否真的认同专业伦理，要看其在违反了伦理而没有被发现的情况下的反应，敢于承认自己的错误，并积极采取行动减轻负面影响，这体现了善行和诚信的伦理原则，也是符合伦理的。即使没有外部谴责，没有被投诉，咨询师也应始终秉持以来访者利益为中心的原则，自我监控自己的职业行为反映了咨询师的伦理敏感性。

第二节　咨询师同行的伦理提醒和专业应对

有时咨询师的不当行为最先是同行发现的。例如咨询师没有将咨询记录及时归档就离开，咨询师在非专业讨论时段、非专业工作环境中谈到咨询案例的信息等。当然，同行是否觉察到咨询师的不当行为，与其伦理敏感性有关。

一、同行发现咨询师伦理问题的专业态度

咨询师如果有违反伦理的行为，除了来访者以外，通常还有可能被其所在的专业机构或同行发现。例如咨询师在闲谈中暴露了来访者的个人信息，或者来访者在心理咨询过程中谈及与之前咨询师的不正当关系等。与此同时，当发现同行违反伦理行为时，咨询师往往会感到纠结。一方面咨询师会觉得自己作为专业人员，应该保障来访者的福祉，特别是在问题严重时甚至感到身为专业人员有责任举报同行，共同维护行业声誉；另一方面咨询师又觉得同行之间碍于情面不好介入，直接指出同行的问题难免尴尬，担心对方知道自己发现了其问题对自己会有所提防，从而破坏彼此的关系。

这确实是一个不容易应对的问题，既与我国文化有关，也与当事人的伦理特质有关。在我国文化里，人们通常将人际关系放在非常重要的位置，无论机构还是同行在面对坚守规则还是维护关系时，往往倾向于选择后者。在同行之间，指出对方的不当行为

势必会导致双方关系的紧张，对于回避人际冲突的人来说是不舒服的。从某种角度来说，在这种情况下对咨询师而言其实是一种考验。这就是说，咨询师要在来访者的福祉与个人利益之间做出权衡。

二、同行发现咨询师伦理问题的专业应对

虽然在专业伦理规范里没有这样的相关规定，即要求咨询师发现同行违反伦理时进行举报，但这个问题在专业人员内部还是值得讨论的。

《中国心理学会临床与咨询心理学工作伦理守则》（中国心理学会，2018）10.5 提出，心理师若发现同行或同事违反了伦理规范，应规劝，规劝无效则通过适当渠道反映问题。在 APA 和 ACA 的伦理守则里也没有对发现咨询师同行违反伦理时必须进行投诉的硬性规定，但是都建议可以采取非正式的补救方法处理咨询师同行的不当行为。这就是说，如果咨询师发现同行违反伦理的行为情节不严重，其可以与当事人私下面谈来解决问题。每一位咨询师都有责任共同维护专业声誉，增进社会大众对心理咨询与心理治疗行业的信任。咨询师应将来访者的福祉放在个人利益之前，为避免损害来访者的利益，促进同行及时觉察并改正问题行为是更专业的应对。

咨询师发现同行违反伦理规范，如果是没有触及伦理底线的问题，以非正式途径先采用规劝的方式，是通常来讲容易实现的方式，相比要求咨询师举报同行更可能被接受。这样做有两方面的好处：一是可以给出现伦理问题的咨询师同行保留尊严，所提供的支持有利于同行减少防御和防备，促进同行在觉察自己的不当行为后努力采取补救行动；二是可以促进同行快速改正问题行为，以保障来访者的福祉，而且有助于同行避免出现更严重的错误，减少对心理健康行业和该领域从业者造成的负面影响。

就本质而言，咨询师发现同行有违反伦理的问题行为及时提醒，也是对同行的爱护，可以使同行避免发生更严重的违纪问题，以致影响其职业生涯。

专栏

案例讨论

某咨询师进入咨询室发现，前一位咨询师的咨询记录被遗落在办公桌上，想着这位咨询师可能因为有事急于离开，就帮她把咨询记录交还给办公室咨询文件管理员。

过了几天，咨询师又遇到这种情况，觉得在咨询机构里还有行政人员、清洁人员，如果这位咨询师总是不注意咨询记录的存放和保管，就可能会泄露来访者的隐私，损害来访者的福祉。咨询师有点焦虑，觉得不应该不管，可又觉得向机构负责人报告可能会对这位咨询师造成不好的影响，况且平时大家关系都不错。你认为咨询师怎么做合适？

咨询记录的存放以及保管非常重要，咨询师应将咨询记录控制在自己的视线范围之内以免泄露。这确实是关乎保密性的重要伦理议题，反映了咨询师具有较好的伦理敏感性。咨询师第一次发现同行的不当行为时及时帮助其进行补救，但当该同行再次出现同样的问题时，觉得有必要进一步采取措施，这是对专业、对同行负责的态度。

咨询师可以和这位同行讨论这个问题。先要说明，指出同行的问题确实可能导致尴尬，特别是当同行是比自己年长的咨询师时，但这个谈话还是非常重要的，而且采取的形式要相对正式一些。

咨询师发现同行的伦理问题，为帮助对方提高伦理意识可以进行面谈。需要注意的是，虽然是非正式补救途径，但并不意味着不严肃，这仍然是非常严谨的专业工作。该工作通常包括三个方面：其一，建议选择在正式的会谈环境中进行正式谈话，避免含糊其词，明确指出错误所在，以引起对方重视；其二，告知对方有关伦理知识，在交谈过程中建议以专业伦理规范相关条款为依据，提醒对方加强伦理学习；其三，强调再次犯错可能导致的危害性，如果不加注意一再疏忽可能导致更严重的后果，将受到更严重的惩罚。客观地讲，非正式补救途径缺乏约束力，咨询师如果发现这样解决问题还是没有效果，则可以向机构负责人备案说明。

此外，还有一种情况是在咨询过程中来访者提到同行的不当行为。在这种情况下，咨询师在为来访者咨询的同时，有责任告知来访者伦理标准以及来访者可以采取的行动、如何采取行动以及行动的益处和风险，来访者完全自主地决定是否要进行投诉。咨询师如果发现同行违反伦理的问题非常严重，自己想举报同行，必须以充分尊重来访者知情同意为原则。

第三节　伦理投诉的途径和处理

从投诉途径来讲，对咨询师的伦理投诉可以分为向用人单位投诉和向专业组织投诉两种。专业组织对伦理投诉的处理通常需要一个相对较长的调查取证过程。为了使被投诉人违反伦理的行为尽快得到纠正，也为了保障来访者或潜在来访者的福祉，也可以向用人单位投诉。

一、向用人单位投诉及处理

（一）向用人单位投诉适用的情形

一般来说，来访者投诉的咨询师违纪行为发生在咨询师的工作单位，来访者投诉咨询师，有时也连同其单位一起投诉。在我国，用人单位对被投诉人有行政管理的权力，相比被投诉人所属专业协会对会员的管理权力更直接。例如用人单位对被投诉人比较严重的处罚是让被投诉人失去工作，相比让被投诉人失去会员资格可能影响力更大，当然这与我国缺乏统一的执业资格认证制度有一定关系。向用人单位投诉，常常是投诉人首先想到的。

当投诉人向被投诉人所在机构投诉时，如果被投诉人是在咨询机构工作，则可以向咨询机构的负责人投诉，或者向督导师投诉。如果被投诉人是在医院工作，伦理投诉问题一般被归为医患纠纷，一般向所在单位的相关管理部门投诉，如医务处。如果被投诉人是与他人合作营业，若投诉人认为被投诉人的合作者是可以信任的，则可以向其合作者投诉。

（二）用人单位对伦理投诉的处理原则

用人单位收到伦理投诉，通常会根据用人单位的工作条例进行调查、核实等工作，并依据专业人员职业行为规范做出相应的处理。

投诉人向用人单位投诉有两个好处。一是方便快速调查取证，用人单位通常可以在适当的时间期限内完成对被投诉人的调查工作，根据所在单位工作条例对被投诉人做出相应的处理决定。二是便于对被投诉人日后的职业行为进行监控，一般用人单位对被投诉人提出警告，有条件的对其改进行为进行监控。除非被投诉人因违纪行为严重而被开除，或者被投诉人提出辞职，这样被投诉人离开本单位导致用人单位无法继续监督其职业表现。因此，通常认为向用人单位投诉适用于违纪行为不太严重的情况。

二、向专业组织投诉及处理

另一种投诉途径是向专业组织投诉，与向被投诉人所在单位投诉同样的道理，专业组织受理投诉和做出处理的权限仅限于本专业组织的会员。本部分以中国心理学会临床心理学注册工作委员会为例，简要介绍专业组织对伦理投诉的处理原则。

（一）向专业组织投诉适用的情形

中国心理学会临床心理学注册工作委员会下设伦理工作组，目前只受理对在中国心理学会临床与咨询心理学专业机构和专业人员注册系统有效注册的机构或人员的伦理投诉。

伦理工作组目前接受的伦理投诉主要来自来访者的投诉、专业同行的举报及注册工作组在审核申请注册或更新注册时发现的伦理问题等。投诉人通常是来访者，如果咨询机构或同行发现咨询师违反伦理的行为情节严重，为了保障来访者或潜在来访者的福祉，也可以视情况向专业组织举报。需要注意的是，除非投诉事实已有确凿证据，否则只有在来访者同意放弃隐私权的情况下，咨询机构或同行才能对被投诉人进行调查或举报。

投诉对象通常包括以下三种情况：其一，拥有有效注册身份的注册机构或人员；其二，虽然已不具有有效注册身份的注册机构或人员，但被投诉的行为发生在有效注册期间；其三，正在申请注册或者已经通过申请处于公示阶段的机构或人员。

（二）有效伦理投诉的确认条件

根据《临床与咨询心理学专业机构与专业人员注册登记工作指南》（钱铭怡，2019），确认投诉有效的条件通常包括以下三个：

（1）伦理投诉必须是实名投诉，在《伦理投诉案件投诉书》文件上手写签名，并附身份证或其他有效证件的复印件。

（2）伦理投诉必须以事实为根据，提供被投诉人违反伦理的具体事件及相关证据，以伦理守则相关条款作为投诉依据。

（3）伦理投诉案件发生的时间与有效投诉时间相隔不超出 5 年，超出时限者不予受理，仅对投诉做备案处理，情节特别严重者另议。

（三）伦理投诉的处理原则

伦理工作组在处理伦理投诉过程中尊重投诉人和被投诉人双方的尊严和权利，既保障来访者的福祉，同时也维护注册人员的权益。在伦理投诉案件处理过程中更要遵守专业伦理，尤其需要考虑相关人员权利的优先次序，把尊重来访者的隐私权放在首位，而后才考虑对咨询师的处理（Fisher，2003）。

伦理投诉处理采纳一事一议原则，根据情况召集三五位伦理工作组委员成立伦理投诉处理工作小组，在组建工作小组时既要考虑到成员具有与投诉案件相关的工作经验，同时注意回避与投诉人及被投诉人利益相关的人员。

伦理投诉处理工作小组成员在签署《伦理投诉处理保密协议》以后，在确认为有效投诉后启动对伦理投诉案件的调查与质证相关工作，请投诉人以及被投诉人就投诉问题提供说明以及相应的证据材料，直至厘清事实，依据伦理守则相关条款做出处理决定。

在伦理投诉调查期间，投诉人以及被投诉人在投诉事件处理过程中不私下接触、不对外公开信息，保证处理过程不受干扰，公平、公正地进行。

（四）伦理投诉的处理决定

对伦理投诉案件的处理通常是非常复杂的。通常认为判定违纪的严重程度主要看结果，即给来访者已经带来或可能带来的伤害程度，但也会参考被投诉人的动机以及违纪行为发生的过程。

经伦理投诉处理工作小组调查，若认为投诉事实不成立，则判定咨询师的行为不违反专业伦理守则，形成处理意见提交给伦理工作组组长联席会。经审议通过后，由伦理工作组分别给投诉人和被投诉人出答复函。

经伦理投诉处理工作小组调查，若认为投诉事实成立，判定咨询师的问题行为不足以给予违纪处罚，则形成处理意见提交给伦理工作组组长联席会。经审议通过后，根据处理意见由伦理工作组发出书面告诫函，或由伦理投诉处理工作小组代表对被投诉人进行告诫谈话，提醒被投诉人注意遵守伦理规范。

经伦理投诉处理工作小组调查,若认为投诉事实成立,判定咨询师的问题行为严重达到给予违纪处罚的程度,则形成处理意见提交给伦理工作组组长联席会。经审议通过后,在伦理工作组全体委员会议讨论并表决形成书面处理决议,情节严重者由伦理工作组提交注册工作委员会,由注册工作委员会通过最终处罚意见,公示并执行。

此外,还有一种情况是伦理备案,指伦理投诉不符合有效投诉的条件,例如发现伦理投诉的问题已经超出了 5 年投诉时限等。伦理工作组在知悉相关情况后无法做出处理,但并不意味着不采取任何行动,而是以伦理备案的形式记录下来,待被投诉人日后准备申请加入注册系统时,注意加强对被投诉人的伦理审查以及评估。

专栏

问与答

在我国伦理守则里,对于违反专业伦理的行为有哪些等级的违纪处罚?

《中国心理学会临床与咨询心理学工作伦理守则》(中国心理学会,2018)10.8 规定,违反伦理守则者将按情节轻重给予以下处罚:(1)警告;(2)严重警告,被投诉者必须在指定期限内完成不少于 16 学时的专业伦理培训或/和临床心理学注册工作委员会伦理工作组指定的惩戒性任务;(3)暂停注册资格,暂停期间被投诉者不能使用注册督导师、注册心理师或注册助理心理师身份工作,同时暂停其相关权利(选举权、被选举权、推荐权、专业晋升申请等),必须在指定期限内完成不少于 24 学时的专业伦理培训或/和临床心理学注册工作委员会伦理工作组指定的惩戒性任务,如果不当行为得以改正则由临床心理学注册工作委员会评估讨论后,取消暂停使用注册资格的决定,恢复其注册资格;(4)永久除名,取消注册资格后,临床心理学注册工作委员会不再受理其重新注册申请,并保留向相关部门通报的权利。

综上所述,对于达到违纪处罚的,按情节轻重给予警告、严重警告、暂停注册资格、永久除名等处罚决定。对于不足以进行违纪处罚的,根据实际情况给予书面告诫、诫勉谈话等处理。对于正在申请注册或处于公示期的,如发现伦理问题或接到投诉,按违反伦理情节轻重建议注册工作组给予相应处理。

伦理工作组对所有与伦理投诉处理相关的文件、调查事实以及伦理投诉处理工作小组讨论会议纪要等材料,都会存档备案。

第四节　对伦理投诉的反应及心理支持

无论对于被投诉人还是投诉人而言,接受伦理投诉调查都是一个并不轻松的过程。

专业伦理既保障来访者的福祉，同时也维护咨询师的权益。

一、咨询师在接到伦理投诉时的反应

咨询师在接到伦理投诉的通知以后，以专业态度加以应对在一定程度上反映了作为专业人员的伦理态度。一方面，咨询师有责任配合调查，一旦觉察自己工作中有失职行为或对职责有误解，应尽快采取措施改正；另一方面，咨询师应了解对违反伦理规范的处理申诉程序和规定，有权说明事实，提供证据，保护自己的权益。

咨询师应充分尊重来访者的投诉行为，不得采取威胁行为干扰投诉调查过程。作为被投诉人，在伦理投诉处理期间不与投诉人联系，除非律师有专门的建议（Thomas，2002）。

二、对来访者在伦理投诉处理过程中的支持

来访者之所以提出投诉，通常是因为在接受专业服务的过程中不满或受到伤害。在来访者决定向专业组织递交伦理投诉申请后，其在投诉过程中很多时刻都需要咨询师的支持（维尔福，2010）。来访者在递交投诉申请时需要整理相关材料，在投诉调查过程中需要提供证据进行举证和质证，其都可能重新经历之前受伤害的体验。来访者所递交的投诉申请可能因各种理由被拒绝。例如被投诉人不是注册系统会员，或者所投诉的事实无法调查取证等，都会使来访者产生强烈的愤怒情绪，加重自我挫败感。来访者在投诉处理过程中心情也是非常复杂的，充满焦虑，既可能因对处理结果感到不满而失望，也可能对咨询师感到抱歉、愧疚。

伦理投诉以事实为依据，伦理投诉的受理以及处理同样以事实为依据。《中国心理学会临床与咨询心理学工作伦理守则》（中国心理学会，2018）10.9指出，反对以不公正态度或报复方式提出有关伦理问题的投诉。专业伦理既保障来访者的福祉，同时也维护咨询师的权益。受理伦理投诉的目的是促进我国心理咨询与心理治疗行业的健康发展，而且投诉人应该意识到，投诉最现实的好处是如果投诉成功就可以让其他来访者免受伤害。

遵守专业伦理规范是每一位咨询师的基本自觉。从本质上说，符合伦理并不是要求专业人员表现完美，而是说无论是否符合伦理，专业人员都始终把来访者利益放在首位。对不符合伦理的现象或行为做出符合伦理的反应是咨询师应有的专业态度，每一位咨询师都应该负起专业责任。

● 本章要点

1. 咨询师作为从专业身份中获益的从业人员，遵守专业伦理不仅是一种伦理态度，更是一种伦理自觉行为，缺乏相关知识、误解伦理条款都不能成为违反伦理规范的理

由。咨询师具有伦理视角的自我觉察和自我监督非常重要，始终要保持伦理的敏感性。

2. 当同行发现了咨询师违反伦理规范，一般先采用规劝的方式，为帮助对方提高伦理意识可以进行面谈。这虽然是非正式补救途径，但并不意味着不严肃，仍然是非常严谨细致的专业工作。

3. 对咨询师的伦理投诉可以分为向用人单位投诉和向专业组织投诉两种。专业组织对伦理投诉的处理通常需要一个相对较长的过程。为了使被投诉人违反伦理的行为快速得到纠正，也为了保障来访者或潜在来访者的福祉，也可以向用人单位投诉。

4. 对于达到违纪处罚的，按情节轻重给予警告、严重警告、暂停注册资格、永久除名等处罚决定。对于不足以进行违纪处罚的，根据实际情况给予书面告诫、诫勉谈话等处理。对于正在申请注册或处于公示期的，如发现伦理问题或接到投诉，按违反伦理情节轻重建议注册工作组给予相应处理。

5. 伦理投诉以事实为依据，伦理投诉的受理以及处理同样以事实为依据。在伦理投诉案件处理过程中更要遵守专业伦理，尤其需要考虑相关人员权利的优先次序，把尊重来访者的隐私权放在首位。

● 复习思考题

1. 作为咨询师如果发现自己遇到伦理难题，如何应对？
2. 咨询师如果发现同行有违反伦理的行为，要怎么处理？
3. 咨询师如果接到对自己的实名投诉，恰当的应对策略是什么？
4. 有效伦理投诉的条件包括哪些内容？

参考文献

中文文献

陈发展，张洁．（2008）．有无临床督导经历的心理咨询师在职业伦理意识方面的对照研究．中国民康医学，20（23），2746-2748，2771.

成中英．（1974）．中国哲学与中国文化．台北：三民书局.

邓晶，钱铭怡．（2011）．咨询师对双重关系伦理行为的情感态度．中国心理卫生杂志，25（12），897-903.

何怀硕．（2002）．伦理是什么．台北：扬智.

黄光国．（1996）．专业伦理教育的基本理念．通识教育季刊，3（2），19-32.

黄建中．（1990）．比较伦理学．台北：正中书局.

洪莉竹．（2008）．中学辅导人员专业伦理困境与因应策略研究．教育心理学报，39（3），451-472.

高娟，赵静波．（2009）．发达国家心理咨询与治疗伦理问题研究的历史发展．中国医学伦理学，22（3），133-136.

高隽，钱铭怡．（2008）．欧洲心理咨询与治疗领域的培训状况．中国心理卫生杂志，22（5），372-375.

贾晓明，等．（2013）．网络心理咨询理论与实务．北京：北京理工大学出版社.

贾晓明，安芹．（编）．（2006）．心理热线实用手册．北京：中国轻工业出版社.

贾晓明，安芹，赵静，周蜜，王伟，宗敏，陈亚飞，吕大为，于红军，张明，赵嘉路．（2015）．研究生学历教育中新手心理咨询师、新手督导师的培养：一个实践着的 NSS 督导模式．第十八届全国心理学学术会议论文.

江光荣．（2005）．心理咨询的理论与实务．北京：高等教育出版社.

康家华．（2008）．中等学校辅导教师对师生咨商双重关系的经验探究（学位论文）．台湾：政治大学教育研究所.

刘慧，高旭．（2013）．高校心理咨询教师多重关系的伦理态度与伦理行为调查．现代教育科学，1，53-57.

林家兴．（2018）．咨商专业伦理：临床应用与案例分析．新北：心理出版社股份有限公司.

林令瑜，钱铭怡，王浩宇，庄淑婕．（2017）．国内心理咨询一对一督导的伦理实践情况调查．中国心理卫生杂志，31（1），25-29.

李扬，钱铭怡.（2011）.心理咨询师与治疗师的价值观及对伦理事件决策的影响.中国心理卫生杂志，25（12），890-896.

牛格正.（1991）.咨商专业伦理.台北：五南.

牛格正，王智弘.（2008）.助人专业伦理.台北：心灵工坊文化事业股份有限公司.

牛格正，王智弘.（2018）.助人专业伦理.上海：华东师范大学出版社.

钱铭怡.（主编）.（2019）.临床与咨询心理学专业机构与专业人员注册登记工作指南.北京：北京大学出版社.

钱铭怡，侯志瑾.（2015）.重技术、轻伦理：心理咨询之大忌.心理与健康，1，11-14.

Rodriguez，M. A.，林洁瀛，钱铭怡，杨晓燕.（2011）.心理治疗师与少年父母对保密原则的态度.中国心理卫生杂志，25（9），655-657.

谭中岳.（2003）.心理咨询者的专业操守.中国心理卫生杂志，17（7），508-511.

王浩宇，緱梦克，钱铭怡，孙文婷，庄淑婕，杨晶晶，米田悦，刘天舒，杨剑兰.（2017）.北京心理咨询师知情同意使用现状的访谈.中国心理卫生杂志，31（1），58-63.

王建平.（2020）.北师大的教授、专博、专硕三层级督导模式.第14届国际跨学科临床督导会议论文.

王智弘.（1995）.个别咨商过程中涉及的伦理问题.辅导学报，18，191-222.

王智弘.（1996）.咨商未成年当事人的伦理问题.辅导学报，19，287-321.

王智弘.（1999）.心理咨商之证照制度与专业伦理.测验与辅导，154，3211-3214.

向慧，张亚林，曹玉萍.（2007）.我国心理治疗与咨询从业人员的职业压力调查.中国临床心理学杂志，15（6），659-661.

谢斌.（2016）.心理治疗的法律与伦理.四川精神卫生，29（6），556-560.

谢悦，贾晓明.（2018）.高校心理咨询多重关系伦理情境与决策类型的质性研究.第二十一届全国心理学学术会议论文.

邢军，张小远，程文红，张岚，孙丽华，周晓琴，杨海波，付深省，张柏芳，赵静波.（2009）.来访者的文化程度与心理咨询或治疗师伦理行为的关系.中国医学伦理学，22（3），73-74，81.

杨诗露，赵晨颖，米田悦，薛梦，王家醇，李晓华，钱铭怡.（2018）.心理咨询师对知情同意伦理的态度和行为.中国心理卫生杂志，32（10），816-821.

姚萍，钱铭怡.（2008）.北美心理健康服务体系的培训和管理现状.中国心理卫生杂志，22（2），144-147.

张爱莲，钱铭怡，姚萍.（2007）.心理咨询与治疗伦理调查及与美国相关调查的比较.中国心理卫生杂志，21（1），55-61.

张宁，李箕君，袁勇贵.（2001）.对心理咨询及咨询师的期望与要求的研究.中国心理卫生杂志，15（4），250-252.

张新宝.（1997）.隐私权的法律保护.北京：群众出版社.

章秀明，魏海洋，张琪，庄淑婕，钱铭怡.（2017）.11名医院心理测量师伦理实践现状的访谈.中国心理卫生杂志，31（1），52-57.

赵静波，程文红，付深省，张岚，王玲，孙丽华，周晓琴，杨海波，季建林.（2009）.心理咨询和治疗师与来访者的双重关系多中心调查.中国医学伦理学，22（5），37-40.

赵静波, 季建林. (2007). 心理咨询和治疗的知情同意原则及其影响因素. 医学与哲学 (人文社会医学版), 28 (4), 45-47.

赵静波, 季建林, 程文红, 杨海波. (2009). 当代中国心理咨询和治疗师的知情同意与保密状况研究. 医学与哲学 (人文社会医学版), 30 (6), 51-53.

赵静波, 季建林, 程文红, 张岚, 张柏芳, 周晓琴, 杨海波, 付深省, 王玲, 孙丽华. (2009). 心理督导师的从业基本状况及其伦理行为. 中国心理卫生杂志, 23 (10), 690-694, 705.

赵静波, 季建林, 程文红, 付深省, 杨海波, 孙丽华, 周晓琴, 张岚. (2010). 来访者对心理咨询或治疗师的伦理行为评价. 中国心理卫生杂志, 24 (1), 1-6.

赵燕, 桑志芹. (2020). 心理咨询师对转介的伦理判断与转介行为. 中国心理卫生杂志, 34 (12), 983-989.

赵艳丽, 陈红, 刘艳梅, 陈敏燕, 王润强. (2008). 澳大利亚临床心理学的培训和管理. 中国心理卫生杂志, 22 (3), 224-226.

中国心理学会. (2007). 中国心理学会临床与咨询心理学工作伦理守则. 心理学报, 39 (5), 947-950.

中国心理学会. (2015). 心理测验管理条例. 心理学报, 47 (11), 1415-1417.

中国心理学会. (2015). 心理测验工作者职业道德规范. 心理学报, 47 (11), 1418.

中国心理学会. (2018). 中国心理学会临床与咨询心理学专业机构和专业人员注册标准 (第 2 版). 心理学报, 50 (11), 1303-1313.

中国心理学会. (2018). 中国心理学会临床与咨询心理学工作伦理守则 (第 2 版). 心理学报, 50 (11), 1314-1322.

周司丽, 侯志瑾, 姚莹颖. (2012). 中国心理咨询/治疗中有关保密研究的文献回顾. 中国临床心理学杂志, 20 (4), 530-534.

注册工作委员会. (2020-05-04). 心理援助热线伦理规范实施细则 (二稿). https://mp.weixin.qq.com/s/mzx6npfIBWhVk-bj0mz82A.

译文文献

伯纳德, 古德伊尔. (2005). 临床心理督导纲要 (第 3 版, 王择青等译). 北京: 中国轻工业出版社.

伯纳德, 古德伊尔. (2021). 临床心理督导纲要 (第 6 版, 刘稚颖译). 北京: 中国轻工业出版社.

罗斯莫尼尔. (2019). 心理治疗师的刻意练习 (魏宏波译). 北京: 人民邮电出版社.

斯佩里 (2012). 心理咨询的伦理与实践 (侯志瑾译). 北京: 中国人民大学出版社.

维尔福 (2010). 心理咨询与治疗伦理 (第 3 版, 侯志瑾等译). 北京: 世界图书出版公司.

英文文献

Ahia, C. E., & Martin, D. (1993). The danger-to-self-or-others exception to confidentiality. In T. P. Remley (Ed.) ACA legal series (Vol. 9). Alexandria, VA: America Counseling Association.

American Counseling Association. (1999). Ethical standards for internet online counseling. Retrieved August 2, 2001, from http://www.counseling.org/gc/cybertx, htm.

American Counseling Association. (2014). American counseling association 2014 code of ethics. Retrieved from http://www.counseling.org/knowledge-center/ethics/.

American Psychological Association. (2017). Ethical Principles of Psychologists and Code of Conduct. Retrieved from https://www.apa.org/ethics/code/.

American School Counselor Association. Ethical Standards for School Counselors. (2011 - 10 - 05). http://asca2.timberlakepublishing.com//files/Ethical Standards 2010.pdf.

Anastasi, A., & Urbana, S. (1997). Psychological testing(7th ed.). New York:Macmillan.

Anderson, B. S. (1996). The counselor and the law (4th ed.). Alexandria, VA:America Counseling Association.

Baird, K. A., & Rupert, P. A. (1987). Clinical management of confidentiality:A survey of psychologists in seven states. Prof Psychol Res Pract,18(4),347−352.

Barnett, J. E., & Molzon, C. H. (2014). Clinical supervision of psychotherapy:essential ethics issues for supervisors and supervisees. J Clin Psychol,70(11),1051−1061.

Behnke, S. (2004). Multiple relationships and APA's new ethics code:Values and applications Monitor on Psychology,35,66−67.

Behnke, S., Winick, B., & Perez, A. (2000). The essentials of Florida mental health law:A straightforward guide for clinicians of all disciplines. New York:Norton.

Betan, E. J., & Stanton, A. L. (1999). Fostering ethical willingness:Integrating emotional and contextual awareness with rational analysis. Professional Psychology:Research and Practice,30,295−301.

Blease, C. R., Lilienfeld, S. O., & Kelley, J. M. (2016). Evidence-based practice and psychological treatments:the imperatives of informed consent. Front Psychol,7,1170.

Bok, S. (1989). Secrets:On the ethics of concealment and revelation. New York:Vintage Books.

Borys, D. S., & Pope, K. S. (1989). Dual relationships between therapist and client:A national study of psychologists, psychiatrists, and Social Workers. Professional Psychology: Research and Practice, 20 (5),283−293.

Braaten, E. B., Otto, S., & Handelsman, M. M. (1993). What do people want to know about psychotherapy? Psychotherapy,30,565−570.

Cooper, T. L. (1990). The responsible administrator:an approach to ethics for the administrative role. San Francisco:Jossey-Bass.

Corey, G. (1991). Theory and practice of counseling and psychotherapy(4th ed.). Practice Grove, CA:Brooks/Cole.

Corey, G., Corey, M. S., & Callanan, P. (1998). Issues and ethics in the helping professions. (5th ed.). Pacific Grove, CA:Brooks/Cole.

Croarkin, P., Berg, J., & Spira, J. (2003). Informed consent for psychotherapy:a look at therapists' understanding, opinions and practices. Am J Psychother,57(3),384−400.

Cummings, N. A. (1995). Unconscious fiscal convenience. Psychotherapy in Private Practice,14,23−28.

DeKraai, M. B., Sales, B. D., & Hall, S. R. (1998). Informed consent, confidentiality, and duty to report laws in the conduct of child therapy. In R. J. Morris & T. R. Kratochwill(Eds.). The practice of child therapy (3rd ed., pp.540−560). Boston:Allyn & Bacon.

Driscoll, J. M. (1992). Keeping covenants and confidences sacred:One point of view. Journal of counseling and development,70,704−708.

Dubin, S. S. (1972). Obsolescence or lifelong education:A choice for the professional. American Psychologist, 27, 486-496.

Duffy, M. (2007). Confidentiality. In Sperry, L. The ethical and professional practice of counseling and psychotherapy. Boston: Person Education.

Finn, S. E., & Tonsager, M. E. (1992). Therapeutic effects of providing MMPI-2 test feedback to college students awaiting therapy. Psychol Assess, 4(3), 278-287.

Fisher, C. B. (2003). Decoding the ethics code: A practical guide for psychologist. Thousand Oaks, CA: Sage.

Freudenberger, H. J. (1974). Staff burn-out. Journal of Social Issues, 30(1), 159-165.

Fundudis, T. (2003). Current issues in medico-legal procedures: How competent are children to make their own decisions? Child and Adolescent Mental Health, 8, 18-22.

Gelso, C. J., & Carter, J, A. (1985). The relationship in counseling and psychotherapy: Components, consequences, and theoretical antecedents. The Counseling Psychologist, 13(2), 155-243.

Glaser, R., & Thorpe, J. (1986). Unethical intimacy: A survey of sexual contact and advances between psychology educators and female graduate students. American Psychologist, 41, 43-51.

Glosoff, H. L. (2001). Ethical issues related to interprofessional communication. In E. R. Welfel & R. E. Ingersoll (eds.), Mental health desk reference: A sourcebook for counselors and therapists (pp. 419-425). New York: Wiley.

Goddard, A., Murray, C. D., & Simpson, J. (2008). Informed consent and psychotherapy: an interpretative phenomenological analysis of therapists' views. Psychol Psychother, 81(2), 177-191.

Hahn, M. E. (1953). Conceptual trends in counseling. Personnel and Guidance Journal, 31, 232.

Handelsman, M. M., Martinez, A., & Geisendorfer. S., et al. (1995). Does legally mandated consent to psychotherapy ensure ethical appropriateness? The Colorado Experience Ethics Behav, 5, 119-129.

Heflinger, C. A., Nixon, C. T., & Hamner, K. (1996). Handling confidentiality and disclosure in the evaluation of client outcome in managed mental health services for children and adolescents. Evaluation and Program Planning, 19(2), 175-182.

Heisig, S. R., Shedden-Mora, M. C., & Hidalgo, P., et al. (2015). Framing and personalizing informed consent to prevent negative expectations: an experimental pilot study. Health Psychol, 34(10), 1033-1037.

Hermann, M. (2002). A Study of legal issues encountered by school counselors and perceptions of their preparedness to respond to legal challenges. Professional School Counseling, 6, 12-19.

Hobbs, N. (1948). The development of a code of ethical standards for psychology. American Psychologist, 3(3), 80-84.

Holloway, E. L., & Neufeldt, S. A. (1995). Supervision: Its contributions to treatment efficacy. Journal of Consulting and Clinical Psychology, 63, 207-213.

Jensen, R. E. (1979). Competent professional service in psychology: The real issue behind continuing education. Professional Psychology: Research and Practice, 10, 381-389.

Johnson, W. B. (2007). Transformational supervision: when supervisors mentor. Prof Psychol Res Pract, 38(3), 259-267.

Kitchener, K. S. (1984). Intuition, critical evaluation and ethical principles: The foundation for ethical decision in counseling psychology. The Counseling Psychologist, 12(3), 43-55.

Kitchener, K. S. (1988). Multiple role relationships? What makes them so problematic? Journal of Counseling and Development, 67, 217-221.

Kitchener, K. S. (2000). Foundations of ethical principle, research, and teaching in psychology. Mahwah, NJ: Lawrence Erlbaum.

Kraus, R. (2004). Ethical and legal consideration for providers of mental health services online. Online counseling: A handbook for mental health professionals. London, USA.

Kraut, R., Olson, J., & Banaji, M., et al. (2004). Psychological research online: report of board of scientific affairs' advisory group on the conduct of research on the internet. Am Psychol, 59(2), 105-117.

Lazarus, A., & Zur, O. (2002). Dual relationships and psychotherapy. New York: Springer.

Marecek, J. (1989). Counseling adolescents with problem pregnancies. American Psychologist, 42 (1), 89.

Maslach, C., & Jackson, S. E. (1986). Maslach Burnout Inventory: Manual(2nd ed.). Palo Alto, CA: Consulting Psychologist Press.

Melton, G. B., & Gray, J. N. (1988). Ethical Dilemmas in AIDS Research Individual Privacy and Public Health. American Psychologist, 43(1), 60-64.

Moleski, S. M., & Kiselica, M. S. (2005). Dual relationships: A continuum ranging from the destructive to the therapeutic. J Counsel Dev, 83(1), 3-11.

Muehleman, T., Pickens, B. K., & Robinson, F. (1985). Informing clients about the limits to confidentiality, risks, and their rights: Is self-disclosure inhibited? Prof Psychol Res Pract, 16(3), 385-397.

National Board for Certified Counselors. (2001-11-05). The practice of Internet counseling. http://www.nbcc.org/ethics/Webethics.htm.

Noel, B., & Watterson, K. (1992). You must be dreaming. New York: Poseidon.

Pettifor, J. J. (2004). Professional ethics across national boundaries. European Psyologist, 9, 264-272.

Pope, K. S. (1990). Therapist-patient sex as sex abuse: Six scientific, professional and practical dilemmas in addressing victimization and rehabilitation. Professional Psychology: Research and Practice, 21, 227-239.

Pope, K. S., & Vasquez, M. J. T. (2010). Ethics in psychotherapy and counseling: a practical guide. Hoboken, NJ: Wiley.

Pope, K. S., & Vetter, V. A. (1992). Ethical dilemmas encountered by members of the American Psychological Association: a national survey. Am Psychol, 47, 397-411.

Qian, M, Gao, J., & Yao, P., et al. (2009). Professional ethical issues and the development of professional ethical standards in counseling and clinical psychology in China. Ethics and Behav, 19(4), 290-309.

Ready, R. E., & Veague, H. B. (2014). Training in psychological assessment: current practices of clinical psychology programs. Prof Psychol Res Pract, 45(4), 278-282.

Regusea, A., & Vandecreek, L. (2003). Suggestions for the ethical practice of online psychotherapy. Psychotherapy: Theory, Research, Practice, Training, 40, 94-102.

Remley, J. R., Remley, T. P., & Herlihy, B. (2010). Ethical, legal, and professional issues in counseling. Boston: Pearson Education.

Rest, J. R. (1983). Morality. In J. Flavell & E. Markman (Eds.), Cognitive development. In P. Mussen (General Ed.), Manual of child psychology(Vol. 4, pp. 550-629). New York: Wiley.

Rest, J. R. (1994). Background: Theory and research. In J. R. Rest & D. Navarez(Eds.). Moral development in the professional: Psychology and applied ethics(pp. 1−26). Hilladale, NJ: Lawrence Erlbaum.

Rogerson, M. D., Gottlieb, M. C., & Handelsman, M. M., et al. (2011). Nonrational process in ethical decision making. American Psychologist, 66(7), 614.

Shaw, H. E., & Shaw, S. F. (2006). Critical ethical issues in online counseling: Assessing current practices with an ethical intent checklist. J Counsel Dev, 84, 41−54.

Simon, R. I. (1992). Treatment of boundary violations: Clinical, ethical and legal considerations. Bulletin of the American Academy of Psychiatry and the Law, 20, 269−288.

Soisson, E. L., Vande, C. L., & Knapp, S. (1987). Thorough record keeping: A good defense in a litigious era. Prof Psychol Res Pract, 18(5), 498−502.

Somer, E., & Saadon, M. (1999). Therapist-client sex: Clients' retrospective reports. Professional Psychology: Research and Practice, 30, 504−509.

Sommers-Flanagan, R., Elliott, D., & Sommers-Flanagan, J. (1998). Exploring the edges: Boundaries and breaks. Ethics and Behavior, 8, 37−48.

Sonne, J. L. (1994). Multiple relationships: Does the new ethics code answer the right questions? Professional Psychology: Research and Practice, 25(4), 336.

Sperry, L. (2005). Health counseling with individual couples, and families: Three perspectives on ethical and professional practice. The Family Journal: Counseling an Therapy for Couples and Family, 22, 10.

Spruill, J., Rozensky, R. H., Stigall, T. T., Vasquez, M. J. T., Bingham, R. P., & Olvey, C. D. (2004). Becoming a competent clinician: Basic competencies in intervention. Journal of Clinical Psychology, 60, 741−754.

Swanson, C. D. (1983). Ethics and the counselor. In J. A. Brown & R. H. Pates, Jr. (Eds), Being a counselor. Pacific Grove, CA: Brooks/Cole.

Szasz, T. (1986). The case against suicide prevention. American Psychologist, 41, 806−812.

Thomas, J. T. (2002). Facing a board complaint: The impact on the psychologist's objectivity. Paper presented at the annual meeting of the American Psychological Association, Chicago.

Van Hoose, W. H., & Kottler, J. A. (1977). Ethical and legal issues in counseling and psychotherapy. San Francisco, CA: Jossey-Boss.

Van Hoose, W. H., & Kottler, J. A. (1985). Ethical and legal issues in counseling and psychotherapy(2nd ed.). San Francisco, CA: Jossey-Boss.

Van Hoose, W. H., & Paradise, L. V. (1979). Ethics in counseling and psychotherapy: Perspectives in issues and decision making. Cranston, RI: Carroll Press.

Walsh, W. B., & Betz, N. E. (1995). Tests and assessment (3rd ed.). Englewood Cliffs, NJ: Prentice Hall.

Warren, S. D., & Brandeis, L. D. (1890). The right to privacy. Harvard Law Review, 4(5), 193−220.

Zuckerman, E. L. (2003). The paper office: Forms, guidelines, resources(3rd ed.). New York: Wiley.

《中国心理学会临床与咨询心理学工作伦理守则》
（第二版）

中国心理学会，2018 年 2 月

《中国心理学会临床与咨询心理学工作伦理守则（第二版）》（以下简称《守则》）和《中国心理学会临床与咨询心理学专业机构和专业人员注册标准》（第二版）由中国心理学会授权临床心理学注册工作委员会在《中国心理学会临床与咨询心理学工作伦理守则》（第一版，2007）和《中国心理学会临床与咨询心理学专业机构和专业人员注册标准》（第一版，2007）基础上修订。

制定本《守则》旨在揭示临床与咨询心理学服务工作具有教育性、科学性与专业性，促使心理师、寻求专业服务者以及广大民众了解本领域专业伦理的核心理念和专业责任，以保证和提升专业服务的水准，保障寻求专业服务者和心理师的权益，提升民众心理健康水平，促进和谐社会发展。本《守则》亦作为本学会临床与咨询心理学注册心理师的专业伦理规范以及本学会处理有关临床与咨询心理学专业伦理投诉的主要依据和工作基础。

总　则

善行：心理师的工作目的是使寻求专业服务者从其提供的专业服务中获益。心理师应保障寻求专业服务者的权利，努力使其得到适当的服务并避免伤害。

责任：心理师应保持其服务工作的专业水准，认清自己的专业、伦理及法律责任，维护专业信誉，并承担相应的社会责任。

诚信：心理师在工作中应做到诚实守信，在临床实践、研究及发表、教学工作以及各类媒体的宣传推广中保持真实性。

公正：心理师应公平、公正地对待专业相关的工作及人员，采取谨慎的态度防止自己潜在的偏见、能力局限、技术限制等导致的不适当行为。

尊重：心理师应尊重每位寻求专业服务者，尊重其隐私权、保密性和自我决定的权利。

1　专业关系

心理师应按照专业的伦理规范与寻求专业服务者建立良好的专业工作关系。这种工作关系应以促进寻求专业服务者成长和发展、从而增进其利益和福祉为目的。

1.1　心理师应公正对待寻求专业服务者，不得因年龄、性别、种族、性取向、宗教信仰和政治立场、文化水平、身体状况、社会经济状况等因素歧视对方。

1.2 心理师应充分尊重和维护寻求专业服务者的权利，促进其福祉；应当避免伤害寻求专业服务者、学生或研究被试。如果伤害可预见，心理师应在对方知情同意的前提下尽可能避免，或将伤害最小化；如果伤害不可避免或无法预见，心理师应尽力使伤害程度降至最低，或在事后设法补救。

1.3 心理师应依照当地政府要求或本单位规定恰当收取专业服务费用。心理师在进入专业工作关系之前，要向寻求专业服务者清楚地介绍和解释其服务收费情况。

1.4 心理师不得以收受实物、获得劳务服务或其他方式作为其专业服务的回报，以防止引发冲突、剥削、破坏专业关系等潜在危险。

1.5 心理师须尊重寻求专业服务者的文化多元性。心理师应充分觉察自己的价值观，及其对寻求专业服务者的可能影响，并尊重寻求专业服务者的价值观，避免将自己的价值观强加给寻求专业服务者或替其做重要决定。

1.6 心理师应清楚认识自身所处位置对寻求专业服务者的潜在影响，不得利用其对自己的信任或依赖剥削对方、为自己或第三方谋取利益。

1.7 心理师要清楚了解多重关系（例如与寻求专业服务者发展家庭、社交、经济、商业或其他密切的个人关系）对专业判断可能造成的不利影响及损害寻求专业服务者福祉的潜在危险，尽可能避免与后者发生多重关系。在多重关系不可避免时，应采取专业措施预防可能的不利影响，例如签署知情同意书、告知多重关系可能的风险、寻求专业督导、做好相关记录，以确保多重关系不会影响自己的专业判断，并且不会危害寻求专业服务者。

1.8 心理师不得与当前寻求专业服务者或其家庭成员发生任何形式的性或亲密关系，包括当面和通过电子媒介进行的性或亲密沟通与交往。心理师不得给与自己有过性或亲密关系者做心理咨询或心理治疗。一旦关系超越了专业界限（例如开始性和亲密关系），应立即采取适当措施（例如寻求督导或同行建议），并终止专业关系。

1.9 心理师在与寻求专业服务者结束心理咨询或治疗关系后至少三年内，不得与其或其家庭成员发生任何形式的性或亲密关系，包括当面和通过电子媒介进行的性或亲密的沟通与交往。三年后如果发展此类关系，要仔细考察该关系的性质，确保此关系不存在任何剥削、控制和利用的可能性，同时要有可查证的书面记录。

1.10 心理师和寻求专业服务者存在除性或亲密关系以外的其他非专业关系，如可能伤害后者，应当避免与其建立专业关系。与朋友及亲人间无法保持客观、中立，心理师不得与他们建立专业关系。

1.11 心理师不得随意中断心理咨询与治疗工作。心理师出差、休假或临时离开工作地点外出时，要尽早向寻求专业服务者说明，并适当安排已经开始的心理咨询或治疗工作。

1.12 心理师认为自己的专业能力不能胜任为寻求专业服务者提供专业服务，或不适合与后者维持专业关系时，应与督导或同行讨论后，向寻求专业服务者明确说明，并本着负责的态度将其转介给合适的专业人士或机构，同时书面记录转介情况。

1.13 寻求专业服务者在心理咨询与治疗中无法获益，心理师应终止该专业关系。若受到寻求专业服务者或相关人士的威胁或伤害，或其拒绝按协议支付专业服务费用，心理师可终止专业服务关系。

1.14 本专业领域内，不同理论学派的心理师应相互了解、相互尊重。心理师开始服务时，如知晓寻求专业服务者已经与其他同行建立了专业服务关系，而且目前没有终止或者转介时，应建议寻求专业服务者继续在同行处寻求帮助。

1.15 心理师与心理健康服务领域同行（包括精神科医师/护士、社会工作者等）的交流和合作会影响对寻求专业服务者的服务质量。心理师应与相关同行建立积极的工作关系和沟通渠道，以保障寻求专业服务者的福祉。

1.16 在机构中从事心理咨询与治疗的心理师未经机构允许，不得将自己在该机构中的寻求专业服务者转介为个人接诊的来访者。

1.17 心理师将寻求专业服务者转介至其他专业人士或机构时，不得收取任何费用，也不得向第三方支付与转介相关的任何费用。

1.18 心理师应清楚了解寻求专业服务者赠送礼物对专业关系的影响。心理师在决定是否收取寻求专业服务者的礼物时需考虑以下因素：专业关系、文化习俗、礼物的金钱价值、赠送礼物的动机以及自己接受或拒绝礼物的动机。

2 知情同意

寻求专业服务者可以自由选择是否开始或维持一段专业关系，且有权充分了解关于专业工作的过程和心理师的专业资质及理论取向。

2.1 心理师应确保寻求专业服务者了解自己与寻求专业服务者双方的权利、责任，明确介绍收费设置，告知寻求专业服务者享有的保密权利、保密例外情况以及保密界限。心理师应认真记录评估、咨询或治疗过程中有关知情同意的讨论过程。

2.2 心理师应知晓，寻求专业服务者有权了解下列事项：（1）心理师的资质、所获认证、工作经验以及专业工作理论取向；（2）专业服务的作用；（3）专业服务的目标；（4）专业服务所采用的理论和技术；（5）专业服务的过程和局限；（6）专业服务可能带来的好处和风险；（7）心理测量与评估的意义，以及测验和结果报告的用途。

2.3 与被强制要求接受专业服务人员工作时，心理师应当在专业工作开始时与其讨论保密原则的强制界限及相关依据。

2.4 寻求专业服务者同时接受其他心理健康服务领域专业工作者的服务时，心理师可以根据工作需要，在征得其同意后，联系其他心理健康服务领域专业工作者并与他们沟通，以更好地为其服务。

2.5 只有在得到寻求专业服务者书面同意的情况下，心理师才能对心理咨询或治疗过程录音、录像或进行教学演示。

3 隐私权和保密性

心理师有责任保护寻求专业服务者的隐私权，同时明确认识到隐私权在内容和范围上受国家法律和专业伦理规范的保护和约束。

3.1 专业服务开始时，心理师有责任向寻求专业服务者说明工作的保密原则及其应用的限度、保密例外情况并签署知情同意书。

3.2 心理师应清楚地了解保密原则的应用有其限度，下列情况为保密原则的例外。（1）心理师发现寻求专业服务者有伤害自身或他人的严重危险；（2）不具备完全民事行为能力的未成年人等受到性侵犯或虐待；（3）法律规定需要披露的其他情况。

3.3 遇到 3.2（1）和（2）的情况，心理师有责任向寻求专业服务者的合法监护人、可确认的潜在受害者或相关部门预警；遇到 3.2（3）的情况，心理师有义务遵守法律法规，并按照最低限度原则披露有关信息，但须要求法庭及相关人员出示合法的正式文书，并要求他们注意专业服务相关信息的披露范围。

3.4 心理师应按照法律法规和专业伦理规范在严格保密的前提下创建、使用、保存、传递和处理专业工作相关信息（如个案记录、测验资料、信件、录音、录像等）。心理师可告知寻求专业服务者个案记录的保存方式，相关人员（例如同事、督导、个案管理者、信息技术员）有无权限接触这些记录等。

3.5 心理师因专业工作需要在案例讨论或教学、科研、写作中采用心理咨询或治疗案例，应隐去可能辨认出寻求专业服务者的相关信息。

3.6 心理师在教学培训、科普宣传中，应避免使用完整案例，如果有可辨识身份的个人信息（如姓名、家庭背景、特殊成长或创伤经历、体貌特征等），须采取必要措施保护当事人隐私。

3.7 如果由团队为寻求专业服务者服务，应在团队内部确立保密原则，只有确保寻求专业服务者隐私受到保护时才能讨论其相关信息。

4 专业胜任力和专业责任

心理师应遵守法律法规和专业伦理规范，以科学研究为依据，在专业界限和个人能力范围内以负责任的态度开展评估、咨询、治疗、转介、同行督导、实习生指导以及研究工作。心理师应不断更新专业知识，提升专业胜任力，促进个人身心健康水平，以更好地满足专业工作的需要。

4.1 心理师应在专业能力范围内，根据自己所接受的教育、培训和督导的经历和工作经验，为适宜人群提供科学有效的专业服务。

4.2 心理师应规范执业，遵守执业场所、机构、行业的制度。

4.3 心理师应关注保持自身专业胜任力，充分认识继续教育的意义，参加专业培训，了解专业工作领域的新知识及新进展，必要时寻求专业督导。缺乏专业督导时，应尽量寻求同行的专业帮助。

4.4 心理师应关注自我保健，警惕因自己身心健康问题伤害服务对象的可能性，必要时寻求督导或其他专业人员的帮助，或者限制、中断、终止临床专业服务。

4.5 心理师在工作中介绍和宣传自己时，应实事求是地说明专业资历、学历、学位、专业资格证书、专业工作等。心理师不得贬低其他专业人员，不得以虚假、误导、欺瞒的方式宣传自己或所在机构、部门。

4.6 心理师应承担必要的社会责任，鼓励心理师为社会提供部分专业工作时间做低经济回报、公益性质的专业服务。

5 心理测量与评估

心理测量与评估是咨询与治疗工作的组成部分。心理师应正确理解心理测量与评估手段在临床服务中的意义和作用，考虑被测量者或被评估者的个人特征和文化背景，恰当使用测量与评估工具来促进寻求专业服务者的福祉。

5.1 心理测量与评估旨在促进寻求专业服务者的福祉，其使用不应超越服务目的和适用范围。心理师不得滥用心理测量或评估。

5.2 心理师应在接受相关培训并具备适当专业知识和技能后，实施相关测量或评估工作。

5.3 心理师应根据测量目的与对象，采用自己熟悉、已在国内建立并证实信度、效度的测量工具。若无可靠信度、效度数据，需要说明测验结果及解释的说服力和局限性。

5.4 心理师应尊重寻求专业服务者了解和获得测量与评估结果的权利，在测量或评估后对结果给予准确、客观、对方能理解的解释，避免后者误解。

5.5 未经寻求专业服务者授权，心理师不得向非专业人员或机构泄露其测验和评估的内容与结果。

5.6 心理师有责任维护心理测验材料（测验手册、测量工具和测验项目等）和其他评估工具的公正、完整和安全，不得以任何形式向非专业人员泄露或提供不应公开的内容。

6 教学、培训和督导

从事教学、培训和督导工作的心理师应努力发展有意义、值得尊重的专业关系，对教学、培训和督导持真诚、认真、负责的态度。

6.1 心理师从事教学、培训和督导工作旨在促进学生、被培训者或被督导者的个人及专业成长和发展，教学、培训和督导工作应有科学依据。

6.2 心理师从事教学、培训和督导工作时应持多元的理论立场，让学生、被培训者或被督导者有机会比较，并发展自己的理论立场。督导者不得把自己的理论取向强加于被督导者。

6.3 从事教学、培训和督导工作的心理师应基于其教育训练、被督导经验、专业认证及适当的专业经验，在胜任力范围内开展相关工作，且有义务不断加强自己的专业能力和伦理意识。督导者在督导过程中遇到困难，也应主动寻求专业督导。

6.4 从事教学、培训和督导工作的心理师应熟练掌握专业伦理规范，并提醒学生、被培训者或被督导者遵守伦理规范和承担专业伦理责任。

6.5 从事教学、培训工作的心理师应采取适当措施设置和计划课程，确保教学及培训能够提供适当的知识和实践训练，达到教学或培训目标。

6.6 承担教学任务的心理师应向学生明确说明自己与实习场所督导者各自的角色与责任。

6.7 担任培训任务的心理师在进行相关宣传时应实事求是，不得夸大或欺瞒。心理师应有足够的伦理敏感性，有责任采取必要措施保护被培训者个人隐私和福祉。心理师作为培训项目负责人时，应为该项目提供足够的专业支持和保证，并承担相应责任。

6.8 担任督导任务的心理师应向被督导者说明督导目的、过程、评估方式及标准，告知督导过程中可能出现的紧急情况，中断、终止督导关系的处理方法。心理师应定期评估被督导者的专业表现，并在训练方案中提供反馈，以保障专业服务水准。考评时，心理师应实事求是，诚实、公平、公正地给出评估意见。

6.9 从事教学、培训和督导工作的心理师应审慎评估其学生、被培训者或被督导者的个体差异、发展潜能及能力限度，适当关注其不足，必要时给予发展或补救机会。对不适合从事心理咨询或治疗工作的专业人员，应建议其重新考虑职业发展方向。

6.10 承担教学、培训和督导任务的心理师有责任设定清楚、适当、具文化敏感度的关系界限；不得与学生、被培训者或被督导者发生亲密关系或性关系；不得与有亲属关系或亲密关系的专业人员建立督导关系；不得与被督导者卷入心理咨询或治疗关系。

6.11 从事教学、培训或督导工作的心理师应清楚认识自己在与学生、被培训者或被督导者关系中的优势，不得以工作之便利用对方为自己或第三方谋取私利。

6.12 承担教学、培训或督导任务的心理师应明确告知学生、被培训者或被督导者，寻求专业服务者有权了解提供心理咨询或治疗者的资质；他们若在教学、培训和督导过程中使用后者的信息，应事先征得其同意。

6.13 承担教学、培训或督导任务的心理师对学生、被培训者或被督导者在心理咨询或治疗中违反伦理的情形应保持敏感，若发现此类情形应与他们认真讨论，并为保护寻求专业服务者的福祉及时处理；对情节严重者，心理师有责任向本学会临床心理学注册工作委员会伦理工作组或其他适合的权威机构举报。

7 研究和发表

心理师应以科学的态度研究并增进对专业领域相关现象的了解，为改善专业领域做贡献。以人类为被试的科学研究应遵守相应的研究规范和伦理准则。

7.1 心理师的研究工作若以人类作为研究对象，应尊重人的基本权益，遵守相关法律法规、伦理准则以及人类科学研究的标准。心理师应负责被试的安全，采取措施防范损害其权益，避免对其造成躯体、情感或社会性伤害。若研究需得到相关机构审批，心理师应提前呈交具体研究方案以供伦理审查。

7.2 心理师的研究应征求被试知情同意；若被试没有能力做出知情同意，应获得其法定监护人知情同意；应向被试（或其监护人）说明研究性质、目的、过程、方法、技术、保密原则及局限性，被试可能体验到的身体或情绪痛苦及干预措施，预期获益、补偿；研究者和被试各自的权利和义务，研究结果的传播形式及其可能的受众群体等。

7.3 免知情同意仅限于以下情况：（1）有理由认为不会给被试造成痛苦或伤害的研究，包括①正常教学实践研究、课程研究或在教学背景下进行的课堂管理方法研究；②仅用匿名问卷、以自然观察方式进行的研究或文献研究，其答案未使被试触犯法律、未损害其财务状况、职业或声誉，且隐私得到保护；③在机构背景下进行的工作相关因素研究，不会危及被试的职业，且其隐私得到保护。（2）法律、法规或机构管理规定允许的研究。

7.4 被试参与研究，有随时撤回同意和不再继续参与的权利，并且不会因此受到任何惩罚，而且在适当情况下应获得替代咨询、治疗干预或处置。心理师不得以任何方式强制被试参与研究。干预或实验研究需要对照组时，需适当考虑对照组成员的福祉。

7.5 心理师不得用隐瞒或欺骗手段对待被试，除非这种方法对预期研究结果必要、且无其他方法代替。研究结束后，必须向被试适当说明。

7.6 禁止心理师和当前被试通过面对面或任何媒介发展涉及性或亲密关系的沟通和交往。

7.7 撰写研究报告时，心理师应客观地说明和讨论研究设计、过程、结果及局限性，不得采用或编造虚假不实的信息或资料，不得隐瞒与研究预期、理论观点、机构、项目、服务、主流意见或既得利益相悖的结果，并声明利益冲突；如果发现已发表研究有重大错误，应更正、撤销、勘误或以其他合适的方式公开纠正。

7.8 心理师撰写研究报告时应注意对被试的身份保密（除非得到其书面授权），妥善保管相关资料。

7.9 心理师在发表论著时不得剽窃他人成果，引用其他研究者或作者的言论或资料应按照学术规范或国家标准注明原著者及资料来源。

7.10 心理师科研、写作若采用心理咨询或心理治疗案例，应确保隐匿可辨认出寻求专业服务者的信息。涉及寻求专业服务者的案例报告，应与其签署知情同意书。

7.11 全文或文中重要部分已登载于某期刊或已出版著作，心理师不得在未获原出版单位许可情况下再次投稿；同一篇稿件或主要数据相同的稿件不得同时向多家期刊投稿。

7.12 研究工作由心理师与同行一起完成时，著述应以适当方式注明全部作者、有特殊贡献者，心理师不得以个人名义发表或出版。论著主要内容源于学生的研究报告或论文，应取得学生许可并将其列为主要作者之一。

7.13 心理师审阅学术报告、文稿、基金申请或研究计划时应尊重其保密性和知识产权。心理师应审阅在自己能力范围内的材料，并避免审查工作受个人偏见影响。

8 远程专业工作（网络/电话咨询）

心理师有责任告知寻求专业服务者远程专业工作的局限性，使其了解远程专业工作与面对面专业工作的差异。寻求专业服务者有权选择是否在接受专业服务时使用网络/电话咨询。远程工作的心理师有责任考虑相关议题，并遵守相应的伦理规范。

8.1 心理师通过网络/电话提供专业服务时，除了常规知情同意外，还需要帮助寻求专业服务者了解并同意下列信息：（1）远程服务所在的地理位置、时差和联系信息；（2）远程专业工作的益处、局限和潜在风险；（3）发生技术故障的可能性及处理方案；（4）无法联系到心理师时的应急程序。

8.2 心理师应告知寻求专业服务者电子记录和远程服务过程在网络传输中保密的局限性，告知寻求专业服务者相关人员（同事、督导、个案管理者、信息技术员）有无权限接触这些记录和咨询过程。心理师应采取合理预防措施（例如设置用户开机密码、网站密码、咨询记录文档密码等）以保证信息传递和保存过程中的安全性。

8.3 心理师远程工作时须确认寻求专业服务者真实身份及联系信息，也需确认双方具体地理位置和紧急联系人信息，以确保后者出现危机状况时可有效采取保护措施。

8.4 心理师通过网络/电话与寻求专业服务者互动并提供专业服务时，应全程验证后者真实身份，确保对方是与自己达成协议的对象。心理师应提供专业资质和专业认证机构的电子链接，并确认电子链接的有效性以保障寻求专业服务者的权利。

8.5 心理师应明白与寻求专业服务者保持专业关系的必要性。心理师应与后者讨论并建立专业界限。寻求专业服务者或心理师认为远程专业工作无效时，心理师应考虑采用面对面服务形式。如果心理师无法提供面对面服务，应帮助对方转介。

9 媒体沟通与合作

心理师通过（电台、电视、报纸、网络等）公众媒体和自媒体从事专业活动，或以专业身份开展（讲座、演示、访谈、问答等）心理服务，与媒体相关人员合作与沟通需要遵守下列伦理规范。

9.1 心理师及其所在机构应与媒体充分沟通，确认合作方了解心理咨询与治疗的专业性质与专业伦理，提醒其自觉遵守伦理规范，承担社会责任。

9.2 心理师应在专业胜任力范围内，根据自己的教育、培训和督导经历、工作经验与媒体合作，为不同人群提供适宜而有效的专业服务。

9.3 心理师如与媒体长期合作，应特别考虑可能产生的影响，并与合作方签署包含伦理款项的合作协议，包括合作目的、双方权利与义务、违约责任及协议解除等。

9.4 心理师应与拟合作媒体就如何保护寻求专业服务者个人隐私商讨保密事宜，包括保密限制条件以及对寻求专业服务者信息的备案、利用、销毁等，并将有关设置告知寻求专业服务者，并告知其媒体传播后可能带来的影响，由其决定是否同意在媒体上自我暴露、是否签署相关协议。

9.5 心理师通过（电台、电视、出版物、网络等）公众媒体从事课程、讲座、演示等专业活动或以专业身份提供解释、分析、评论、干预时，应尊重事实，基于专业文献和实践发表言论。其言行皆应遵循专业伦理规范，避免伤害寻求专业服务者、误导大众。

9.6 心理师接受采访时应要求媒体如实报道。文章发表前应经心理师本人审核确认。如发现媒体发布与自己个人或单位相关的错误、虚假、欺诈和欺骗的信息，或其报道断章取义，心理师应依据有关法律法规和伦理准则要求媒体予以澄清、纠正、致歉，以维护专业声誉、保障受众利益。

10 伦理问题处理

心理师应在日常专业工作中践行专业伦理规范，并遵守有关法律法规。心理师应努力解决伦理困境，与相关人员直接而开放地沟通，必要时向督导及同行寻求建议或帮助。本学会临床心理学注册工作委员会设有伦理工作组，提供与本伦理守则有关的解释，接受伦理投诉，并处理违反伦理守则的案例。

10.1 心理师应当认真学习并遵守伦理守则，缺乏相关知识、误解伦理条款都不能成为违反伦理规范的理由。

10.2 心理师一旦觉察自己工作中有失职行为或对职责有误解，应尽快采取措施改正。

10.3 若本学会专业伦理规范与法律法规冲突，心理师必须让他人了解自己的行为符合专业伦理，并努力解决冲突。如这种冲突无法解决，心理师应以法律和法规作为其行动指南。

10.4 如果心理师所在机构的要求与本学会伦理规范有矛盾之处，心理师需澄清矛盾的实质，表明自己有按专业伦理规范行事的责任。心理师应坚持伦理规范并合理解决伦理规范与机构要求的冲突。

10.5 心理师若发现同行或同事违反了伦理规范，应规劝；规劝无效则通过适当渠道反映问题。如其违反伦理行为非常明显，且已造成严重危害，或违反伦理的行为无合适的非正式解决途径，心理师应当向临床心理学注册工作委员会伦理工作组或其他适合的权威机构举报，以保护寻求专业服务者的权益，维护行业声誉。心理师如不能确定某种情形或行为是否违反伦理规范，可向临床心理学注册工作委员会伦理工作组或其他适合的权威机构寻求建议。

10.6 心理师有责任配合临床心理学注册工作委员会伦理工作组调查可能违反伦理规范的行为并采取行动。心理师应了解对违反伦理规范的处理申诉程序和规定。

10.7 伦理投诉案件的处理必须以事实为根据，以伦理守则相关条文为依据。

10.8 违反伦理守则者将按情节轻重给予以下处罚：（1）警告；（2）严重警告，被投诉者必须在指定期限内完成不少于 16 学时的专业伦理培训或/和临床心理学注册工作委员会伦理工作组指定的惩戒性任务；（3）暂停注册资格，暂停期间被投诉者不能使用注册督导师、注册心理师或注册助理心理师身份工作，同时暂停其相关权利（选举权、被选举权、推荐权、专业晋升申请等），必须在指定期限内完成不少于 24 学时的专业伦理培训或/和临床心理学注册工作委员会伦理工作组指定的惩戒性任务，如果不当行为得以改正则由临床心理学注册工作委员会评估讨论后，取消暂停使用注册资格的决定，恢复其注册资格；（4）永久除名，取消注册资格后，临床心理学注册工作委员会不再受理其重新注册申请，并保留向相关部门通报的权利。

10.9 反对以不公正态度或报复方式提出有关伦理问题的投诉。

附：《守则》包含的专业名词定义

临床心理学（clinical psychology）：心理学分支学科之一。它既提供相关心理学知识，也运用这些知识理解和促进个体或群体心理健康、身体健康和社会适应。临床心理学注重个体和群体心理问题研究，并治疗严重心理障碍（包括人格障碍）。

咨询心理学（counseling psychology）：心理学分支学科之一。它运用心理学知识理解和促进个体或群体心理健康、身体健康和社会适应。咨询心理学关注个体日常生活的一般性问题，以增进其良好的心理适应能力。

心理咨询（counseling）：基于良好的咨询关系，经训练的临床与咨询专业人员运用咨询心理学理论和技术，消除或缓解求助者心理困扰，促进其心理健康与自我发展。心理咨询侧重一般人群的发展性咨询。

心理治疗（psychotherapy）：基于良好的治疗关系，经训练的临床与咨询专业人员运用临床心理学有关理论和技术，矫治、消除或缓解患者心理障碍或问题，促进其人格向健康、协调的方向发展。心理治疗侧重心理疾患的治疗和心理评估。

心理师（clinical and counseling psychologist）：系统学习过临床与咨询心理学专业知识、接受过系统的心理治疗与咨询专业技能培训和实践督导，正从事心理咨询和心理治疗工作，并在中国心理学会有效注册的督导师、心理师、助理心理师。心理师包括临床心理师（Clinical Psychologist）和咨询心理师（Counseling Psychologist）。二者界定依赖于申请者学位培养方案中的名称。

督导师（supervisor）：从事临床与咨询心理学相关教学、培训、督导等心理师培养工作、达到中国心理学会督导师注册条件并有效注册的资深心理师。

寻求专业服务者（professional service seeker）：来访者（client）、精神障碍患者（patient）或其他需要接受心理咨询或心理治疗专业服务的求助者。

剥削（exploitation）：个人或团体违背他人意愿或在其不知情时，无偿占有其劳动成果，或不当利用其所拥有的物质、经济和心理资源，谋取利益或得到心理满足。

福祉（welfare）：个体、团体或公众的健康、利益、心理成长和幸福。

多重关系（multiple relationships）：心理师与寻求专业服务者间除心理咨询或治疗关系外，存在其他社会关系。除专业关系外，还有一种社会关系为双重关系（dual relationships），还有两种以上社会关系为多重关系。

亲密关系（romantic relationship）：人与人之间所产生的紧密情感联系，如恋人、同居和婚姻关系。

远程专业工作（remote counseling）：通过网络、电话等电子媒介进行、非面对面心理健康服务方式。

心理咨询与治疗丛书

*　*　*　*

了解图书详情，请登录中国人民大学出版社官方网站：

www.crup.com.cn

图书在版编目（CIP）数据

心理咨询与治疗伦理 / 安芹著. －－北京：中国人
民大学出版社，2022.2
（心理咨询与治疗丛书）
ISBN 978-7-300-30251-5

Ⅰ.①心… Ⅱ.①安… Ⅲ.①心理咨询②精神疗法–
医学伦理学 Ⅳ.①R395.6②R749.055

中国版本图书馆 CIP 数据核字（2022）第 005726 号

心理咨询与治疗丛书
心理咨询与治疗伦理
安芹 著
Xinli Zixun yu Zhiliao Lunli

出版发行	中国人民大学出版社	
社　　址	北京中关村大街 31 号	**邮政编码**　100080
电　　话	010 - 62511242（总编室）	010 - 62511770（质管部）
	010 - 82501766（邮购部）	010 - 62514148（门市部）
	010 - 62515195（发行公司）	010 - 62515275（盗版举报）
网　　址	http://www.crup.com.cn	
经　　销	新华书店	
印　　刷	固安县铭成印刷有限公司	
开　　本	787 mm×1092 mm　1/16	**版　　次**　2022 年 2 月第 1 版
印　　张	15 插页 1	**印　　次**　2024 年 7 月第 3 次印刷
字　　数	307 000	**定　　价**　49.80 元